SOCCER
Anatomy
[축구 아나토미]

푸른솔

SOCCER ANATOMY Second Edition
[축구 아나토미] 개정판

2014년 1월 20일 초판 발행
2022년 9월 30일 개정판 1쇄 발행

저자 / 도널드 T.커켄달·애덤 L.세이어즈
역자 / 이용수·오재근·천성용·정태석·한유창

발행자 / 박홍주
발행처 / 도서출판 푸른솔
편집부 / 715-2493
영업부 / 704-2571
팩스 / 3273-4649
디자인 / 여백커뮤니케이션
주소 / 서울시 마포구 삼개로 20 근신빌딩 별관 302호
등록번호 / 제 1-825

값 / 27,000원

ISBN 979-11-979876-0-1 (93510)

SOCCER
ANATOMY

축구 아나토미 　신체 기능학적으로
쉽게 배우는 축구

SECOND
EDITION
개 정 판

도널드 T. 커켄달·애덤 L. 세이어즈 지음
이용수·오재근·천성용·정태석·한유창 옮김

푸른솔

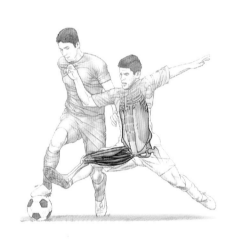

C O N T E N T S

서문 6

CHAPTER ① 운동 중의 축구 선수 13
THE SOCCER PLAYER IN MOTION

CHAPTER ② 부상 방지 41
INJURY PREVENTION

CHAPTER ③ FIFA 워밍업 63
THE FIFA WARM-UP

CHAPTER ④ 코어 트레이닝 93
CORE TRAINING

CHAPTER ⑤ 등과 엉덩이 123
BACK AND HIPS

CHAPTER ⑥ 다리: 근육 구분훈련 153
LEGS: MUSCLE ISOLATION

CHAPTER ⑦ 어깨와 목 177
SHOULDERS AND NECK

CHAPTER ⑧ 가슴 203
CHEST

CHAPTER ⑨ 팔 221
ARMS

CHAPTER ⑩ 다리: 파워 훈련 243
LEGS: COMPLETE POWER

CHAPTER ⑪ 축구를 위한 전신 훈련 267
TOTAL BODY TRAINING FOR SOCCER

참고 문헌 288
운동 색인 290
근육 이름 294

서문

펠레는 축구를 "아름다운 게임(the beautiful game)"이라고 했다. 축구를 간단명료하게 설명한 그의 말은 수십 년 동안 축구 팬들 사이에 반향을 불러일으켰다.

　축구의 아름다움은 개인기로부터 시작된다. 아름다운 축구는 1998년 FIFA 월드컵에서 네덜란드의 데니스 베르캄프가 후반 44분에 넣은 골이나 2006년 FIFA 월드컵에서 아르헨티나의 막시 로드리게스가 페널티 지역 오른쪽 코너 가까이서 볼을 가슴으로 받아 성공시킨 왼발 터닝 발리슛과 같이 불가능한 볼을 컨트롤한다는 의미이다. 축구의 아름다움은 루카 모드리치(크로아티아), 케빈 더 브라위너(벨기에)나 폴 포그바(프랑스)의 플레이가 보여주듯이 완벽한 속도로 비좁은 수비수 사이를 절묘하게 빠져나가는 패스에 있다. 또한 축구의 아름다움은 1986년 FIFA 월드컵에서 디에고 마라도나가 영국 선수 7명을 따돌리면서 질주한 것처럼 수비진을 뚫는 단독 드리블에서, 혹은 능수능란한 리오넬 메시가 등장하는 거의 모든 게임에서 보게 된다. 아울러 1974년 FIFA 월드컵에서 파울 브라이트너(독일)가 날린 대포알 같은 롱숏이나 2015년 FIFA 여자 월드컵 결승전에서 칼리 로이드(미국)가 대담하게 하프라인에서 쏜 중거리 슛 득점도 아름답다.

그런가 하면 전술적인 탁월함이 있다. 2006년 FIFA 월드컵에서 아르헨티나가 세르비아를 상대로 25차례의 패스 연결을 통해 골을 넣은 경우, 아니면 2009년 FIFA 컨페더레이션스컵 결승에서 미국이 브라질을 상대로 자기 수비 지역으로부터 전광석화 같은 역습을 통해 3차례의 패스 연결로 골을 성공시킨 경우는 어떠한가? 1970년 FIFA 월드컵에서 브라질이 이탈리아를 상대로 넣은 4번째 골은 아직도 팀워크, 개인기와 전술이 완벽한 조화를 이룬 플레이로 기억된다.

축구의 목적은 기타 여느 팀 스포츠의 경우와 동일하다. 즉 상대팀보다 점수를 한 점이라도 더 내어 경기에서 이기는 것이다. 이 간단한 명제는 실은 상당히 복잡하다. 상대를 이기려면 팀이 상대보다 우월한 육체적, 기술적, 전술적 및 심리적 플레이를 보여줄 수 있어야 한다. 이 요소들이 조화롭게 작용하면 축구는 정말로 아름다운 게임이 된다. 그러나 이들 중 하나의 측면이 나머지와 조화를 이루지 못하면 팀이 경기를 주도할지라도 질 수 있다. 영국인들의 말 대로 "경기는 잘했지만 아름다운 면이 부족했다"란 것이다.

야구처럼 축구도 어느 정도 역사적 타성에 젖어 타격을 받았다. 즉 "우린 이전에 그런 것을 해보지 않고도 이겼는데, 왜 바꾸려하지?"라거나 "난 경기할 때 그런 것을 해본 적이 없어"라고 한다. 이와 같은 태도는 게임의 육체적 및 전술적 요구 수준이 높아지는 상황에서 팀과 선수의 발전을 제한하게 된다.

축구는 어떻게 진전되었는가! 예를 들어 경기 중 이동 거리에 관한 첫 보고서에 의하면 1970년대 중반 영국 프로 선수들(에버튼 FC)은 평균 8.9km 정도를 뛰었다. 오늘날의 이동 거리는 대부분 평균 9.7~13.7km이다. 여자는 심장이 더 작고 헤모글로빈 수치가 보다 낮으며 근량이 더 적지만 많은 여자가 남자에 근접하는 9.7km를 뛸 수 있다고 하는 보고서들이 있다. 또한 경기의 페이스가 보다 폭발적이고 강력해지면서 빠른 속도로 뛰는 거리와 횟수도 증가했다. 오랫동안 축구를 지켜봐온 우리 같은 사람들이 보면 프로 선수들은 분명히 이제 볼을 훨씬 더 강하게 차는 듯하다.

축구의 유익함이 시합을 통해서만 나타나는 것은 아니다. 아동, 성인과 노인(70세까지와 그 이상)이 레저 스포츠로 축구를 정기적으로 하면 일반 건강을 위한 전통적인 유산소 운동(조깅 등)만큼이나 효과적이라고 하는 증거가 계속 나오고 있다. 대부분의 경우에 레저 스포츠로 축구는 조깅이나 강사가 지도하는 수업처럼 보다 전통적인 운동들에 비해 더 좋다. 레저 스포츠로 축구를 정기적으로 하면 (1) 혈압의 안정 또는 저하, (2) 심혈관 구조 및 기능의 개선, (3) 지방과 포도당을 처리하는 신체 능력의 향상, (4) 뼈의 강화, 그리고 (5) 지방 감소에 도움이 된다. 연구들에 따르면 이러한 효과가 제2형 당뇨병, 고혈압, 체중 문제 또는 일부 암이 있는 사람들에서 나타나는 것으로 입증됐다. 이와 같은 많은 효과는 모두 즐기는 게임을 하는 데서 온다. 한 가지 흥미로운 점은 위의 연구들이 종결되었을 때 축구 외의 스포츠를 하는 많은 참여자가 그저 운동을 중단하였지만 축구를 하는 참여자들은 서로에게 "좋지. 지금 게임하러 갈까?"라고 말하였다는 것이다.

축구계는 보완 근력 훈련(supplemental strength training)을 회의적인 시각으로 보아왔다(미국의 경우만이 아님). 아울러 축구 선수들은 경기장의 길이보다 더 긴 러닝을 불필요한 훈련으로 보고 볼이 포함되지 않은 훈련을 기피하는 경향이 있다. 하지만 볼을 주기만 하면 하루 종일이라도 달릴 것이다. 문제는 많은 코치가 훈련의 훈련 특이성(specificity) 원칙을 너무 곧이곧대로 적용하고("더 나은 축구 선수가 되고 싶다면 축구나 해라") 결국 신체 경기력을 향상시키고 부상을 방지하는 것으로 입증된 훈련의 효과를 거부하는 것이다.

이번 개정판에서는 주로 2가지 면이 새로워졌다. 첫 번째는 현대 게임에 적용되는, 훈련에 대한 통찰력을 제공할 수 있는 현역 코치의 영입이다. 애덤 세이어즈 (Adam Sayers)는 학자와 코치로서 풍부한 경험을 쏟아낸다. 그는 인간 수행(human performance) 분야의 박사 학위와 USSF 및 UEFA의 라이선스를 보유하고 있으며, 이스트테네시주립대학 여자 축구팀의 역대 최다 우승 코치이고, U18, U19 및 U20 여자 선수들을 돕는 USSF 스포츠 사이언스 스태프의 일원이다. 두 번째는 흔한 부상과 이런 부상의 방지를 다룬 새로운 장의 추가인데, 이러한 주제는 어느 유형의 축구 특이적 보완 훈련이든 중요한 사안이어야 한다. 훈련이 부상을 방지할 수 있다는 점을 맹목적으로 수긍하지 않을 독자들이 많을 것이다. 이에 따라 부상 방지를 별도로 다루는 새로운 장을 추가하기로 결정했다. 가장 흔한 유형의 부상과 이런 부상의 방지에 관한 연구 결과가 제2장에 소개되어 있다.

이 책은 축구를 위한 보완 근력 훈련을 내용으로 한다. 적절히 발달시켜 근력이 향상되면 선수들은 더 빨리 달리고, 한계를 극복하고, 태클을 보다 강하게 하고, 더 높이 점프하고, 피로를 피하고, 또 부상을 방지할 수 있을 것이다. 대부분의 축구 선수는 근력 훈련에 대해 부정적인 태도를 취하는데, 이러한 훈련이 체력 단련실에서 이루어지고 볼이 포함되어 있지 않기 때문이다. 이 책에서 소개하는 운동들을 선정할 때 우리는 이와 같은 태도를 고려했다. 많은 운동이 경기장에서 일상 훈련 중 이루어질 수 있으며, 일부는 볼을 포함한다.

선수나 코치가 일부 근력 훈련을 선호할 경우에 주요 초점은 대개 다리이다. 그러나 체력관리 전문가라면 누구든 말해주겠지만, 신체의 위아래로 균형을 취해야 한다. 왜냐하면 신체는 분절들, 말하자면 사슬들의 연결이고 가장 잘 준비된 선수라면 그저 고립된 연결고리 한두 곳이 아니라 사슬의 각 연결고리를 단련시켰을 것이기 때문이다.

더욱이 그러한 전문가들의 말에 따르면, 한 스포츠 내에서 하나의 근육군이 중요할 수도 있지만 그 근육군만 단련시키고 그와 대립하는 근육군을 소홀히 하면 그들 근육군과 관련된 동작 또는 관절에 불균형을 초래할 것이다. 불균형은 부상 위험을 높이는 것으로 알려져 있다. 대퇴사두근이 강하고 햄스트링이 약하면 무릎 부상의 위험이 높다는 것은 잘 알려진 사실이나, 또한 햄스트링 부상을 당한 경험이 있는 선수들은 햄스트링이 약할 뿐만 아니라 둔근의 기능도 나쁜 것으로 알려져 있다. 아울러 약한 햄스트링은 요추 문제와도 관련이 있다. 《축구 아나토미》의 초판은 73개의 운동을 소개했다. 이번 개정판에서는 보완 훈련의 최근 추세를 반영해 20~25% 정도의 운동이 새로워졌다.

많은 독자가 이와 같은 운동들을 검토하고 자신의 약점을 해결하는 운동들을 선택할 것이다. 《축구 아나토미》의 운동들은 전통적인 축구 훈련을 보완하기 위한 좋은 선택이 될 수 있으나, 그 개념들은 계속해서 진화하고 있다. 우선은 이러한 운동들로 시작하는 것이 좋다.

체계적으로 진행되는 규칙적인 프로그램으로 훈련하면 선수들은 시합에 있어 중요한 체력의 여러 측면(볼 중심의 전통적인 훈련에서 해결되지 않는 측면)을 향상시킬 수 있다. 계속되는 경기에서 부상을 최소화하면서 건강을 유지하고자 하는 선수들이라면 어느 정도 근력 훈련을 포함시켜야 한다. 훈련의 근력 측면을 경시하면서 다음 단계로 성장하고자 하는 선수들은 자신이 얼마나 뒤처져 있는지를 알고 얼마나 따라잡아야 하는지를 깨달을 때 충격을 받을 것이다.

이 책에서 소개하는 운동들이 최종적인 운동 목록인가? 물론 그렇지 않다. 그러면 체력관리 전문가들이 대체 운동을 제시하는가? 물론 그렇다. 하지만 우선은 코치와 선수가 이 책에서 운동들을 선택해 시작하면 좋다는 것이다.

《축구 아나토미》만의 특별한 점은 보완 운동이 아니다. 왜냐하면 다른 많은 교재도 보완운동을 제시할 수 있기 때문이다. 《축구 아나토미》는 각각의 운동에서 당신을 신체 내부로 인도해 어느 근육이 운동에 관여하는지 그리고 그러한 근육이 어떻게 운동의 적절한 수행과 경기력의 향상에 기여하는지를 보여준다. 운동에 대한 해부학적 그림은 색깔로 구분해 각각의 운동과 동작에서 작용하는 주동근육과 이차근육(보조근육)을 나타낸다.

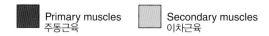

이와 같은 정보를 이용해 기술을 향상시키고, 근력과 지구력을 기르며, 부상으로 경기에 결장하는 일이 없도록 한다. 자신의 연령, 성별, 경험과 훈련 목표에 적합한 운동들을 선택한다. 청소년 선수라도 저항 훈련으로 효과를 볼 수 있다. 사춘기 이전 선수들에서 근력 향상은 대부분 보통의 저항으로 운동의 반복과 세트를 늘려 훈련 양을 증가시키는 데서 온다(예를 들어 12~15회 반복으로 2세트 또는 3세트 시행하는 운동을 날을 연이어 하지 않으면서 주당 2~3일 하는 경우). 사춘기 이전 선수들에게 아주 좋은 운동은 체중을 저항으로 이용하는 운동이다.

여느 체력 훈련처럼 저항 훈련에도 내재된 위험이 있다. 선수들은 성숙하면서, 부상 위험을 최소화하라는 지시를 처리하고 따르며 준수하는 능력이 향상된다. 일반적으로 바벨이나 덤벨과 같은 외부 저항을 들어 올릴 때에는 근육기능 한계(muscle failure, 운동을 반복하다가 근력이 충분하지 않아 더는 반복하지 못하는 상태)에 도달할 때까지 세트가 수행된다. 체중을 저항으로 이용하는 운동들에서는 대개 일정한 반복 횟수를 목표로 하지만, 때로는 목표에 도달하기 전에 근육기능 한계가 발생한다. 훈련 목표에 따라 부하는 개별화하고 연령에 맞추어야 한다. 한 세트에서 근육기능 한계에 도달하지 않고 원하는 반복 횟수를 수행하게 되면, 저항을 5~10% 증가시킨다.

훈련 목표는 운동 프로그램에 영향을 미친다. 국소 근지구력을 향상시키기 위해서는 운동량이 많고(20~25회 반복으로 이루어지는 세트) 강도가 낮은 운동이 요구된다. 근비대 훈련(hypertrophy training, 근육의 크기를 증가시키는 훈련)은 보다 고강도의 훈련으로 들어가는 입문 훈련의 역할을 하며, 세트당 반복이 10~20회이고 강도가 낮은 수준에서 중간 정도인 운동을 요한다. 기초 근력 훈련에서는 강도가 높지만(운동능력의 80~90%) 운동량은 적다(세트당 2~5회 반복). 대개 폭발적인 동작을 포함하는 파워 트레이닝은 강도가 더 높고(운동능력의 90~95%) 운동량이 적은(세트당 2~5회 반복) 운동을 요한다.

일반적으로 축구 선수는 저강도부터 중강도 수준의 운동량이 더 많은 운동에 집중해야 하며, 이러한 운동을 시즌 중 체력의 유지에 초점을 두면서 매주 2번 수행한다. 근력 및 파워 향상은 오프시즌의 몫으로 남겨둔다.

체력 단련실에서 운동할 때에는 안전이 핵심이다. 진전보조자와 함께 운동한다. 웨이트에는 안전 칼라(조임쇠)를 사용한다. 웨이트 플레이트를 들어 올릴 때에는 등이 아니라 다리로 들어 올린다. 정기적으로 수분을 섭취하며, 올바른 자세를 취한다. 옷을 적절히 입고, 웨이트를 떨어뜨리지 않도록 주의한다. 자신의 진전을 추적하기 위해 운동일지를 작성하도록 한다. 자신의 몸에 귀를 기울이고, 관절통이나 비정상적인 근육통을 참아가며 운동하지 않도록 한다. 스포츠 의학을 전공한 의사와 상담한다. 체력 단련실에서 도움을 구하고자 한다면, 공인 체력관리 전문가(certified strength and conditioning specialist, CSCS) 또는 공인 개인 트레이너(certified personal trainer, CPT)와 상담한다.

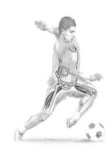

경기력이 주로 선수 개인에 의해 결정되는 골프, 댄스, 수영, 사이클링, 러닝과 같은 개인 스포츠와 달리, 축구는 팀 스포츠이다. 팀 스포츠에서는 대적하는 상대방, 팀 동료, 볼 그리고 파울 및 행위와 관련된 규칙이란 차원들이 더해지며, 여기서 규칙은 개인, 소그룹 및 대그룹으로 이루어지는 공격 및 수비 전술이 끊임없이 변화하는 환경에서 적용된다. 축구와 같은 팀 스포츠는 어느 정도의 복잡성과 강도를 요하고 많은 개인 스포츠에서 보게 되는 수준 이상의 육체적 및 정신적 준비를 필요로 한다.

팀 스포츠에서 시합을 위한 준비로는 기술 습득, 전술 개발, 심리적 준비와 체력 훈련이 있다. 축구 선수들은 체력의 거의 모든 측면을 준비해야 한다. 그 결과 잘 훈련된 축구 선수는 대개 어느 한 측면에서 특히 뛰어나지는 않을지라도(한 가지 뚜렷한 예외는 민첩성) 체력의 모든 측면에서 골고루 뛰어나다. 단거리 선수는 스피드를 갖춰야 한다. 마라톤 선수는 지구력을 구비해야 한다. 역도 선수는 근력을 갖춰야 한다. 이들 스포츠와 달리 축구에서는 선수에게 체력의 어느 한 측면에서 빼어나야 성공할 수 있다고 하지는 않는다. 이는 축구의 매력을 부분적으로 설명해준다. 즉 누구든지 할 수 있다는 것이다.

이 장에서는 축구의 신체적 부하에 초점을 두나, 요구되는 체력 훈련에 대한 어떠한 논의에서도 일부 기본 전술이 포함되어 있다. 전술과 체력은 밀접히 관련되어 있다. 선수들을 알기 위해서는 게임을 알아야 한다. 팀의 전술 수행능력이 선수들의 체력 수준을 높이는가? 아니면 체력 수준이 더 높으면 팀이 보다 넓은 시야로 게임을 할 수 있는 것인가? 이는 축구계의 닭이 먼저냐 달걀이 먼저냐의 문제이다.

축구라는 스포츠

가장 기본적인 수준에서 축구는 멈춤 없이 움직이는 경기처럼 보인다. 성인 경기는 계속 돌아가는 시계로 재서 전후반 각 45분을 뛰게 되어 있으며, 동점이면 후반전 종료 후 30분의 연장 시간을 가진다. (어린 선수들의 리그에서는 전후반 경기 시간이 더 짧다.) 규칙에서 시계의 멈춤을 허용하는 경우는 없으나, 지역 리그에 따라서는 멈춤을 허용할 수도 있다. 시계는 끊임없이 돌아가지만, 90분 내내 볼이 인 플레이 상태인 것은 아니다. 일반적으로 볼은 65~70분만 인 플레이 상태가 된다. 볼이 아웃오브 플레이 상태일 때(슛을 하거나 골을 넣은 후, 볼이 터치라인을 넘어간 후, 코너킥을 하기 전, 부상을 당한 후, 심판이 선수를 지적할 때 등)의 모든 시간은 더해진다. 심판이 이러한 상황들로 인해 경기가 단축되었다고 생각하면 추가 시간, 즉 연장 시간을 전후반의 끝에 추가할 수도 있다. 주: 일부 리그, 예를 들어 미국대학스포츠협회(National Collegiate Athletic Association, NCAA)와 많은 고등학교 리그 등은 사이드라인에서 경기 시간을 통제한다.

축구는 연속적이지 않으므로 각 선수의 러닝도 그렇지 않다. 경기는 일반적으로 보다 길게 지속되는 저강도 활동 사이사이에 보다 짧게 지속되는 최고조의 폭발적인 고강도 활동이 섞여 있다고 말할 수 있다. 축구의 움직임을 연구하는 사람들은 몇 가지 뚜렷한 동작으로 구별하는데, 스탠딩, 워킹, 조깅, 크루징(cruising)과 스프린팅(sprinting)이다. 크루징은 분명한 목적을 가지고 힘써 달리는 동작으로 정의되며, 조깅보다 빠르지만 스프린팅(전력 질주)보다는 느리다. 조깅 이상의 속도는 간혹 고강도의 러닝과 아주 높은 고강도의 러닝으로 정의되며, 이들은 추가로 점핑, 옆으로 달리기(측방 러닝), 대각선 달리기(대각선 러닝) 및 뒤로 달리기(후방 러닝)와 결합된다.

축구 선수는 90분 경기에서 뚜렷이 구별되는 거의 1,000~1,200가지 동작을 수행하게 된다. 선수의 동작은 약 4~6초마다 바뀐다. 러닝 패턴을 이렇게 보면 축구는 더 이상 단지 시계가 계속 돌아간다는 이유만으로 연속적인 활동이라고 할 수는 없다. 대신 축구는 많은 동작, 속도 및 방향 변화가 혼합된 스포츠이다. 이처럼 동작이 빈번히 바뀌기 때문에, 축구 선수들이 민첩성 면에서 일관되게 아주 높은 점수를 받는 것은 놀라운 점이 아니다. 그러나 축구의 신체적 부하에 관한 대다수의 데이터는 실제 경기 참여자들 가운데 가장 적은 소수, 즉 성인 남성 프로 선수들을 대상으로 한다. 그래서 보다 젊고 덜 노련하며 덜 숙련된 선수들의 거리 및 속도는 떨어지겠지만, 기본적인 러닝 패턴은 꽤 일관된 양상을 보인다.

이기는 축구는 각 팀이 공간을 어떻게 사용하느냐가 관건이다. 축구 전술은 단순한 개념으로 요약할 수 있다. 즉 공격할 때에는 경기장을 가능한 한 크게 만들고(공격 대형) 수비할 때에는 경기장을 가능한 한 작게 만들라는(수비 대형) 것이다. 이러한 정의를 세분하면 다음과 같이 4개의 단계로 구분할 수 있다.

1. 팀 A가 먼저 볼을 점유하고 팀 B는 자리를 잡지 못한 상태이다(팀 B는 공격 대형에서 수비 대형으로 전환하고 있다).
2. 팀 A가 볼을 점유하고 팀 B는 자리를 잡은 상태이다(팀 B는 공격 대형을 갖추었다).
3. 팀 B가 먼저 볼을 점유하고 팀 A는 자리를 잡지 못한 상태이다.
4. 팀 B가 볼을 점유하고 팀 A는 자리를 잡은 상태이다.

어느 팀이 채택하는 플레이 스타일은 각각의 경우에서 행동의 결정에 영향을 미칠 수 있다. 예를 들어 역습 스타일의 플레이를 하는 팀은 보통 상대가 자리를 잡지 못한 상태일 때 볼을 점유하자마자 즉시 공격을 시도할 것이다. 반면 점유 스타일의 플레이를 하는 팀은 볼을 점유하자마자 즉시 공격하기보다는 점유를 안전하게 확보하는 시도를 할 수도 있어, 상대가 수비 자리를 잡을 수 있도록 한다.

어느 팀이 채택하는 플레이 스타일 외에, 코칭스태프가 선택하는 플레이 시스템도 다양할 수 있다. 많은 시스템이 존재하며, 선택된 시스템은 대개 가용한 선수들의 근력과 특성에 따라 결정된다. 한 시스템 내에서 어느 선수에게 요청되는 역할 및 책임은 다른 플레이 시스템과 다른 플레이 스타일에서 비슷한 포지션의 선수에게 요청되는 역할 및 책임과 크게 다를 수 있다. 경기의 체력 측면은 플레이 시스템 및 스타일의 결정에 큰 영향을 미치고 그 반대의 경우도 마찬가지이다.

볼의 움직임

축구의 목적은 다른 팀 스포츠의 경우와 동일하다. 즉 상대보다 더 많은 점수를 내는 것이다. 평균적으로 경기당 1.5~2골이 난다. 많은 경기로 산출할 경우에 슛 성공률은 비교적 낮다. 전반적으로 슛 대 골의 비율은 대개 10 대 1이다. 2014년 브라질 월드컵에서 팀의 평균 패스 횟수는 경기당 390회였는데, 이는 32팀의 63개 경기를 대상으로 분석한 것이다. 개별 팀의 최근 수치를 보면 가히 인상적이다. 예를 들어 2017년 10월 맨체스터 시티는 웨스트 브로미치 앨비언을 상대로 한 한 리그 경기에서 844회의 패스를 했다. 축구의 특성상 볼 점유는 끊임없이 바뀐다. 90여 분에 걸쳐 경기당 약 240번 이상의 볼 점유가 일어난다. 평균적으로 팀당 10초 또는 11초씩 볼을 점유하는 셈이다.

볼 점유는 패스에 실패해 짧거나, 아니면 일련의 패스가 길게 이어지다 점유를 잃을 수 있는데, 개인기가 나쁘거나, 패스가 차단되거나, 태클을 당하거나, 볼이 아웃 플레이되거나, 혹은 골을 넣기 때문이다. 수천 건의 경기를 그래프로 나타내면 전체 볼 점유 건수의 약 40%는 패스에 실패하며, 80%는 4명의 선수와 3회 이하의 패스로 이루어진다(그림 1-1). 이 때문에 수많은 작은 사이즈 훈련이 4 대 4로 실시되는 것이며, 이는 축구의 기본이다.

자기 팀이 상대의 골 에어리어 가까이서 볼 점유를 빼앗으면 선수와 패스의 수는 더 적을 것이다. 이는 중요한 개념이다. 상대의 골 에어리어 근처에서 상대를 압박하여 실수를 유발하면 자기 팀은 확실히 유리한 입장이 된다. 축구에서 골은 흔히 공격 팀의 길게 이어지는 일련의 패스가 아니라 상대의 실수에 따른 결과이다. 이상하게 들릴지 모르지만 상대의 최종 수비 지역에서 강도 높은 압박 수비는 중요한 공격 전술이다. 축구는 러닝의 속도와 방향이 혼합된 스포츠이나, 지속적인 볼 점유 및 신속한 공격 전략이 혼합된 스포츠이기도 하다.

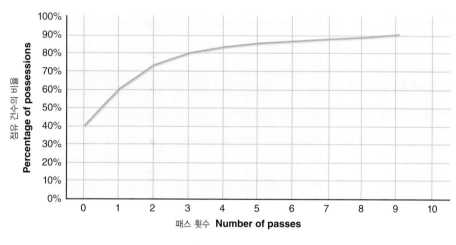

그림 1-1. 볼 점유 당 패스 횟수

잉글랜드 프리미어 리그에서 개별 선수의 볼 점유 건수 중 약 80%는 단지 원 터치(재패스)이거나 투 터치(컨트롤하고 패스)이며, 드리블이 없다. 또한 이 리그에서 골의 약 70%는 원 터치 숏에서 나오며, 약 2/3는 오픈 플레이(open play, 공을 길게 차서 선수들이 모여 있지 않은 곳으로 플레이를 넓히는 것)에서 나온다. 나머지 1/3은 리플레이

(프리킥, 코너킥과 페널티킥)에서 나온다. 이러한 통계를 패스의 횟수와 결합하면, 축구는 패싱 게임이지 드리블링 게임이 아니라는 사실이 명백해진다. 드리블이 줄고 패스가 빠를수록 전반적으로 경기가 빨라진다.

기술의 급속한 발전으로 분석가들은 대량의 통계치를 정확히 추적하고 기록할 수 있게 되었으며, 특히 경기의 테크닉 및 체력 측면에서 그렇다. 예를 들어 2018년 러시아 월드컵 중 경기에서 볼 점유율은 69%(스페인)에서 33%(이란)까지로 나타났다. 우승국인 프랑스는 볼 점유율이 평균 48%이었다. 토너먼트 경기에서 평균 패스 횟수는 경기당 473회이었고 패스 정확도는 84%이었다.

축구 선수의 신체적 부하

오래 전에 당신이 누군가에게 선수가 축구 경기에서 얼마나 많이 뛰느냐고 물어보았다면 그는 16km라고 추산하였을지도 모른다. 그래서 당신이 계산을 해보니 90분간 16km를 뛴다면 1km에 5.6분이 걸린다는 얘기인데, 이는 가능하다. 그러나 전형적인 경기장은 길이가 100m이다. 이는 선수가 총 16km를 뛰기 위해서는 계속 1km를 5.6분의 속도로 달리면서 경기장을 길이로 160번 뛰어야 한다는 의미인데, 이는 가능하지 않다.

선수의 이동 거리를 추적하기는 쉽지 않다. 그간 경기장에서나 비디오 녹화를 보면서 하는 지필 부호화 방식(paper and pencil coding system), 만보기, GPS 등을 사용했다. 어느 방법이든지 데이터의 수집은 많은 노력과 시간을 요하지만, 최근 기술의 급속한 발전으로 이러한 일이 더 쉽고 보다 정확하며 시간 면에서 더 효율적인 과정이 되어 경기 데이터가 실시간으로 입수될 정도에 이르렀다. 축구의 신체적 부하를 연구하는 사람들은 일반적으로 성인 남자 프로 축구에서 평균 이동 거리가 9.7~13.7km라고 한다. 성인 여자 프로 축구 선수들은 약 8.0km를 뛰나, 여자 미드필더들은 남자에 근접하는 9.7km를 뛴다고 하는 보고서들이 있다. 더 느리고 보다 짧은 경기를 하는 어린 선수들에서는 이러한 총 거리가 분명 줄어든다.

축구는 서로 다른 많은 속도로 이루어지므로, 이동 거리는 속도에 따라 나뉜다. 일반적으로 경기의 1/2~2/3는 더 느리고 보다 유산소성인 속도의 워킹과 조깅으로 이루어진다. 나머지는 더 빠르고 보다 무산소성인 속도와 함께 옆으로 달리기 및 뒤로 달리기로 이루어진다. 아울러 이동 거리는 포지션별로 다양하다. 공격하면서 방어하는 중앙 미드필더가 가장 많이 뛰고, 뒤이어 윙 미드필더와 윙 수비수, 공격수, 그리고 마지막으로 중앙 수비수 순이다. 일부에서는 속도가 느릴수록 경기장에서 적절한 자리로 간다는 의미에서 '위치적 강도(positional intensity)'라고 부르고, 속도가 빠를수록 뭔가 일어나게 한다는 의미에서 '전술적 강도(tactical intensity)'라고 부른다.

전략적 타이밍의 전력 질주로 인해 경기의 승패가 결정되므로, 많은 상위 팀은 지구력은 훈련으로 향상시킬 수 있다는 계산 하에 빠르고 개인기가 뛰어나며 전술적으로 노련한 선수들을 주의해서 관찰한다. 일반적으로 축구에서 전력 질주는 9~27m 거리로 이루어지고 45~90초마다 일어난다. 이렇게 성인 남자 프로 선수는 한 번에 9~27m 간헐적으로, 경기당 총 730~910m를 전력 질주한다. 빨리 달리는 크루징은 30~60초마다 일어난다. 이러한 크루징 사이의 시간은 워킹, 조깅 또는 스탠딩으로 보낸다.

2018년 러시아 월드컵에서 참가 팀 전체에 걸쳐 골키퍼 이외의 선수 10명(필드 플레이어)이 뛴 평균 총 이동 거리는 경기당 104.6km이었다. 그 범위는 경기당 113km(세르비아)에서 97.1km(파나마)까지이었다. 그 거리를 필드 플레이어 10명으로 나누면 각각의 선수가 뛴 총 이동 거리가 추산된다.

데이터는 추가로 포지션별로 분석할 수 있다. 2015년 캐나다 여자월드컵에서 FIFA 기술위원회가 실시한 포지션별 분석에 따르면 중앙 미드필더가 가장 많이 뛰어 평균 총 이동 거리가 경기당 11,230m이었다. 그 다음은 윙 미드필더(10,902m)와 공격수(10,781m)이었다. 필드 플레이어 중에는 중앙 수비수가 가장 적게 뛰었다(10,020m). 골키퍼는 경기당 평균 5,521m를 뛰었다. 윙 미드필더 포지션을 예로 들어 총 이동 거리 10,902m를 나누어보면 자신의 팀이 볼을 점유하고 있는 동안 3,854m, 자신의 팀이 볼을 점유하고 있지 않는 동안 3,635m, 그리고 볼이 아웃오브 플레이 상태일 때 3,413m를 뛰었다.

다시금 윙 미드필더 포지션을 예로 들어 총 이동 거리를 속도별로 나누어볼 수 있다.

시속 0~6km: 2,964m

시속 6~12km: 4,507m

시속 12~16km: 1,929m

시속 16~18km: 534m

시속 18~20km: 393m

시속 20~23km: 224m

시속 23km 이상: 351m

아울러 포지션에 따라 이동 속도별 이동의 횟수, 이동의 평균 거리와 이동 사이의 회복 시간을 기록할 수 있다. 다시금 윙 미드필더 포지션을 예로 들어 제시하면 표 1-1과 같다.

표 1-1. 경기의 이동 속도별 이동 횟수 및 거리와 이동 간 회복 시간

속도	이동 횟수	이동 평균 거리	이동 사이 회복 시간
시속 0~6km	394	8m	7초
시속 6~12km	498	9m	8초
시속 12~16km	192	10m	30초
시속 16~18km	54	10m	130초
시속 18~20km	35	11m	223초
시속 20~23km	11	17m	461초
시속 23km 이상	25	14m	314초

2015 발롱도르를 수상한 미국 여자축구 국가대표 선수인 칼리 로이드(Carli Lloyd)

의 프로필도 다음과 같이 구축해 개별 선수의 경기력을 분석할 수 있다.

선수: 칼리 로이드

주요 포지션: 중앙 미드필더와 공격수

총 이동 거리(경기당 평균): 11,685m

시속 16~20km로 뛴 거리: 1,214m

시속 20km 이상으로 뛴 거리: 429m

평균 속도: 시속 7.4km

평균 최고 속도: 시속 30.1km

GPS 기술을 사용해 2018 시즌 중 NCAA 디비전 1 여자 팀 한 곳으로부터 얻은 데이터에 따르면 90분 경기를 완료한 선수들 사이에 경기당 뛴 평균 총 이동 거리는 9,520m이다. 이러한 총 거리에서 시속 18km 이상으로 뛴 경기당 평균 거리는 428m(이동 횟수 27회), 시속 15km 이상으로 뛴 경기당 평균 거리는 962m(이동 횟수 76회)이었다. 아울러 경기당 방향 변화의 평균 횟수는 271회, 그 범위는 경기당 375회(중앙 수비수)에서 143회(윙 수비수)까지이었다.

어느 속도로 달리든 선수의 생리적 부하는 선수가 볼을 드리블 할 때 약 15% 증가한다. 그러므로 어떤 활동의 강도를 증가시키는 한 가지 간단한 방법은 선수가 드리블을 하는 것이다. 스몰 사이드 게임(small-sided game, 4 대 4 이하)은 볼 접촉의 기회가 많아 볼 접촉이 적고 서거나 걷는 기회가 더 많은 큰 사이즈 게임(8 대 8 이상)보다 강도가 더 높다.

축구 선수의 생리적 부하

축구 선수의 생리적 부하를 분석하기 위해 많은 시도가 이루어져 왔다. 관찰해야 하는 기본 요인은 경기 중 심장박동수(심박수)이다. 사람이 조깅할 때 심박수는 급속히 증가한 다음 안정기에 이르며, 이 상태가 달리기 내내 비교적 일정하게 유지된다. 이렇게 되면 산소 요구량은 산소 공급량에 의해 충족된다. 조깅을 멈추면 심박수가 급속히 느려져 새로이 낮은 회복 안정기에 이르며, 안정 시 심박수보다는 여전히 높은 이 상태가 유지되다가 마침내 안정 시 수준으로 돌아간다. 운동과 회복 중 산소 소비량은 그림 1-2에 나타나 있다.

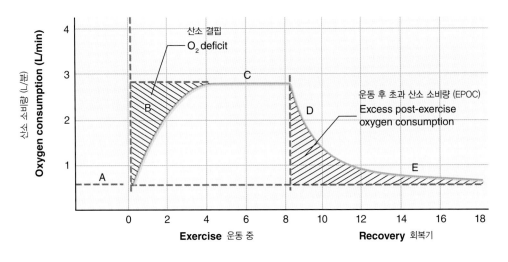

그림 1-2. 운동과 회복 중 산소 소비량

축구 선수에서도 놀라울 정도로 비슷한 패턴이 나타나며, 평균 심박수가 보고되어 있다(그림 1-3). 그러나 시간 범위를 확장하면 패턴은 매우 다르고 축구의 단속적인 특징을 반영한다. 경기 중 심박수가 아주 일정한 경우는 드물다. 심박수는 빨리 달리면서 급속히 증가한 다음 회복기 중 급속히 떨어진다(그림 1-4). 대부분의 보고서에 따르면 시합에서 성인 축구 선수의 통상적인 심박수 범위는 분당 150~170회이며, 간혹 분당 180회 혹은 그 이상에 달하기도 한다. 대부분의 선수는 운동능력의 75~80%에서 운동한다. 운동 심박수에 대한 일반적인 해석에 기초하면 축구는 유산소 운동으로 여겨진다.

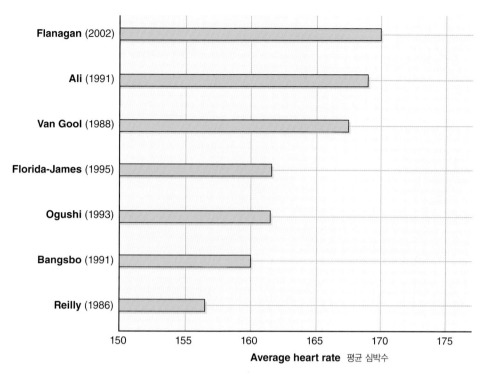

그림 1-3. 7개 연구에서 보고된 경기 중 평균 심박수

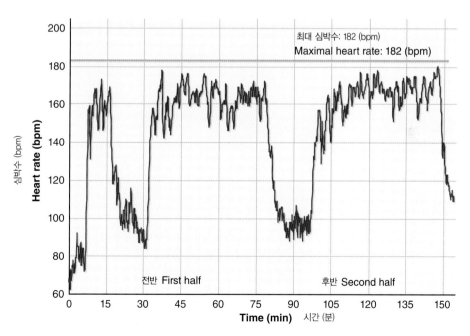

그림 1-4. 축구 경기 중 심박수의 변동
(출처: Peter Krustrup 박사)

신체가 격렬하게 운동할 때에는 젖산(lactic acid)이 생성된다. 젖산은 무산소 대사(anaerobic metabolism)의 산물이다. 젖산의 축적은 운동하는 근육에서의 통증(작열통)으로 인식되나, 젖산은 회복기에 급속히 제거된다. 안정 시 젖산의 수치는 약 1유닛(unit)이다. 대부분의 사람에게 높은 수치는 6~10유닛이다. 레슬링 선수와 조정 선수처럼 무산소 운동을 하는 선수들은 10~20유닛 이상의 젖산을 생성할 수 있다. 하지만 축구는 그러한 종류의 무산소 부하를 요하지 않는다. 대부분의 보고서에 따르면 경기 중 젖산 수치가 상승하나(그림 1-5), 각종 스포츠에서 관찰되는 수치의 범위를 고려하면 압도적인 수준은 아니다.

젖산 수치 값들은 마지막 고강도 운동 시점과 혈액을 채취한 시점 사이의 시간에 근거한다. 대부분의 연구자는 일정한 시점에서 혈액을 채취한다(그림 1-5에서처럼). 마지막으로 힘써 달린 후 잠시 시간이 흘렀다면 혈중 젖산 수치가 낮을 수 있다. 잘 훈련된 축구 선수의 주요 생리적 특징은 고강도 달리기 후 신속히 회복하는 능력이므로, 축구 선수들에서 젖산 수치는 흔히 낮은 듯하다. 축구 선수들은 젖산을 신속히 제거할 수 있는데, 신체가 아주 빨리 회복하도록 축구 훈련을 받기 때문이다.

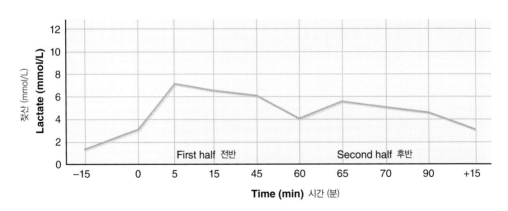

그림 1-5. 축구 경기 중 젖산 수치
(출처: Peter Krustrup 박사)

인체 신진대사와 축구의 이해

축구의 부하를 이해하기 위해서는 에너지의 기본 원리를 알아야 한다. 기계적 작업을 수행하려면 신체는 연료를 필요로 하며, 이 연료는 화학 과정을 거쳐 에너지를 공급한다. 자동차에는 한 가지 종류의 연료가 하나의 탱크에 담겨 있으나, 인체에는 여러 탱크에 여러 연료가 담겨 있다. 연료에 대한 선호는 연료의 가용성과 운동의 강도에 달려 있다.

인체는 에너지를 필요로 하고, 우리는 이를 태양으로부터 음식의 섭취를 통해 얻는다. 엄밀히 말하면 우리는 에너지를 만들지 않으며, 태양으로부터 음식을 통해 얻은 에너지를 세포로 전달하고 세포가 구체적인 작업을 수행할 수 있다. 운동을 포함해 세포 작업의 에너지원은 ATP(adenosine triphosphate, 아데노신삼인산)이다. ATP에는 3개의 인산이 붙어 있다. 에너지는 이들 인산을 아데노신 분자에 부착하는 화학적 '접착제'에 저장되어 있다. 여기서 인산 하나가 떨어져나가면 에너지가 방출되며, 2개의 인산으로 된 분자인 ADP(adenosine diphosphate, 아데노신이인산)가 된다. 효소가 이 과정을 가속화한다.

인산이 분리되어 에너지가 방출되었다면, 인산을 그 ADP에 다시 부착할 정도의 에너지를 모아 ATP 창고를 보충해야 한다. 인체에서 ATP의 총량은 아마도 작은 유리잔이나 주스 잔을 채울 정도의 양이라고 추산된다. 이 때문에 우리는 계속해서 창고를 다시 채워야 하는 것이다. 인체는 항상 ATP를 사용하고 보충하기 때문에 우리는 결코 완전히 휴식을 취하지 못한다.

방출된 에너지는 많은 과제에 사용된다. 운동 중에는 에너지가 주로 상당히 복잡한 메커니즘인 근육 수축에 이용된다. 근육의 기계적 작업은 래칫(ratchet, 한쪽 방향으로만 회전하게 되어 있는 톱니바퀴)과 흡사하게 기능한다. 래칫을 매번 돌리려면 화학적 에너지원으로부터 에너지가 필요하다. 매번 돌릴 때 에너지가 사용되므로, 래칫을 계속해서 돌리려면 더 많은 에너지가 필요하다.

가용한 에너지의 약 40%만이 실제로 근육 수축과 같은 세포 작업에 사용된다. 나머지는 열로 방출된다. 운동 중 그 모든 래칫 핸들을 작동시키기 위한 ATP의 분해는 신체를 가열한다. 이러한 열은 소멸되어야 신체가 과열되지 않는다.

무산소 대사

'무산소(anaerobic)'란 말은 산소가 없다는 의미이다. 무산소로 에너지를 생성하는 방법에는 2가지가 있다. 하나는 간단히 ATP를 분해해 에너지를 방출하는 것이다. ATP가 더 필요하면 인체는 2개의 ADP를 가지고 하나의 ADP에서 다른 하나로 인산과 그에너지를 공여해 새로운 ATP를 만들 수 있으며, 이때 공여자 ADP는 AMP(adenosine monophosphate, 아데노신일인산)로 전환된다. 이러한 두 과정은 놀라울 정도로 빠르나, 거의 그만큼 빨리 가용한 ATP의 공급을 고갈시킨다. 오로지 이런 방식으로 에너지를 공급받는 활동이 있다면, 연료가 신속히 바닥나 근육 수축은 중단될 것이다.

ATP는 일단 사용되었다면 보충되어야 한다. 인체는 크레아틴인산(phosphocreatine, PC 또는 CP로 약칭)이란 또 다른 고에너지 분자로부터 인산과 그에 동반한 에너지를 ADP로 전이시켜 이를 보충한다. 이에 따라 새로운 ATP가 합성되고 유리 크레아틴이 생기며, 이러한 크레아틴은 인산을 결합시켜 다음 전이를 준비하기 위해 고에너지를 다시 공급받아야 한다. 이 방식만을 연료원으로 사용해(이런 경우는 절대 일어나지 않는다) 전력 질주를 한다면, 그러한 질주는 기껏해야 10초간 지속될 것이다. 단순한 ATP-PC 사이클은 각각의 근육 수축과 함께 연속적으로 진행된다. 이 사이클이 계속되려면 에너지와 인산이 지속적으로 공급되어야 하며, 이는 운동 중 탄수화물(포도당)과 지방(중성지방)의 대사적 분해에 의해 이루어진다.

ATP-PC 사이클을 위한 ATP를 생성하고 에너지를 공급하는 또 다른 무산소 방법은 포도당(glucose)의 체내 저장 형태인 글리코겐(glycogen)의 화학적 분해이다. 글리코겐은 체내 많은 곳에 저장되어 있는 포도당 분자들의 긴 사슬이다. 여기서는 에너지

공급원으로 근육 글리코겐에 초점을 둔다. 포도당은 탄소가 6개인 분자이며, 탄소가 3개인 분자(피루브산, pyruvic acid) 2개로 분해된다. 이러한 해당과정(glycolysis)에서 인산을 ADP 분자에 다시 부착해 ATP를 만들 정도의 에너지가 생성된다. 실제로는 4개의 ATP가 생성되지만 해당과정에서 2개의 ATP가 사용되므로, 포도당 1분자의 분해에서 순수하게 2개의 ATP를 얻는 셈이다.

해당과정은 주스 잔 정도에 해당하는 ATP보다 연료 공급원(근육 글리코겐)이 훨씬 더 많기 때문에 더 오래 지속될 수 있지만, 그리 빠르지 않고 피루브산이 젖산으로 전환되어 젖산 축적이란 대가를 치러야 한다. 근육에서 작열통(burning pain)을 일으키는 산물인 젖산이 신체가 제거할 수 있는 속도보다 더 빠르게 생성되면 국소 조직의 신진대사가 변화된다. 근육세포의 손상을 방지하기 위해 대사 과정이 느려진다. 이것이 피로의 한 측면이다. 만약 당신이 연료로 포도당의 무산소 분해만을 사용하여 전력 질주한다면(다시 말하지만 이 경우는 절대 일어나지 않는다.), 그러한 질주는 약 45초간 지속될 것으로 추산된다. 그 후에는 젖산의 화학적 효과로 인해 세포가 폐쇄되어 세포 손상을 방지한다.

유산소 대사

포도당의 유산소(aerobic) 분해는 앞서 설명한 해당과정을 거치지만 하나가 다르다. 산소가 있으면 젖산이 생성되지 않는다. 대신 젖산의 전구물질(피루브산)이 순환 회로(크렙스 회로, Krebs cycle)로 들어가고 이 회로에서 이산화탄소(원래의 포도당 분자에서 유래한 6개의 탄소는 어디론가 가야 한다)와 수소를 함유하는 화합물들(포도당 분자의 6개 탄소에는 수소가 붙어 있으며, 이들도 처리해야 한다)이 생성된다. 이들 수소 함유 화합물은 수소를 일련의 단계를 따라 최종 수용체인 산소에게 전달하는 과정(전자전달계)을 거친다. 각각의 산소 분자는 2개의 수소 분자를 받아 물을 생성한다. 이러한 수소 전달 과정에서 방출된 에너지로 인산을 다시 ADP에 부착하고 소비된 ATP

를 보충한다. 하나의 포도당 분자가 완전히 대사되면 35~40개의 ATP가 생성된다.

그러나 탄수화물인 포도당만이 유산소로 대사되는 유일한 물질은 아니다. 지방은 에너지를 위한 풍부한 연료 공급원이다. 포도당은 탄소가 6개인 분자이지만, 중성지방(triglyceride)은 글리세롤(glycerol, 탄소 3개와 그에 연결된 수소로 이루어짐) 1개에 지방산 사슬(fatty acid chain) 3개가 결합되어 있다. 이러한 사슬에서 탄소의 수는 10개 미만에서 20개 이상에 이를 수 있다.

지방 대사에서는 각각의 지방산 사슬에서 탄소가 2개씩의 단위로 잘리고 이들 각각은 포도당이 에너지를 생성할 때 거친 경우와 비슷한 유산소 경로를 따른다. 기억할 점은 포도당 분자가 절반으로 쪼개지고 각각의 절반이 에너지 생성 과정을 거친다는 사실이다. 반면 중성지방은 3개의 긴 지방산 사슬로 되어 있기 때문에 훨씬 더 크다. 3개 사슬 각각이 18개의 탄소로 이루어져 있을 수도 있고 에너지 생성 과정이 탄소 2개 단위로 진행되므로(또한 글리세롤 부분도 있다는 점을 잊지 말라), 중성지방의 유산소 분해가 포도당의 경우보다 한층 더 많은, 아마도 10배 이상의 ATP를 생성한다. 이때 생성되는 산물인 이산화탄소와 물은 마찬가지로 쉽게 제거된다. 문제는 지방 대사가 가장 느린 과정이라는 점이다.

아울러 단백질의 유산소 대사를 통해서도 에너지를 생성할 수 있으나, 운동 중 단백질에서 얻는 에너지의 양은 비교적 적다. 대부분의 사람은 단백질이 운동에 에너지를 기여하는 부분을 무시하는 경향이 있다.

탄수화물과 지방의 유산소 대사에서 최종 산물은 물과 이산화탄소인데, 둘 다 쉽게 (특히 젖산에 비해) 제거된다. 포도당과 지방의 유산소 대사는 포도당의 무산소 대사보다 더 오래, 그리고 ATP-PC 사이클보다 훨씬 더 오래 걸린다. 이렇게 유산소 대사는 ATP 생성의 속도가 느리긴 하지만, 누구나 지방의 공급량은 풍부하기 때문에 무한한 시간에 걸쳐 운동을 위한 에너지를 생성하는 능력을 보유한다.

운동 중 에너지

이와 같은 모든 대사 과정의 상호작용은 복잡할 수 있다. 이들 대사 과정 또는 연료 공급원의 어느 하나가 운동에 필요한 에너지의 100%를 공급하는 경우는 없다. 운동의 강도와 지속시간에 따라 주도적인 에너지 과정 및 연료가 결정된다. 운동의 강도와 지속시간은 반비례 관계에 있다. 즉 운동이 길수록 강도는 낮으며, 더 짧은 운동은 강도가 보다 높다. 100m 경주 속도로 마라톤을 달릴 수는 없으며, 마라톤 속도로 100m를 달리지는 않을 것이다.

그림 1-6은 이러한 상호작용을 이해하는 데 도움이 된다. X축은 운동의 지속시간이고 Y축은 여러 연료 공급원에 의해 공급되는 에너지의 비율이다. 40m 단거리 경주처럼 아주 짧게 지속되는 운동인 경우에 주요 에너지 공급원은 저장된 ATP 및 크레아틴인산이나, 적은 양의 에너지가 포도당의 무산소 및 유산소 대사에서 나온다. 운동의 지속시간이 약 4분까지 증가하면서는 주요 에너지 공급원이 포도당의 무산소 대사이나, 일부 에너지가 기타 경로에서 나온다. 4분 이상 지속되는 운동은 주로 포도당과 지방의 유산소 대사에 의해 에너지를 공급받으며, 기타 과정에서 오는 에너지의 비율은 계속해서 더 낮아진다.

저장된 ATP 및 크레아틴인산에서 가용한 에너지의 양은 아주 적다. 저장된 탄수화물에서 얻는 에너지의 양은 더 많지만 여전히 제한되어 있다. 지방에서 가용한 에너지의 양은 본질적으로 무제한이다. 근육 내에 저장되어 있고 장기를 감싸며 피하에 있는 지방은 운동에 필요한 양보다 훨씬 더 많다. 그러나 지방에서 에너지를 얻는 데는 시간이 걸린다는 사실을 기억해야 한다. 지방이 러닝을 위한 유일한 연료 공급원이라면 운동능력의 50% 정도로밖에 달릴 수 없을 것으로 추산되는데, 이는 워킹이나 기껏해야 느린 조깅 수준이다.

근육의 글리코겐도 제한된 연료 공급원이다. 글리코겐이 고갈된 사람은 주요 연료공급원이 지방이 되기 때문에 활동이 느려질 것이다. 대부분의 사람은 90분 정도가 되면 근섬유에서 운동에 동원되는 글리코겐이 바닥나므로, 축구 선수는 경기 중 글리코겐이 고갈될 수 있다. 이를 보충하기 위해서는 개별 스포츠의 선수들이 현명하게 채택하고 있는 근육 글리코겐을 증가시키는 식이 권장지침을 따라야 한다. 훈련과 함께 탄수화물을 많이 섭취하면 근육이 글리코겐을 보다 많이 비축할 수 있어, 선수는 경기에서 글리코겐이 바닥날 때까지 더 많이 뛸 수 있다.

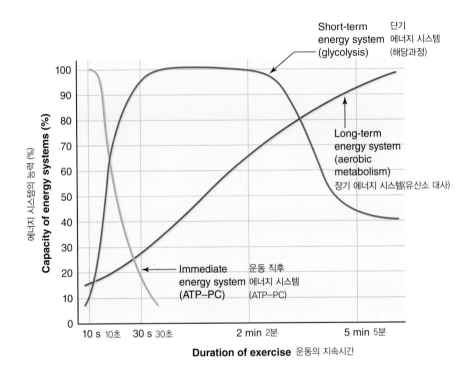

그림 1-6. 운동 지속시간과 에너지 시스템의 관계

축구에 대한 적용

축구로 돌아가 보자. 축구는 수많은 짧은 전력 질주 및 고강도의 무산소 운동 그리고 그러한 활동들 사이에 다음 차례의 고강도 운동을 준비하기 위한 저강도의 유산소 회복기로 이루어진 경기이다. 전력 질주, 슛, 점프, 태클 또는 커트(cut, 방향을 바꾸는 것) 등과 같이 고강도 운동을 할 때에는 일부 ATP를 소비하고 일부 포도당을 사용하여 근육을 작동시킨다. 그런 다음 선수는 저강도 활동기(워킹, 조깅 및 스탠딩)에서 회복하는데, 이 기간에 ATP가 보충되고 젖산이 제거된다. (젖산은 유산소로 대사되며, 이는 활동이 느려지거나 정지된 후 계속해서 거칠게 숨을 쉬는 한 가지 이유이다.) 이에 따라 근육은 다음 차례의 고강도 운동을 위한 준비를 갖추게 된다.

선수가 얼마나 빨리 다시 고강도 운동을 할 준비가 되는지는 ATP가 얼마나 신속히 보충되고, 젖산이 얼마나 많이 제거되며, 근육 수축과 관련된 기타 몇몇 전기화학적 과정이 어떻게 완료되는지에 달려 있다. 축구에서 중요한 활동(누가 이길지를 좌우하는 활동과 고강도 러닝)은 주로 무산소 방법으로 에너지를 공급받고 회복기는 유산소로 이루어진다.

회복은 유산소 작용이다. 이는 대부분의 코치와 선수들이 잊고 있거나 무시하는 것이다. 선수의 유산소 능력이 높을수록 회복이 빨라지고 고강도 운동을 보다 빈번히 할 수 있어, 시합에서 지칠 때까지 더 많이 뛸 수 있다. 유산소 체력이 나쁜 선수는 전력 질주를 할 경우에 빠른 스피드를 다시 낼 수 있을 때까지 회복기가 더 길 것이며, 이어지는 각각의 전력 질주 거리는 더 짧아지고 스피드는 보다 느려질 가능성이 있다.

연구에 따르면 훈련에 의한 스피드 향상은 훈련에 의한 지구력 향상만큼 크지는 않다. 이 때문에 축구 선수에서 스피드는 아주 높이 평가되는 체력적 특징이며, 코치는 스피드보다는 지구력이 더 쉽게 향상될 수 있다는 사실을 안다. 코치는 하루 종일 달릴 수 있지만 스피드를 향상시켜야 하는 선수 대신 지구력을 향상시킬 수 있는 빠른 선수를 찾는다. 현대의 경기는 타고난 스피드가 관건이 아니며, 선수가 자신이 가진 스피드를 극대화하기 위해 얼마나 빨리 반복적으로 회복할 수 있는지가 관건이다.

일부 연구들로 보면 각 팀의 유산소 능력에 따라 리그 클럽들의 최종 순위를 구분하기도 한다. 급속한 회복을 위한 유산소 능력이 중요한 이유다. 코치들은 지구력과 회복 능력을 향상시키도록 훈련 세션을 짜는 데 아주 능숙하다. 이들은 강도를 높이기 위해 경기장의 작은 구역에서 작은 사이즈로 편을 갈라 짧은 게임을 실시하되, 제한을 두어 플레이를 하도록 만든다. 예를 들어 2분 게임을 여러 차례 하면서 각 게임 사이에 제한된 회복기를 두는 경우, 4 대 4 이하의 게임을 하면서 볼 접촉의 기회를 늘리는 경우, 또는 페널티 지역이나 더 작게 표시한 지역에서 게임을 하면서 신속한 판단을 내리도록 해서 매번 패스를 전력 질주로 오버래핑해서 받도록 하는 등의 제한을 두는 경우가 있다. 작은 사이즈로 편을 가른다는 것은 움직이지 않는 시간이 적다는 의미이므로, 신체는 각각의 전력 질주에 따른 일시적인 피로에서 빠르게 회복하기 위해 적응하는 법을 배우게 된다.

지구력을 위한 활동들은 대개 더 큰 공간에 보다 많은 선수를 포함시키되, 제한을 두어 더 긴 시간 동안 보다 지속적인 페이스로 플레이를 하도록 만든다. 예를 들어 경기장의 3/4 혹은 전 경기장을 사용하면서 8 대 8 이상으로 15~20분 훈련 또는 게임을 하되, 슛을 하기 전에는 모든 선수가 공격 지역에 있어야 한다는 것처럼 제한을 두는 경우이다. 유산소 체력이 더 높은 선수는 그렇지 못한 선수보다 더 빨리 회복할 수 있다. 또한 유산소 체력이 좋은 선수는 더 빠른 위치 선정이 가능하고 고강도 운동을 한층 더 빠르게 준비할 수 있다.

경기장이나 공원을 돌면서 지속적인 페이스로 달리면 조깅 능력이 향상될 것이나, 시작과 정지가 이어지는 경기에서 회복에 필요한 일을 하도록 신체를 훈련시키지는 못한다. 조깅을 할 때에는 한 번 회복한다(운동 끝에). 반면 축구에서는 회복이 반복해서 일어난다. 잘 훈련된 축구 선수는 계속해서 ATP-PC 과정이 돌아가 지속적으로 각각의 근육 수축에 ATP를 충분히 공급하고 국소 근육 피로에 대한 젖산의 영향을 지연시킬 수 있을 것이다. 그러한 ATP-PC 사이클을 이용하여 ATP를 빨리 보충할 수 없는 선수는 다른 선수들이 달려 지나가는 가운데 기다리면서 서 있을 것이다.

근섬유 동원

우리 몸은 독특한 특징을 가진 근섬유들이 혼합되어 있어 다양한 활동에 적응력이 뛰어나다. 기본적으로, 큰 속근섬유(fast twitch muscle fiber)는 장력을 아주 빨리 생성하지만 이러한 양의 장력을 많은 수축을 위해 계속해서 생성할 수는 없다. 더 작은 지근섬유(slow twitch muscle fiber)는 더 적은 장력을 보다 느린 속도로 생성하지만 계속해서 반복적으로 수축할 수 있다. 에너지에 대한 설명을 돌이켜보고 그것을 근섬유의 종류에 적용해보라. 속근섬유는 대부분의 에너지를 무산소로 생성하지만(장력의 급속한 생성을 위해), 지근섬유는 대부분의 에너지를 유산소로 생성한다(반복적인 수축을 위해).

속근섬유와 지근섬유의 분포는 대부분 유전자에 의해 고정되어 있다. 일부 사람이 축구 선수는 두 종류의 근섬유 중 하나의 비율이 더 높을 것이라고 추정할지도 모르지만, 대부분의 연구에 따르면 축구 선수는 약 50 대 50의 비율을 보인다. 축구는 대중 스포츠이므로, 마라톤 선수에서 높은 비율의 지근섬유나 농구에서 키처럼 유전적으로 미리 결정된 요인이 축구를 하기 위한 필요조건이 되지 않는다고 하는 것이 타당하다.

여자 선수

축구의 세계적인 성장은 대부분 여자의 참여가 증가한 데 기인한다. 규칙은 동일하지만, 남자와 여자 경기 간에는 미묘한 전술적 차이가 있고 이는 일반 팬들에게 뚜렷하지 않을 수도 있다. 운동의 일반적인 패턴은 비슷하나, 여자 경기는 러닝의 양과 속도가 떨어진다. 하지만 일부 여자 미드필더는 남자 선수에 근접하는 9.7km를 뛴다. 여자가 생리적으로 운동능력이 더 낮은 것은 근량이 더 적고 심장이 보다 작으며 총 혈액

량과 헤모글로빈이 더 적기 때문이다. 남자와 동일한 경기 시간 및 경기장 크기로 시합을 하고 남자와 동일한 거리를 뛰는 여자는 경기를 더 높은 강도로 해야 할 것이다. 성인 여자 프로 선수들이 남자 선수들 이상의 심박수를 보이는 경우가 드물지 않다.

여자 선수들은 건강 문제를 일으킬 수 있는 기타 사안을 가진다. 여자 선수가 겪는 삼중고는 이상 섭식(불규칙한 식사), 생리 이상과 골밀도 감소의 상호작용이다. 일부 여자 선수는 적절히 식사하지 않으려 하며, 이는 생리 문제에서 뚜렷이 관찰되는 정상적인 호르몬 균형의 와해를 초래할 수 있다. 이러한 와해(특히 에스트로겐의 경우)는 골밀도를 감소시킬 수 있다. 따라서 체력 훈련이 반복적으로 영향을 미치면 대부분 하지에서 피로 골절을 일으킬 수 있다. 위와 같은 삼중고는 칼로리 섭취 감소와 아마도 이상 섭식으로 시작되기 때문에, 여자가 적절한 칼로리를 섭취하도록 하는 것은 정상적인 생리와 건강한 뼈를 유지하는 데 아주 중요하다.

또한 여자는 적절한 양의 철분과 칼슘을 섭취해야 한다. 채식을 하는 선수라도 식품을 적절히 선택하면 이들 미네랄을 충분히 섭취할 수 있다. FIFA는 여자 선수에 관한 훌륭한 소책자를 발간하였는데, 288페이지의 참고문헌을 참조하라.

영양과 수분공급

운동을 위한 연료는 우리가 먹는 음식에서 온다. 우리는 모두 지방이 풍부하나, 탄수화물 저장능력은 제한되어 있으므로 이 연료를 자주 보충해야 한다. 부지런히 움직이는 선수가 되기 위해서는 연료를 잘 공급받아야 하며, 그것은 탄수화물에서 온다. FIFA는 과학을 잘 모르는 대중을 위해 특별히 제작한 영양에 관한 소책자를 발간했다. 288페이지의 참고문헌을 참조하라.

탈수는 축구에서 문제가 된다. 경기의 시간, 러닝의 강도와 예정된 플레이 정지시간의 결여로 인해 선수들은 경기 중 필요한 수분을 섭취할 수 없다. 수분은 적게는 2%만

결핍되어도(체중이 68kg인 선수에서 수분이 1.4kg만 손실되어도) 경기력에 부정적인 영향을 미칠 수 있다.

선수들은 정상적인 플레이 정지시간을 이용하여 물, 스포츠 드링크 또는 둘 다를 마셔야 한다. 계속 수분을 섭취할 수 있도록 선수들은 물병을 골대 안 또는 주위에 그리고 터치라인을 따라 두어 부상 등으로 인해 플레이가 정지될 때 물을 마신다. 중앙 미드필더는 경기장의 양쪽 끝에서 가장 멀리 있기 때문에 플레이 정지시간을 이용하기가 가장 어려우므로, 물이 어디에 있든 섭취할 수 있도록 의식적인 노력을 해야 한다. 그리고 코치는 이들이 정지 시간에 수분 섭취가 가능하도록 해야 한다.

아주 짠 땀을 흘리는 선수들은 소금이 함유된 음료를 선택하고 음식에 소금을 추가하는 경향이 있다. 이러한 선수들은 땀 속의 수분이 옷에서 증발하면서 셔츠가 희끗희끗해지는 것으로 알 수 있다. 이런 모습은 검정색 셔츠를 입고 있을 때 특히 뚜렷하다.

축구 선수들에게 또 다른 문제는 흔히 훈련 세션들 또는 시합들 사이에 수분을 충분히 섭취하지 않는다는 것이다. 보고서들에 따르면 한 팀에서 많게는 40%의 선수들이 이미 경기장에 들어서기 전에 탈수 상태일 수 있다고 한다.

수분은 대개 감량된 체중 0.5kg 당 720mL로 보충하므로, 자신의 체중을 알고 자주 체크해야 한다. 완전한 보충은 단숨에 이루어질 수 없으며, 하루 종일 걸릴 수 있다. 소변의 색깔을 면밀히 살펴본다. 소변 색이 희석한 레모네이드와 비슷하다면 아마도 괜찮을 것이다. 그러나 소변 색이 사과 주스에 보다 가깝다면 수분을 더 섭취해야 한다. 더 자세한 내용은 참고 문헌(288페이지)의 영양 소책자를 참조하라.

수분 섭취 권장지침

팀 스포츠 선수들은 수분 및 영양 권장지침을 따르지 않는 것으로 악명 높다. 현재 진행 중인 UEFA(유럽축구연맹) 챔피언스 리그 연구에 따르면 프로 축구 선수들 가운데 거의

40%가 훈련 또는 경기 24시간 후에 여전히 탈수 상태인 것으로 밝혀졌다. 미국스포츠의학회(ACSM)는 운동 전, 중 및 후 수분 섭취와 관련해 여러 권장지침을 제시하고 있다.

운동 전

1. 사전 수분공급은 운동 수 시간 전에 시작되어야 한다.
2. 나트륨이 함유된 음료나 물을 염분이 있는 간식 또는 음식과 함께 섭취하면 갈증을 자극하고 섭취한 수분의 일부를 유지하는 데 도움이 될 수 있다.

운동 중

1. 운동 중 수분 섭취의 목표는 땀으로 손실된 수분 전체를 보충하는 것이 아니라, 수분 손실을 체질량의 2% 미만으로 제한하는 것이다. 운동 전과 후에 체중을 재면 얼마만큼의 수분이 손실되었고 얼마나 보충해야 하는지를 알게 된다.
2. 탄수화물(8% 미만)과 전해질(나트륨 20~30mEq/L, 칼륨 205mEq/L)이 어느 정도 함유된 음료는 운동 경기력은 물론 수분과 전해질의 균형을 유지하도록 도울 수 있다. 아주 짠 땀을 흘리는 선수들은 나트륨이 더 함유되어 있고 보다 구미에 맞는 음료를 구할 수도 있다.
3. 훈련 또는 경기 중 과다 수분공급은 권장되지 않고 (마라톤에서) 위험하거나 치명적인 것으로 나타났다. 훈련 후에 체중이 훈련 전의 경우보다 더 나가서는 안 된다.

운동 후

1. 운동 후 24시간에 걸쳐 체중 손실 0.5kg 당 720mL의 수분을 섭취한다. 약간의 나트륨이 함유된 음료는 수분을 유지하고 갈증을 자극하도록 도울 것이다.
2. 카페인 또는 알코올이 함유된 음료를 섭취하면 이러한 과정이 느려질 수 있다

약물과 식이보조제

스포츠는 약물, 특히 경기력 향상 약물(performance-enhancing drug, PED)과 뗄래야 뗄 수 없는 듯하다. 약물은 사이클링과 같은 스포츠들에서는 고질적인 것으로 보이지만, 축

구에서는 약물 남용의 역사가 거의 없다. 이는 아마도 역도 선수의 경우에 아나볼릭 스테로이드 혹은 로드 사이클리스트의 경우에 에리스로포이에틴(erythropoietin, EPO)처럼, 경기 결과에 영향을 미치는 PED로 향상될 수 있는 한 가지 특정 요인에 축구가 의존하지 않기 때문일 것이다. FIFA 자체의 통계에 따르면 약물검사에서 양성 반응으로 나오는 경우는 소수이며, 그러한 양성 반응의 절반은 기분 전환 약물(recreational drug)이지 PED가 아니었다.

일반 판매되는 거의 불필요한 보조제를 복용하는 선수들의 비율이 높다. 일부 보고서에 따르면 일부 국가의 일부 스포츠에서는 올림픽 선수들 중 거의 100%가 보조제를 복용한다고 한다. 가장 흔한 보조제는 복합비타민이나, 그것이 문제의 본질은 아니다. 보조제 업계는 미국 FDA가 식품 및 제약업계에 요구하는 것과 동일한 순정 규정을 따르지 않는다. 그러므로 라벨의 설명이 실제로 용기에 든 내용물과 다를 수도 있다.

최근에 국제올림픽위원회(IOC)는 일부 보조제 판매점에 들러 선수들이 사용하는 것으로 알려진 보조제를 무작위로 선정했다. IOC가 이들 제품을 검사하였더니 거의 1/4이 약물검사를 하였다면 양성 반응을 가져왔을 것이란 사실을 발견했다. 스포츠에서 선수는 항상 약물검사의 양성 반응에 대해 책임을 져야 한다. 미래에 대학, 국제 혹은 프로 경기를 꿈꾸는 선수라면 누구나 약물검사에 직면할 것이므로 자신이 복용하는 것에 대해 아주 주의를 기울여야 한다.

모든 식품군에서 신선하고도 색채가 풍부한 식품을 아주 다양하게 선택해서 균형 잡힌 식사를 한다면, 보조제는 소변을 진하게 하고 지갑만 가볍게 할 뿐이다. 저명한 스포츠 보조제 연구자인 영국 러프보로대학의 론 모건(Ron Maughan) 박사는 "그것이 효과가 있다면 아마도 금지되었을 것이다. 그것이 금지되지 않았다면 아마도 효과가 없을 것이다."라고 말한다. 왜 운에 맡기는가?

일사병

북반구에 있는 많은 나라의 경우에 축구는 가을에서 봄까지 이어지는 스포츠이며, 여름은 오프시즌이다. 미국에서는 프로 축구가 야구 시즌과 동일해 봄에서 가을까지 이어지는 스포츠이다. 연중 시기에 따라 남부 주들에서 축구는 매우 숨 막힐 듯한 조건에서 경기가 이루어질 수 있다. 모든 서머 리그 및 토너먼트에서는 일사병을 일으키는 선수들을 위한 계획을 마련해두어야 한다. 열로 쓰러지는 선수는 초기에 열 경련과 같은 경미한 증상을 보일 수 있으나, 열 탈진과 열사병 같은 훨씬 더 심각한 상태의 문제로 급속히 진행될 수 있다. 열사병은 신체가 체온을 조절하는 능력을 완전히 상실하는 잠재적으로 치명적인 병이다. 미식축구 선수들이 열사병으로 사망하였다는 보도도 있었다.

인체가 열을 방출하는 방식에는 복사(radiation), 전도(conduction), 대류(convection), 증발(evaporation) 등 4가지가 있다. 복사는 열을 열파장 형태로 방출하는 것이다. 전도는 차가운 표면과 직접 접촉에 의해 공기로 열이 이동하는 것이다(머리에 얼음수건을 갖다 대는 것). 대류는 선풍기나 에어컨 앞에 서 있는 경우처럼 공기를 통해 열이 이동하는 현상이다. 증발은 수분의 증발을 통해 열을 방출하는 것으로, 운동 중 가장 중요한 메커니즘이다. 땀의 분비 자체는 열의 방출이 아니며, 땀이 증발하면서 열을 방출한다. 이러한 열 방출에 장벽이 있으면 증발의 속도가 느려질 것이다. 축구에서 빈번히 접하는 2가지 장벽은 옷, 특히 몸을 많이 가리는 검정색 옷과 습도이다. 현재의 스포츠 의류는 대부분 증발을 돕도록 고안되어 있다.

덥고 습한 날씨에 경기 일정이 잡히면 언제나 수분을 섭취할 수 있는 방안을 마련해야 한다. 많은 유소년 리그에서, 특히 고온 지역에서는 규칙의 일부로 전후반 각각 수분 섭취를 위한 휴식(water break)이 있다. 수분 섭취 휴식이 규칙의 일부가 아니라면, 날씨가 더운 경우에 코치가 심판에게 다가가 휴식을 요청할 수 있다. 심판은 이러한 재량을 가지고 있고 아마도 심판 역시 그러한 휴식을 반길 것이다. 2008년 베이징 올림픽 남자부 결승 경기에서는 날씨 때문에 수분 섭취 휴식이 전후반 각각에 포함된 바 있다. 그 경기 이래로 국제경기 감독관은 킥오프 시 주변 온도가 32.2℃ 이상일 때에는 전후반 각각의 중간에 수분 섭취 휴식을 넣으라는 지시를 받고 있다.

피로

피로를 올바로 정의하라면 기대된 파워 생성을 유지하지 못하는 상태라고 할 수 있다. 즉 빨리 달리고자 하지만 그럴 수 없는 경우이다. 피로는 전신적이면서 일시적일 수 있고 여러 메커니즘으로 올 수 있다. 예를 들어 빨리 달리기 위해서는 근육 글리코겐 형태의 연료가 필요하다. 근육 글리코겐이 일정한 수치 아래로 떨어지면 걷게 된다. 훈련과 적절한 식품 선택을 통해 근육 글리코겐 저장량을 늘리면 피로가 지연되고 경기에서 더 뛴 후 피로가 올 수 있다. 아울러 포도당 저장량이 풍부하면 뇌의 유일한 에너지원인 포도당이 공급될 준비를 갖추도록 한다. 뇌도 역시 피로해질 수 있다. 또한 체온 상승과 그에 동반된 증발에 의한 수분 손실도 전신 피로의 요인이다. 체온은 경기력에 영향을 미치기 때문에, 수분 수치를 유지해 신체가 증발을 통한 열 방출을 위해 땀을 흘릴 수 있도록 해야 한다. 자신의 갈증에 주의를 기울여 자주 수분을 섭취해야 한다.

일시적 피로는 근섬유의 수축 능력에 영향을 미치는 국소 근육 신진대사의 급격한 변화와 만회에 따른 결과이다. 젖산은 일시적 피로의 원인이 된다. 빠른 러닝을 몇 차례 반복하면 피로해지나, 몇 분이면 회복해 다시 달릴 준비를 갖출 수 있다. 유산소 능력이 향상되면 보다 신속히 회복하는 능력이 발달됨으로써 힘든 러닝을 더 많이 혹은 더 길게 한 후 일시적 피로가 올 것이다. 신속한 회복을 위한 훈련은 젖산을 빨리 제거하고 근육의 수축 능력과 연관된 과정을 신속히 재확립함으로써 일시적 피로의 효과를 최소화한다.

피로는 흥미로운 주제이다. 근육 생리학 실험실에서는 피로는 분리된 근육이 수축할 준비를 갖추지 못하는 것이다. 그러한 현상은 온전한 근육에서는 결코 일어나지 않는데, 인체는 근육을 보호하는 여러 안전상 조치들을 구비하고 있기 때문이다. 그러나 피로에는 인지적 요소도 있다. 때로 사람은 더 운동을 한다는 것이 과도하다는 생각이 들며, 의식적인 뇌가 신체로부터 피드백을 받고 이러한 정보가 취합되어 사람에게 운동을 더 해야 할지 말지를 알려준다. 그렇다면 축구에서 (일시적 또는 전반적) 피로의 자각을 증가시키는 것은 무엇인가?

축구를 포함해 대부분의 스포츠에서는 러닝의 전반적 거리와 강도가 결합되어 상호 작용하여 피로 발생의 자각을 증가시킨다. 생리적 강도를 측정할 수도 있으나(비용을 들여), 선수가 운동 강도에 대해 어떻게 느끼는지를 아는 것도 중요하고 이는 간단히 운동자각도(rating of perceived exertion, RPE)를 사용해 측정할 수 있다. 그러한 척도는 많으나, 가장 단순한 것이 0~10점 척도이다. 이 척도에서 선수는 운동 부하를 숫자로 평가하라는 요청을 받는다. 이는 비교적 간단한 방법으로 아주 정확하고 유용하기도 하다.

조깅을 하러 나갈 때 주자는 대개 호흡 빈도 및 심도를 사용하여 어느 운동자각도에 이를 것이다. 그러나 팀 스포츠에서 선수는 어느 운동자각도에 이르기 위해 어떤 신호를 사용하는가? 최근의 정보에 따르면 축구 선수들(그리고 기타 팀 스포츠 선수들)이 강도를 판단하기 위해 사용하는 주요 신호는 감속의 빈도와 속도라고 시사한다. 얼마나 자주 그들이 신속히 감속해야 하는가? 생각해보라. 100야드(91.44미터)를 약 15초에 달린다고 하자(대부분의 고등학교 연령 선수들에겐 꽤 힘든 러닝임). 얼마나 힘들까? 이제 동일한 100야드를 25야드씩 4차례 왕복달리기로 여전히 15초에 달린다고 하자. 동일한 운동(100야드), 동일한 시간(15초)이지만 후자의 러닝이 훨씬 더 힘든 듯할 것이다. 왜일까? 100야드를 곧장 달릴 때에는 가속 및 감속 시기가 1번씩 있다. 반면 후자의 러닝에서는 가속과 감속이 4번씩 있어 100야드를 15초에 달리기 위해서는 각각의 단계가 보다 힘들 것이다. 그리고 감속이 가속보다 더 힘들다. 감속이 많을수록 운동자각도는 더욱 올라가며, 이는 훈련 활동을 선택하고 훈련 일정을 계획할 때 고려해야 하는 사항이다.

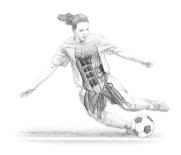

부상 가능성은 공공연히 논의되는 주제가 아닐지는 몰라도 선수, 코치와 부모가 모두 수긍해야 하는 사안이다. 경기를 하겠다고 결정한다는 것 자체는 어느 정도의 부상 위험을 감수한다는 의미이다. 대부분의 부상은 뜻하지 않게 일어나며, 일부는 접촉을 동반하지만 다른 일부는 접촉 없이 일어나 당황스럽다. 어떻든지 부상은 결장을 의미하거나, 오랜 재활을 요하거나, 심지어 선수 생활의 지속 여부에 대해 고민하게 할 수 있다.

부상 방지의 목표

부상 방지 프로그램은 일반적이거나(예로 전반적인 부상을 감소시키도록 고안된 FIFA의 The 11+) 축구 특이적(예로 주로 전방십자인대 파열이나 발목 또는 서혜부 좌상을 방지하기 위한 프로그램)일 수 있다.

  대부분의 축구 부상은 하지에서 일어나지만 고립되어 일어나지는 않는다. 선수들은 신체의 모든 부위에서 호소증상(complaint, 플레이에 거의 영향을 미치지 않는 신체 증상으로 정의됨)을 보일 수 있으며, 일부 연구는 부상은 물론 호소증상에 관한 데이터를 수집한다. 그러므로 부상의 발생률은 꽤 잘 확립되어 있고 연령, 성별과 플레이의 수준에 따라 상당히 일정하다. 과사용 부상(overuse injury)은 다소 더 복잡해 달리 취급된다. 표 2-1은 가장 흔한 부상 부위들의 순위를 보여준다.

표 2-1. 연령과 성별에 따라 가장 흔한 부상 부위 순위

신체 부위	유소년 (남녀 합쳐)	고등학교 남	고등학교 여	대학교 남	대학교 여	프로 남	프로 여
머리	–	4	3	3	3	–	–
엉덩이, 서혜부, 넓적다리	3	2	4	1	4	1	1
무릎	2	3	2	4	1	2	4
하퇴부	5	–	5	–	5	4	5
발목	1	1	1	2	2	3	2
발	4	5	–	5	–	5	3

대개 발목 부상이 가장 흔하며, 발목 부상은 압도적으로 염좌(sprain)이다. 엉덩이, 서혜부(사타구니) 및 넓적다리 부상은 대부분이 좌상(strain, '당김'이 주로 햄스트링에서 일어나고 일부는 서혜부와 대퇴사두근에서 발생함)이며, 햄스트링 좌상이 더 나이든 선수들에서 보다 빈번하고 더 높은 수준의 플레이에서 보다 흔하다. 전방십자인대(anterior cruciate ligament, ACL) 및 반달연골 손상을 내용으로 하는 무릎 부상은 항상은 아니지만 대개 여성에서 보다 문제가 된다. 타박상(contusion), 열상(laceration)과 뇌진탕(concussion)을 내용으로 하는 머리 부상은 고등학교 및 대학교 선수들에서 문제가 된다.

기타 2가지 중요한 요소가 선수의 부상 위험과 관련이 있다. 첫째, 어느 부상이든 대부분의 경우에 그 부상 병력(부상력)이 그와 동일한 부상을 다시 겪을지를 예측하는 가장 강력한 요인이다. 둘째, 경미한 부상이지만 재활이 불완전하게 이루어진 후에 빈번히 주요 부상이 온다. 예를 들어 발목이 완전히 안정되어 있지 않으면 선수는 착지나 커트(cut, 방향 변화)가 어설퍼 결국 무릎 부상을 일으킬 수도 있다. 그래서 첫 번째 부상을 방지하는 것이 중요하다.

가장 흔한 부상들을 방지하는 것이 일반적인 원칙이 되어 왔다. 이 장에서는 가장 흔한 부상들이 어떻게 일어나는지와 그 위험요인을 줄일 수 있는 방법을 살펴본다. 한 가지 구분하고 넘어가야 할 점은 '염좌(sprain)'가 인대의 손상이고 '좌상(strain)'은 근육의 손상이라는 것이다.

부상의 위험요인

입단 신체검사의 목적 중 하나는 선수에게 부상의 소인이 있는지를 확인하는 것이다. 이러한 검사에서 확인된 것에 따라 조치를 취할 때에는 많은 사안을 고려해야 한다. 일반적으로 부상 위험은 내재적 요인(예로 연령, 부상력, 근력, 신경근육적 기량 등)과 외재적 요인(장비, 환경, 경기장 표면, 심판, 상대 등)으로 분류할 수 있다. 그러나 많은 부상은 양자택일의 문제가 아닌데, 내재적 및 외재적 위험은 서로 상호작용하기 때문이다. 마지막으로, 일부 부상은 단순한 사고로 아무도 예측할 수 없다.

전방십자인대(ACL)의 파열은 가장 두려운 부상의 하나로 무릎과의 직접 접촉이 있거나 없이 발생할 수 있다. ACL의 비접촉성 파열은 많은 작은 요인들이 모아지는 시기가 일치하여 일어나며, 그 시기는 대부분 커트하거나 착지하는 때이다. 수많은 훈련 시간 및 경기에서 선수들은 수천 번 커트하고 착지할 것이다. 인식 가능한 위험요인이 있거나 없는 상황에서 왜 이 특정한 시기에 ACL이 파열되는가? 마땅한 대답을 내놓기가 어려운 질문이다.

부상을 방지하는 2가지 간단한 방법으로 체력을 향상시키는 것과 기술을 향상시키는 것이 있다. 기술과 체력을 구비한 선수는 기술과 체력이 부족한 선수보다 부상을 입는 빈도가 훨씬 더 적다. 그리고 체력의 부족이 부상과 관련이 있으면 피로의 시작도 한 요인일 것이다. 전반적인 부상 발생률은 경기 중 시간이 흐르면서 증가한다. 대부분의 연구에서 전체 부상의 약 25%가 후반전의 마지막 1/3시간에 일어난다고 한다. 아울러 대부분의 부상은 선수들의 체력이 떨어져 체력을 향상시키려고 힘써 운동하는 시즌 전 훈련기간에 발생한다. 일단 시즌이 시작되면, 힘써 훈련하는 날들이 덜 빈번해 부상 발생률이 내려간다. 또 다른 피로 관련 요인은 훈련 대 경기 부하 비(training-to-match load ratio)이다. 이 비율이 작을수록(각 경기를 준비하면서 더 적은 훈련일이 밀집되어 있는 일정을 의미함) 부상 발생률은 커진다. 마지막 피로 관련 요인은 미국에서 전형적으로 관찰되는 경우보다 더 긴 시즌을 치르는 팀들에 적용된다. 익스트랜드, 스프레코와 데이비슨(Ekstrand, Spreco, and Davison [2018])에 따르면 겨울(시즌 중반) 휴식기가 없는 리그들은 그러한 휴식기가 있는 리그들보다 시즌 후반에 부상이 더 많다고 한다.

연령은 일부 부상의 요인이 된다. 예를 들어 햄스트링 좌상은 더 나이든 선수들에서 보다 흔한 반면, ACL 파열은 더 젊은(중고등학교) 선수들에서 보다 빈번하다. 그러나 많은 부상처럼 햄스트링 좌상에 취약한 연령대가 내려가고 있는 듯하다.

연령이 문제이면 성별도 그렇다. 여성은 남성보다 ACL 파열과 머리 손상의 위험이 더 크다. 또 다른 연령 관련 우려는 청소년기 성장 급등(adolescent growth spurt)이다. 먼저 선형(위로) 성장이 일어나고(특히 소년의 경우) 다음 주변(근량) 성장이 이어진다. 급속히 키는 커졌지만 아직 살이 붙지 않은 키다리 소년은 다른 동년배 팀 동료들 중 아직 성장 급등기에 이르지 않은 만숙형 소년 또는 이미 성장 급등기를 거친 조숙형 소년보다 부상 위험이 더 크다.

근력, 유연성과 균형은 거의 모든 부상에서 사안이 된다. 시즌 전 진단에서는 대개 각각의 다리를 별도로 검사해 이러한 요인들을 평가하는데, 검사 결과는 좀처럼 대칭적이지 않아 한쪽 다리가 흔히 다른 쪽보다 더 '우수하다.' 예를 들어 대부분의 선수는 주로 사용하는 다리(우성 다리)가 있어 보통 이쪽의 검사 결과가 다른 쪽의 경우보다 더 우수하다. (우성 다리는 어떻게 결정되는가? 그것은 볼을 차는 데 주로 사용하는 다리인가 혹은 긴 점프를 하는 데 주로 사용하는 다리인가? 그건 항상 동일하지는 않다.) 흥미롭게도 우성 다리에서 더 많은 부상이 일어난다. 불균형이 명백한 경우에는 교정 훈련을 통해 다리 차이를 최소화하고 일부 부상을 방지할 수 있다.

입단 검사의 주요 측면 중 하나는 각 선수의 부상력을 확인하는 것이다. 부상력은 향후 부상을 예측하는 가장 강력한 인자의 하나이다. 선수가 이전에 발목 염좌를 겪었으면 또 다른 발목 염좌가 발생할 가능성이 높다. 부상의 재발 위험은 발목 염좌의 경우에 1.5배에 불과하지만 ACL 파열의 경우에 5배에 달한다. 다음 부상이 언제 발생할지는 알려져 있지 않다.

축구에서 부상 위험은 선수가 맡는 포지션에 따라 다르다. 수비수가 가장 많은 부상을 입고 공격수가 그 다음이다. 미드필더와 골키퍼가 가장 덜 부상을 당한다. 이전에 부상을 입은 선수는 종종 부상 가능성이 더 낮은 포지션을 맡아 선수명단에 다시 들어간다.

선수가 부상을 입으면 재활기간이 시작된다. 여기서는 부상에서 어떻게 재활하는지를 논의하거나 활동, 훈련 또는 경기로의 복귀에 필요한 기준을 제시하지는 않겠지만, 이러한 순차적인 복귀와 부상 전 수준의 완전한 경기력 회복은 현재 매우 열띤 연구 주제가 되고 있다.

대부분의 국제 경기 전에는 FIFA의 페어플레이기가 게양된다. 선수와 코치들은 FIFA 경기규칙(Laws of the Game)에 따라 플레이한다는 선서를 한다. 이는 공허한 슬로건이 아니다. 프로 및 국제 수준에서 전체 부상의 약 40%가 반칙 상황에서 일어나므로, 이러한 규칙의 준수가 부상을 방지한다. 코치는 선수들에게 발을 낮추라고 계속 지시할 필요가 있다. 태클을 하면서 수비수가 발을 들면(그리고 보통 스터드를 올리면) 양 선수가 부상의 위험에 처하고 태클한 선수는 레드카드를 받을 위험이 있다.

부상에 관한 연구(그리고 책)는 대부분 급성 부상, 즉 구체적으로 식별 가능한 사건이 있는 부상을 다룬다. 또 다른 부류의 부상은 소위 과사용 부상(overuse injury), 즉 구체적으로 식별 가능한 사건이 없는 부상이다. 가벼운 비틀림이 성가신 정도로 취급되어 치료하지 않고 훈련을 계속할 수도 있다. 어느 시점에 이르면 선수가 주치의를 찾을 정도로 통증이 심화된다. 이러한 훈련 유발 부상이 쌓여 서서히 제한을 증가시키며, 훈련 부하가 끊임없이 가해져 상황이 악화되면 최선의 치료는 휴식을 통해 훈련 부하를 줄이는 것이다. 훈련 부하의 급속한 진행은 과사용 부상의 위험을 증가시키나, 이는 또 다른 책의 주제이다.

부상 전 방지와 부상 후 재활의 경우에 처방된 프로그램에 순응하는 것이 중요하다. 부상 방지 활동은 규칙적으로 시행되어야만 효과적이고 결코 훈련의 단조로움을 깨는 참신한 어떤 것으로 여겨서는 안 된다. 부상 후에는 모든 선수가 가능한 한 빨리 회복하고 싶어 한다. 우리는 검증되어 효과적인 것으로 입증된 훈련 운동 및 방법을 일일이 나열할 수 없다. 하지만 대부분의 공인 선수트레이너와 물리치료사는 그러한 목록을 제공할 수 있다. 선수들이 치료사의 지시를 정확히 따르면 더 빨리 복귀하여 플레이를 하게 된다. 너무 빨리 복귀하려 해서는 안 된다. 겉보기에 경미한 부상으로 여겨져 선수가 복귀를 서두르면 또 다른, 대개 더 심한 부상을 일으킬 위험이 높다.

마지막으로, 많은 부상은 단순한 사고로 뜻하지 않게 일어난다. 선수가 공을 잘못 차서 본의 아니게 상대 선수의 머리 측면을 가격할 수도 있다. 그러면 각가속도가 생겨 뇌진탕을 초래할 수 있다. 선수가 점프하고 또 다른 선수의 발에 착지해 점프한 선수가 발목 염좌를 일으킬 수도 있다. 둘 중 어느 상황도 예측할 수 없다.

발목

부상 발생률

연령과 플레이 수준의 전범위에 걸쳐 발목은 축구에서 약한 부위이다. 고등학교 수준에서 발목 염좌는 전체 부상의 20~25%를 차지한다. 여성이 남성보다 발목 염좌를 더 겪는다. 유소년 선수들이 발목 염좌를 가장 많이 당하고 프로 선수들이 가장 적게 당한다(15% 미만).

부상 기전과 위험요인

발목 염좌는 접촉성이거나 비접촉성일 수 있다. 접촉성 염좌는 보통 태클의 타이밍 또는 시행이 적절하지 않을 때 발생한다. 비접촉성 염좌는 선수가 점프에서 어설프게 착지하거나, 커트를 할 때 발을 서투르게 딛거나, 혹은 관리가 형편없는 경기장에 발이 걸릴 때 발생한다. 발바닥이 안쪽으로 기울어 발목의 외측에 염좌를 일으킬 때에도 마찬가지이다.

기타 2가지 발목 부상은 훨씬 덜 흔하다. 전형적인 태클에서 양 선수가 발의 내측으로 공과 접촉하는 상황을 생각해본다. 한 선수가 다른 선수를 압도하게 되면 다른 선수의 발바닥이 바깥으로 기울어 내측 발목 염좌를 일으킬 수 있는데, 드문 부상이다. 또한 내측 발목 염좌는 바깥쪽으로부터 태클을 시도하는 상대에 의해 일어날 수 있다.

또 하나 드문 발목 부상이 소위 발목 상부 염좌(high ankle sprain)이며, 발목의 위에서 경골과 비골을 연결하는 인대의 염좌를 말하므로 발목 인대결합 염좌(syndesmotic ankle sprain, 또는 원위 경비 인대결합 염좌)라고도 한다. 이는 농구에서 보다 문제가 되는 부상으로 발이 아래로 기울고 동시에 발이 비틀릴 때 발생한다. 발목의 맨 위에 있는 뼈(거골)에 이러한 움직임이 가해지면 하퇴부의 두 뼈(경골과 비골)가 사실상 비틀려 벌어져 이 두 뼈를 잇는 인대가 손상된다.

외측 발목 염좌의 가장 큰 위험요인은 부상력으로 염좌를 일으킨 발목에서는 흔히 다시 염좌가 발생한다. 기타 위험요인으로는 하퇴부의 근력, 관절 감각(joint sense), 유연성, 균형 등의 감소가 있다. 많은 선수에게 발목 염좌는 성가신 부상으로 비춰지나, 그건 순진한 생각이다. 발목 부상이 제대로 치유되지 않으면 다리를 따라 올라가 발생하는 보다 심각한 부상을 흔히 예고한다. 대부분의 정형외과 의사는 선수들이 부상 후 6개월까지 외부 발목 지지대 같은 것을 착용하도록 권유한다.

중재(Intervention)

많은 부상 방지 프로그램이 검증되었고 대부분의 경우에 적절히 그리고 일관되게 준수된다는 면에서는 성공적이다(Grimm 등 [2016] 참조). 효과적인 프로그램들은 모두 다면적인데, 각각의 프로그램이 서로 다른 체력 항목들을 길러주는 운동들을 포함하고 있다는 의미이다. 이러한 프로그램들은 중심부(core) 안정성, 발목의 스트레칭과 유연성, 민첩성, 고유수용감각(proprioception, 예로 밸런스 보드), 플라이오메트릭스(plyometrics)와 근육 강화(하퇴부 외측 근육의 단축성 및 신장성 수축 모두), 그리고 균형을 향상시키는 훈련을 다양하게 조합한다. 발목을 위한 프로그램들은 광범위하고 어느 정도 시간이 소요돼 완전한 범위의 운동들을 소화하기 위해서는 최대 30분이 걸릴 수 있다. 이들 프로그램을 검증한 최우수 연구들은 보통 엄격한 통제 하에 실시되었으므로, 프로그램들에 대한 순응도는 대개 매우 높았다.

무릎

부상 발생률

무릎은 아마도 신체에서 가장 취약한 관절일 것이며, 이웃하는 관절(엉덩이와 발목)로부터의 거리가 무릎을 노출시켜 부상에 취약하게 한다. 단순한 경첩관절(hinge joint) 이상인 무릎은 매우 복잡해 2개의 주요 외부 인대(내측 및 외측측부인대), 2개의 내부 인대(전방 및 후방십자인대)와 2개의 연골(내측 및 외측반달연골)이 있고, 아울러 여러 근육을 뼈에 연결하는 건과 관련 윤활낭이 있다. 무릎에는 많은 신경 및 혈관이 있으며, 아울러 신체에서 가장 큰 표면적을 가진 2개 주요 뼈(대퇴골과 경골)의 끝부분이 연골로 덮여 있다. 무릎 해부 구조물의 어느 것이 손상을 입어도 훈련 및 경기 시간의 상당한 손실을 초래할 수 있다. 부상에 관한 일반 문헌은 어느 조직이 손상되었는지에 따라 일관되게 부상을 분류하지 않고 대신 모든 무릎 부상을 함께 묶는데, ACL은 예외로 많은 관심을 끌고 있다. 또한 타박상과 열상처럼 경미한 무릎 부상이 있으며, 이러한 부상은 통증을 유발하지만 훈련 또는 경기 시간의 많은 손실을 초래하지 않을 수도 있다.

유소년 선수들은 무릎 타박상 및 열상을 입기가 보다 쉬우며, 이들 손상은 전체 신체 부상의 약 20%를 차지한다. 선수들이 스포츠에 몰입하고 경기가 진지해지기 시작하는 시기인 중학교 및 고등학교 수준의 선수들은 보다 심각한 부상을 당하기 쉽다. 중고등학교 선수들은 무릎 부상을 겪을 가능성이 덜하지만(12~15%로 유소년 선수들의 20%와 대비됨), 그러한 부상을 실제로 당하는 선수들은 보다 심각한 경향이 있다(예로 ACL 및 반달연골 파열). 아울러 중고등학교 선수들 가운데 여자는 남자보다 더 많이 무릎 부상을 입으며(17~22% 대 12~15%), 그 차이의 많은 부분은 끔찍한 ACL 파열에 기인한다. 전체 부상에서 무릎이 차지하는 비율은 대학 연령 남자(12~16%) 및 여자(18~20%)와 프로 선수들(13~18%) 사이에 어느 정도 비슷하다. 일반적으로 여성에서 ACL 파열의 발생률은 남성의 경우보다 약 2.2배이다.

측부인대 부상은 좀처럼 수술로 치료하지 않지만 회복기간이 길 수 있어 대개 수개월에 달한다. ACL(또는 PCL) 파열로 수술을 받으면 회복 및 재활기간이 길어 보통 1년이다. 일부 선수는 6개월 이내에 경기에 복귀하나, 그러한 사례는 정말로 극단적인 경우이다. 실제로는 대부분의 경기 복귀 데이터에 따르면 ACL 파열을 입은 선수는 1년 이내에 경기에 복귀할 수 있지만 부상 전 수준의 플레이로 완전한 복귀에는 아마 더 길게, 2년 가까이 걸리는 것으로 나타난다. 반달연골 파열로부터의 회복은 손상의 특성에 따라 더 신속할 수 있다. 관절연골 손상은 좋지 않은 경우이다. 수술(때로 2회 또는 그 이상)과 집중적인 재활이 필요하며, 연골 손상에서 완전히 회복하지 못하는 것이 흔히 선수가 무릎 문제로 인해 은퇴하는 주요 이유가 된다. 따라서 선수들은 무릎 부상을 방지하기 위해 가능한 모든 조치를 취해야 한다.

부상 기전과 위험요인

비접촉성 부상이 가장 주의를 끌고 여기서 초점을 두는 주제이다. 선수가 뺑소니 트럭이나 다름없는 수비수에게 정통으로 받히면 아무런 부상 방지 조치도 소용없을 것이다. 무릎 부상은 접촉성 또는 비접촉성일 수 있고 십자인대, 측부인대, 반달연골 또는 관절연골을 손상시킬 수 있다. 무릎 부상 기전은 집중적으로 연구되고 있으며, 상호작용해 손상을 초래하는 많은 사안이 밝혀져 있다(Pfeifer 등 [2018]). 비접촉성 부상은 보통 커트하거나 점프에서 착지할 때 발생하는데, 이러한 동작은 선수들이 수천 번이나 성공적으로 수행한 것들이다. 하나의 공통 인자는 커트 또는 착지를 위한 지면 접촉이 무릎이 거의 신전 상태일 때 일어나 충격이 위로 반향을 일으키게 한다는 것이다. 그러면 몸통이 다소 흔들려 어느 정도 전신 조정이 불가피해진다. 아마도 이와 같이 어설픈 착지에 대한 조정으로 인해 하퇴부는 바깥쪽으로 회전하는 반면 넓적다리는 안쪽으로 회전할 것이다. 정상이라면 햄스트링이 ACL의 보호를 돕지만 무릎이 신전에 가깝거나 신전되어 있을 때에는 ACL에 거의 도움이 되지 못한다. 햄스트링의 도움이 없는 상태에서 이러한 상반된 회전은 가벼울 지라도 경골이 앞쪽으로 밀려 ACL을 파열시키기에 충분하다.

최근의 데이터(Owusu-Akyaw 등 [2018])는 ACL을 파열시키는 것이 대퇴골 아래에서 경골의 앞쪽 밀림이라는 점을 보여준다. 비디오 재생에서 아주 명백히 관찰되는바 무릎이 안쪽으로 무너지는 것은 부상의 원인이라기보다는 결과일 가능성이 더 높다. 측부인대는 대개 무릎의 반대 측에 가해지는 접촉에 의해 손상된다(무릎의 외측에 충격이 가해져 내측측부인대가 손상되는 경우처럼). 외측측부인대 손상은 흔히 무릎 탈구와 같은 보다 파국적인 상황에서 발생한다. 반달연골 손상은 선수가 방향을 바꾸면서 무릎을 비틀 때 또는 ACL 손상과 함께 일어날 수 있다. 무릎연골 손상은 대개 기타 부상과 함께 발생하지만 고립되어 일어날 수 있다.

ACL 파열에 대해 제안된 위험요인(표 2-2)은 아주 많고 외재성(환경)과 내재성(선수)

으로 분류된다. 이러한 위험요인은 스포츠 특이적일 수 있는데, 예를 들어 축구에서의 위험이 스키에서는 문제가 되지 않을 수도 있다. 위험요인이 타당할 수도 있어서 다양한 위험요인이 제안되었지만(예로 Q각도, 월경 상태 등), 엄격한 연구 후에 그 위험요인이 유의미함을 나타내지 못하고 있다.

표 2-2는 누가 ACL 파열의 위험을 갖고 있을지를 예측하도록 돕는 대부분의 요인을 제시한다. 이러한 위험요인의 문제는 흔히 방지할 수 없다는 점이다. 코치가 날이 서 있는 축구화를 사용하지 말도록 할 수도 있으나, 그렇다면 경기장이 온통 버뮤다그래스로 깔려 있으니 경기가 취소되어야 할까? 건조하고 더운 날씨는 일반적으로 마찰력이 좋을 것임을 의미한다. 데이터에 따르면 ACL 파열은 마찰력이 감소하는 습한 경기장에서 매우 드물다는 개념을 지지하는 경향이 있다. (날씨, 잔디 유형, 신발, 경기장 표면과 선수의 운동 기술로 인해) 마찰력이 좋을수록 위험은 커진다. (그러나 선수들이 마찰력을 감소시키려 할 것 같지는 않다. 물어보면 그들은 그러한 위험을 감수할 것이다.) 뼈의 해부구조는 유전되고 변경할 수 없다. 근력은 향상시킬 수 있으나, 근력 향상의 효과는 거의 입증되지 않은 상태이다. 표 2-2에 제시된 요인들 중 커트와 착지 중 똑바로 선 자세는 자세 변경을 통해 ACL 손상의 위험을 감소시킬 가능성이 가장 크다. 알려지지 않은 여러 이유로 인하여, 이것은 여성의 경우에는 특별한 문제이다. (외과 의사 친구가 고등학교 농구 코치에게 대화를 하는 도중, 여학생들이 남학생들 보다 더 많은 ACL 부상을 당하는데, 그 이유가 여학생들이 커트 동작을 할 때 선 자세로 하기 때문인 것 같다고 말하였다. 나중에 더 나이가 많은 코치가 와서 자기는 여학생들이 ACL 파열 부상을 더 많이 당하는 이유를 안다고 말하였다. "당신은 압니까? 그 이유가 무엇인지요?" 이 질문에 더 나이 많은 코치는 대답하였다. "여학생들은 운동화를 찍찍 끄는 소리를 내지 않기 때문이에요. 서 있는 상태에서 플레이 하면 운동화 끄는 소리를 낼 수 없어요." 나이 많은 코치들은 현명한 코치들이다.)

표 2-2. ACL 손상의 환경 및 선수 관련 위험요인

환경 관련 위험요인		선수 관련 위험요인	
요인	상태	요인	상태
날씨	건조함 더움	뼈 및 관절 해부구조	과간절흔(융기사이파임, intercondylar notch) 협소 경골 후방 경사각(posterior tibial slope) 큼 대퇴골두 각(알파 각, femoral head angle) 큼 전방십자인대 해부구조 관절 이완
경기장 표면	버뮤다그래스 또는 라이그래스 전용 잔디 대 일반 잔디	신경근육	대퇴사두근, 햄스트링, 골반근의 절대적 또는 상 대적 근력이 유용하다고 하지만 확증되지 않음
신발	날이 서 있는 축구화	생체역학	고관절 운동범위가 낮음 커트와 착지 시 엉덩이와 무릎을 똑바로 세우는 자세

입증된 무릎 부상 방지 프로그램의 인터넷 검색

좀 더 알아보려면 인터넷에서 다음과 같은 구체적인 무릎 부상 방지 프로그램을 검색해 본다: 무릎 부상 방지 프로그램(Knee Injury Prevention Program, KIPP), 부상 방지와 경기력 향상(Prevent Injury and Enhance Performance, PEP), 하모니 프로그램(HarmoKnee program), 또는 전방 무릎 통증 예방 훈련 프로그램(Anterior Knee Pain Prevention Training Program, AKP PTP).

중재

ACL 손상을 효과적으로 감소시키는 것으로 입증되어 널리 수용되는 단 하나의 프로그램은 존재하지 않는다(Grimm 등 [2014] 참조). 수많은 ACL 부상 방지 프로그램이 제안되고, 검증되고, 거부되고, 변경되고, 재설계되고, 다시 검증되었다. 가장 성공적인 프로그램들은 여러 변경 가능한 내재적 요인을 해결하는 것들로 남녀에게 모두 효과적인 것으로 입증됐다. 가장 우수한 프로그램들은 근력과 플라이오메트릭스, 동적 균형, 그리고 역동적 동작(착지 또는 커트)을 할 때 전신(몸통과 다리 전체를 특히 강조해)의 운

동조절을 표적으로 한다. 그러한 표적 동작을 포함하는 프로그램은 효과적일 수 있으나, 함정이 있는데 규칙적으로 실시해야 한다는 것이다. 이는 훈련에서 간혹가다 하는 기분전환 활동이 아니다. 연구에 따르면 부상 방지 프로그램은 전체 축구 활동(훈련 세션과 경기)의 최소 75%에 해당하는 분량으로 수행해야 한다고 한다. 현재까지 부상 방지 프로그램의 실패는 용납할 수 없는 순응도에 직접 기인하는 것으로 밝혀지고 있다.

ACL 프로그램을 검토할 때에는 다음과 같은 활동을 찾아본다.

- 전방, 측방 및 후방 러닝과 아울러 단거리 조깅과 왕복달리기 같은 저강도 러닝
- 대퇴사두근, 햄스트링, 서혜부, 고관절 굴근과 종아리에 초점을 두는 동적 유연성 운동
- 다음과 같은 부위를 강조하는 근력 운동: 대퇴사두근(런지 등), 햄스트링(노르딕 햄스트링 컬)과 종아리(발뒤꿈치 올리기)
- 한쪽 및 양쪽 다리 호핑(전방, 후방, 측방 및 가위뛰기)과 같은 플라이오메트릭 운동
- 왕복달리기, 대각선 움직임과 바운딩 같은 민첩성 운동

효과

연구는 꽤 일관성을 보인다. 부상 방지 프로그램에 대한 순응도가 전체 세션들의 75% 이상이면 효과적이어서 중학교 연령 이상 남녀에서 무릎 부상을 약 25% 그리고 특히 ACL 손상을 약 33% 감소시킨다. 일부 연구에서는 ACL 파열의 감소가 75%에 달하는 것으로 보고됐다. 부상 방지 노력이 결실을 거두려면 프로그램을 충실히 실행해야 한다. 불행히도 그러한 충실도가 모든 수준의 플레이에서 동일한 것은 아니다. 프로 팀의 남자 선수들은 순응도가 해이하기로 악명 높고 대신 증거가 불충분한 부상 방지 전략을 시도한다. 또한 여기서 이차 ACL 파열(동측 또는 대측 무릎, 이는 여자에서 특히 가혹한 문제이다)은 다루어지지 않는다는 점에 주목한다. 그건 다른 상황이며, 현재

입증된 답이 없다.

엉덩이, 서혜부와 넓적다리

부상 발생률

가장 흔히 좌상을 일으키는 근육은 햄스트링의 하나인 대퇴이두근, 서혜부의 장내전근과 대퇴사두근의 하나인 대퇴직근이다. 여기서는 가장 빈번히 손상을 입는 근육인 대퇴이두근에 초첨을 둔다. 이들 부위에서 근육 좌상 부상은 전체 부상의 18~35%를 차지하며, 나이든 남자 프로 선수들이 최상위권을 이룬다. 좌상 부상만 살펴보면 햄스트링이 38%(햄스트링 좌상을 입을 가능성은 남자가 여자보다 65% 더 높다), 내전근이 31%, 대퇴사두근이 18%, 그리고 종아리가 13%를 차지한다.

부상 기전과 위험요인

근육 좌상 부상의 기전은 예측 가능하고 잘 확립되어 있다. 가장 단순한 경우에 근육이 신장된 다음 강하게 수축하도록 자극을 받으면 근육에서 약한 부위, 즉 근육조직이 건조직과 연결되는 두 연조직의 접합부(근육-건 접합부)에서 조직이 손상을 일으킬 수 있다. 가장 흔히 좌상을 입는 근육은 두 관절 근육이다. 이러한 근육은 한 뼈에서 기시하고 첫째 관절을 건너간 다음 둘째 관절을 지나간 후 또 다른 뼈에서 정지한다. 예를 들어 가장 흔히 부상을 입는 햄스트링 근육인 넓적다리 외측의 대퇴이두근은 골반에서 기시하고 고관절을 지난 다음 슬관절을 건너간 후 비골과 경골에서 정지하므로 두 관절 근육이다.

엉덩이, 서혜부와 넓적다리의 부상은 복합적인데, 수많은 근육이 골반의 뼈에 부착되어 있기 때문이다. 근육 좌상의 부상 기전은 잘 정의되어 있을 수도 있으나, 각각의 근육이 어떻게 부상을 입는지는 약간 차이가 있다.

햄스트링 좌상은 전력 질주(스프린트)로 급속히 이행하는 동안 또는 그저 좀 더 빨리 전력 질주하려는 시도에서 발생할 수 있는 스프린트 부상이다. 예를 들어 매우 빨리 달리는 동안 선수는 앞쪽 다리를 과도하게 뻗어 좀 더 속도를 내려한다. 선수는 왼쪽 다리를 밀어내고 오른쪽 엉덩이를 구부리며 무릎을 펴서 오른발을 앞쪽으로 뻗는다. 이렇게 뻗으면 햄스트링이 신장된다. 그러면 오른쪽 다리가 지면에 닿을 때 과도하게 신장된 햄스트링이 신장성으로 수축해 근육이 손상된다.

장내전근 좌상은 보다 수비수의 부상이다. 수비수가 드리블을 하는 선수에 대응해 볼을 향해 다리를 옆으로 뻗는다고 상상해본다. 이렇게 다리를 뻗으면 근육이 신장된다. 볼이나 지면과의 접촉은 근육의 신장성 수축을 자극해 근육에 좌상을 일으킬 수 있다. 이는 보다 과사용의 문제로 여겨지는 만성 스포츠 탈장(sports hernia)과 다르다.

대퇴사두근의 대퇴직근 부상은 어느 정도의 간접적 접촉이 관여할 수도 있기 때문에 독특하다. 두 선수가 동시에 인스텝을 사용해 공에 대해 킥 또는 태클을 하려 한다. 한 선수가 보다 강한 접촉을 한다. 그러면 다른 선수는 아직 근육 수축의 와중에 있는 상태에서 과도한 힘을 받아 대퇴사두근이 신장되어 손상된다. 이러한 경우는 아주 드물다.

위험요인은 간단하다. 늘 그렇듯이 이전 좌상이 후속 부상을 예측하는 가장 강력한 인자이다. 또한 나이든 것이 문제가 되며, 특히 햄스트링 부상의 위험이 그렇다. 기타 많은 요인(근력, 유연성 등)이 연구되었으나, 그 결과는 확정적이지 않다.

중재

좌상은 흔하지만 이러한 부상을 특정해 방지하도록 고안된 프로그램은 부족하며, 대부분의 지침은 납득이 되는 과제에 입각하고 있다. 세 가지 전략이 아주 흔한데, 근력(특히 신장성 근력) 향상, 유연성 향상과 워밍업(준비운동)이다. 많은 선수는 보다 강하고 더 유연한 근육이 좌상에 보다 저항력이 있다고 생각한다. 이는 일리가 있지만, 지지하는 데이터가 부족하다. 충분한 워밍업은 근육을 활동에 대비하게 하고 근육의 온도를 올린다. 그러나 강한 선수와 약한 선수, 유연한 선수와 유연하지 못한 선수, 그리고 워밍업을 하는 선수와 하지 않는 선수는 거의 동일한 비율로 좌상을 일으킨다.

햄스트링 좌상은 남자 프로 선수들에서 1위를 차지하는 부상으로 장기간의 결장을 초래할 수 있다. 노르딕 햄스트링 컬(Nordic hamstring curl, 82페이지 참조)은 집중적으로 연구되었고 효과적인 것으로 입증되었다. 내전근 좌상은 2위이며, 덴마크 연구팀이 내전근 특이적 운동인 코펜하겐 내전근 운동(Copenhagen adduction exercise, 그림 2-1)이 The 11+(제3장 참조)에 포함될 가능성이 있는지에 대해 검증하고 있다. 이 운동은 내전근 근력의 향상에 효과적이며(36% 이상), 최근의 임상시험에서 서혜부 부상을 40% 감소시킬 수 있는 것으로 밝혀졌다(Haroy 등 [2019]). 내전근을 대상으로 하는 기타 운동은 제6장, 제10장과 제11장에서 소개된다. 앞의 경우처럼 그밖의 다른 운동은 아직 검증을 받지 못한 상태이다.

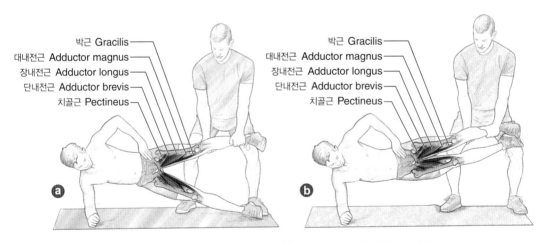

그림 2-1. 코펜하겐 내전근 운동: (a) 시작 및 종료 자세. (b) 중간 자세.

효과

훈련의 일부로 규칙적으로 사용하면 노르딕 햄스트링 컬은 햄스트링 부상을 프로 선수들에서 50% 그리고 아마추어 선수들에서 최고 80% 감소시키는 것으로 나타났다. 햄스트링 좌상은 프로 수준에서 선수 기용 또는 전술 문제만이 아니다. 그건 재정 문제이기도 하다. 비용이 얼마나 될까? 2017-2018시즌에 메시는 햄스트링 좌상을 당하였고 3주간 결장했다. 그의 주급은 66만 7,000달러로 추산되었으므로, 그러한 부상으로 소속팀 바르셀로나는 200만 달러 이상의 비용을 치러야 했다. 프로 클럽에서 한 시즌에 햄스트링 부상이 3건 이하로 발생하면 준수한 해일 것이다. UEFA(유럽축구연맹) 챔피언스 리그에서 13년에 걸쳐 대략 선수 5명 중 1명이 햄스트링 좌상을 겪었다. 선수 25명으로 이루어진 팀의 경우에 매 시즌 선수 5명이 햄스트링 부상을 당하는 셈이다. 그에 따른 연간 비용을 상상해보라! 아울러 연구들에서 노르딕 햄스트링 컬은 어느 형태의 햄스트링 특이적 스트레칭보다도 우월한 것으로 밝혀졌다. 이러한 결과를 감안하면 프로 클럽들이 이 운동을 채택하리라고 기대되나, UEFA 챔피언스 리그 팀들을 조사해보면 그렇지 않다.

기타 좌상들의 경우에는 좌상 특이적 방지 프로그램들이 결여되어 있어 어떤 프로그램이 효과적인지 여부를 말하기가 어렵다. 그 결과 코치들은 The 11+와 같은 보다 일반적인 부상 방지 프로그램에 초점을 둔다.

머리

부상 발생률

이는 다루기 쉽지 않은 주제이다. 지난 10여 년에 걸쳐 인식이 증가하고 있지만, 진정한 발생률에 어떤 변화가 있는지를 판단하기가 어렵다. 통계에 따르면 머리 부상의 발생률이 증가한 것으로 나타난다. 그러나 그건 부상 수치의 실제 증가인가, 아니면 선수들이 그저 자신의 증상을 보다 기꺼이 드러내고 있는 것인가? 또한 통계에 의하면 여자가 남자보다 머리 부상을 더 많이 당하는 것으로 나타는데, 이는 아마도 여자가 남자보다 자신의 증상에 대해 더 솔직하기 때문일 것이다. 많은 남자는 증상을 부인할 것이다(검투사 효과). '뇌진탕(concussion)'의 정의도 시간이 흐르면서 변화되었으며, 20~25년 전에는 계산에 넣지 않았을 부상이 이제는 포함되고 있다.

시간이 흘러도 상당히 안정적인 한 가지 통계가 머리 또는 목 부상(타박상, 열상, 뇌진탕, 눈 손상 등)의 발생률이 전체 부상에서 약 15%로 유지된다는 것이다. 이는 머리와 목이 신체의 전체 체표면적에서 그 정도의 비율을 차지한다는 점을 감안하면 일리가 있는 것으로 보인다. 그러나 임상 및 조사 활동은 매우 드문 부상인 뇌진탕에 초점을 두고 있다. 2014년 브라질 월드컵에서 뇌진탕은 64경기에서 3건이 기록되어 경기당 0.05건, 경기 시간 1,000시간당 0.14건인 셈이었다.

부상 기전과 위험요인

머리 부상은 우연한 머리 대 볼 충돌, 다른 선수의 머리, 팔꿈치, 손, 무릎 또는 발과의 충돌, 지면 또는 골대와의 충돌 등 충돌 형태로 일어난다. 손상을 일으키지 않는 것으로 보이는 머리 대 볼 충돌의 하나는 성공적이고 의도적인 헤더(제지를 받지 않는 패스)이다. 볼을 잘못 차서 대비가 안 된 선수를 가격하는 경우, 선수가 공교롭게도 골키퍼가 펀트킥을 하는 경로에 있는 경우, 벽을 쌓고 있는 선수가 강한 숏을 피할 수 없는 경우 등 볼은 뇌진탕을 유발할 수 있지만 그러한 경우는 거의 우연이다.

뇌진탕을 일으키는 보다 흔한 상황은 잘 알려져 있다. 이러한 부상은 대개 경기장의 중간 1/3 지역에서 두 선수가 서로 다른 방향에서 접근하고 양 선수의 주의가 볼에 집중되며 두 선수가 헤더를 하려고 점프할 때 발생한다. 머리 대 머리(거의 여성) 또는 머리 대 팔꿈치(거의 남성) 접촉은 뇌진탕을 초래할 수 있다. 사실 축구에서 머리 대 팔꿈치 접촉 부상은 너무 많아 규칙 제정자들은 헤더를 하면서 팔꿈치를 고의로 사용하는 경우에 심판에게 레드카드를 꺼내는 권한을 부여했다.

뇌진탕의 위험요인에 대한 연구는 그리 성과를 내지 못하고 있다. 현재까지 뇌진탕의 가장 흔한 위험요인은 뇌진탕 부상력과 여성인 것이다. 그러나 그렇다고 목 근력 또는 기술 향상처럼 기타 잠재적인 요인들이 결국 보다 중요해지지는 않을 것이라고 하는 의미는 아니다.

중재

드문 사고로 흔히 여겨지는 부상을 방지하는 조치는 아직 과학적으로 검증되지 않았다. 여러 가지 제안이 이루어진 상태이다. 가장 눈에 띄는 것은 헤드기어 보호 장비를 사용하는 것이다. 충격을 흡수하는 소재가 머리를 완충해 충격력을 감소시키리라는 생각에서이다. 통상적인 머리 대 볼 충돌의 경우에 헤드기어는 거의 보호를 제공하지 못하는데, 헤더 중 3개의 표면(볼, 헤드기어, 머리)이 충돌할 때 가장 부드러운 소재(볼)가 충격력을 가장 많이 흡수하기 때문이다. 좀 더 격한 충돌(예로 팔꿈치 대 머리, 머리 대 머리)인 경우에 헤드기어 보호 장비는 충격력을 25~35% 감소시킨다. 그 정도의 충격력 감소가 뇌진탕을 방지할지 여부는 알려져 있지 않다.

기술 향상은 다른 곳에서 기타 부상과 관련해 언급된 바 있다. 헤더는 터득하기가 매우 어려운 기술이며, 헤더의 가장 어려운 부분은 심지어 머리 대 볼 접촉과 관련이 없다. 선수들은 헤더를 성공적으로 정확하게 하기 위해 필요한 기술을 수행하기 전에 공중에 있는 볼을 추적할 수 있어야 한다. 공중 볼을 추적하는 것은 대부분의 10세 이하 아동이 거의 성공을 거두지 못하는 기술이다. USSF(미국축구연맹)는 헤더에 관해 연령별 제한을 두고 있다. 간단히 소개하면 10세 이하는 헤더가 허용되지 않고, 11세와 12세는 훈련 제한이 있으며, 13세 이상은 제한이 없다. 유소년 선수들(연령 미정)을 위해 제안된 또 다른 제한 규칙은 골키퍼의 펀트킥 금지이다. 대부분의 선수가 자발적으로 헤더를 할 가장 높은 속도의 볼은 펀트킥, 골킥 및 코너킥이므로 그저 유혹을 제거하려는 생각에서이다.

헤더를 할 때 선수가 해야 하는 많은 것들 중 하나는 목 근육을 수축시켜 머리를 제어하고 안정화하는 것이다. 이는 선수의 머리, 목과 몸통이 일체로 작용해 볼의 경우보다 훨씬 더 큰 질량을 제공한다는 의미이다. 선수가 머리를 몸통에 고정하지 않으면(우연한 머리 대 볼 충돌에서처럼) 볼이 머리를 압도해 선 또는 각가속도를 일으켜 뇌진탕 가능성이 있다. 일부는 목 근력을 증가시키면 보호가 될 것이라고 생각하나, 현재 목을 위한 근력 훈련을 지지하는 증거는 없다. 이는 목 근력의 증가가 보호를 제공하지 않는다는 의미는 아니며, 다만 아무 연구도 효과성을 입증할 수 없었다는 의미이다.

부상의 기전, 즉 경기장의 중앙에 있는 두 선수가 볼에 집중해 서로 반대 방향에서 접근하는 상황을 기억하라. 선수들이 바로 이때 뇌진탕이 발생할 수 있다는 사실을 알고 있으면 그러한 상황에 직면할 때 무슨 일이 일어날지를 경계할 수도 있다. 이는 '상황 인식(situational awareness)'이라고 하며 모든 연령의 교육에서 강조점(코칭 포인트)이 되어야 한다.

효과

검증된 부상 방지 프로그램이 존재하지 않는다는 것은 어느 특정 프로그램이 효과적인지 여부를 보여주는 데이터가 존재하지 않는다는 의미이다.

일반적 부상 방지 대 축구 특이적 부상 방지

가장 기초적인 수준의 부상 방지 조치는 체력 향상이다. 특이적(특정적) 부상(specific

injury)의 방지에 어느 프로그램이 효과적이라는 연구들은 많지만, 각각의 프로그램을 루틴 훈련에 통합하면 기타 부상의 방지를 위한 시간이 거의 없을 것이다. 대안은 특이적 부상 대신 전반적 부상을 방지하도록 고안된 일반적 프로그램을 활용하는 것이다.

　체력을 향상시키면 부상이 감소한다. 선수들은 팀 훈련 수행을 위한 충분한 체력을 길러야 하는 책임이 있다. 그렇지만 많은 유소년 선수는 그저 임기응변의 훈련에 의존한다. 대부분의 코치는 그러한 훈련이 충분한 준비가 되지 않으리라고 말할 것이다. 오래 전 신시내티의 고등학교 여자 선수들을 대상으로 시즌 전 체력 훈련이 부상을 감소시킬지를 알아보는 연구가 실시됐다(Heidt 등 [2000]). 선수들은 자신의 통상적인 시즌 전 훈련 활동을 수행하는 대조군(비훈련군) 또는 7주 동안(주당 3일) 스피드, 민첩성 및 순발력(SAQ) 프로그램을 수행한 후 팀 훈련 캠프에 참여하는 시즌 전 훈련군에 무작위로 배치됐다. 그리고 두 그룹의 부상을 시즌 내내 기록했다. 연구가 결함이 없는 것은 아니지만 그 결과는 주목할 만하다. 훈련군에서는 선수들의 14%가 부상을 입은 반면 비훈련군에서는 33%가 부상을 당했다. 통계치는 모든 부상을 포함했다. 이 연구는 조직적인 팀 훈련 전에 그저 체력을 향상시키는 것만으로도 시즌 중 부상을 방지하는 데 도움이 된다는 사실을 입증했다. 아울러 SAQ 훈련을 받은 선수들에서는 1명만이 시즌 마감 부상(ACL 파열)을 입은 반면, 비훈련군에서는 11명이 8건의 ACL 파열을 포함해 시즌 마감 부상을 당했다. 훈련군은 총 3건의 무릎 부상을 입었지만 비훈련군은 29건의 무릎 부상을 당했다. 구체적인 무릎 부상 방지 활동을 채택하지 않았음에도 훈련군에서는 무릎 부상이 놀라울 정도로 적었다. 또한 다른 스포츠에서의 연구들에 따르면 그저 선수의 유산소 능력을 증가시키는 것만으로도 중증 무릎 부상이 감소하는 것으로 나타났다. 선수들이 팀 훈련에 앞서 스스로 필요한 체력 훈련을 채택하면 훈련 캠프를 무사히 넘기는 채비를 갖추는 외에 시즌 내내 지속되는 행운을 누리게 된다.

③ FIFA 워밍업

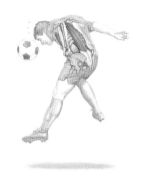

국제축구연맹(FIFA)은 세계적으로 축구 경기를 관할하는 국제 단체이다. 1994 FIFA 월드컵에서 FIFA의 한 고위 행정관은 "경기를 더 안전하게 만들 수는 없을까?"라는 질문을 불쑥 던졌다. 모든 사람이 스포츠, 특히 접촉 스포츠에 참여하는 것은 위험하다는 점을 수긍해야 한다. 선수들은 부상을 당하게 된다. 그러나 부상 발생률을 줄이는 조치를 취할 수는 없을까?

그와 같은 단순한 질문이 FIFA 의학평가연구센터(FIFA Medical Assessment and Research Center, F-MARC)를 발족하는 계기가 됐다. F-MARC의 주요 목표 중 하나는 축구에서 부상의 발생률과 중증도를 감소시키는 것이었다. 그 첫 번째 과제는 세계 선수권 수준에서 부상의 실제 발생률을 기록하는 것이었다. F-MARC는 어떤 부상을 방지해야 하는지를 알아야 했다. 가장 심각한 부상, 즉 더 많은 결장을 초래하는 부상을 대상으로 해야 하는가? 아니면 가장 흔한 부상, 즉 대부분의 선수가 일으키는 부상인가? 부상에 관한 연구는 이미 많았으나, 사용한 방법이 일관적이지 않아 비교를 하고 결론을 내리기가 거의 불가능했다.

F-MARC는 가용한 최선의 방법을 이용해 부상 감시 프로그램에 착수하였으며, 1998년 FIFA 월드컵부터 시작된 이 프로그램은 모든 FIFA 후원 토너먼트에서 오늘날까지 계속되고 있다. 이에 따라 F-MARC는 세계 선수권 수준에서 부상에 관한 안정적인 데이터베이스를 구축하게 된다.

부상 방지의 연구

F-MARC가 설립되었을 때 대부분의 부상 방지 보고서는 연구 증거가 아니라 전문가의 의견에 기초했다. 1990년대 중반 이전에는 축구에서 부상을 방지하도록 고안된 단한 건의 실험연구 프로젝트(스웨덴 연구)가 발표되었다. 그러나 그 프로그램은 너무 광범위해 현장의 코치와 관련된 가장 효과적인 측면에 초점을 맞추기가 어려웠다.

부상 방지에 관한 연구는 4단계 과정으로 이루어진다. 첫째, 부상 감시 프로그램을 통해 어떤 부상을 방지해야 하는지를 결정한다. 둘째, 부상의 메커니즘(부상이 어떻게 일어나는가)을 알아낸다. 셋째, 부상 방지 프로토콜을 고안한다. 마지막으로, 대규모 그룹의 선수들을 대상으로 프로토콜을 실행하고 부상 발생률이 감소하는지를 알아본다. 프로토콜의 실행에서는 대규모 그룹의 선수들을 모집하고 두 그룹에 무작위로 배치한다. 한 그룹은 중재(intervention)를 받고 다른 그룹은 받지 않는다. 특정 기간에 걸쳐 모든 부상을 기록하고 두 그룹의 부상 발생률을 비교한다.

앞서 언급한 최초의 스웨덴 연구는 전체 부상의 75% 감소란 극적인 결과를 보고하였으나, 그러한 중재 횟수를 따르거나 극히 엄격한 프로그램의 실행에 요구되는 인원을 제공할 수 있는 사람은 아무도 없을 것이다.

최초의 F-MARC 부상 방지 프로그램은 대부분 고등학교 연령 유럽 청소년들을 대상으로 수행되었는데, 전반적인 부상 발생률이 1/3 감소하는 것으로 나타났다. 이러한 감소 수준은 후속 연구들과 일치한다. 이 프로그램은 The 11이란 F-MARC의 초기 부상 방지 프로그램을 위한 예비 프로그램이었다. The 11은 10가지의 부상 방지 운동과 페어플레이를 위한 요구로 이루어져 있었다. (세계 선수권 수준에서 남자에게 발생하는 부상의 절반 가까이와 여자에게 발생하는 부상의 1/4에서 1/3 정도는 파울 플레이로 인한 것이다.)

부상 방지의 중요한 측면은 특정한 부상의 위험요인을 확인하는 것이다. 위험요인은 선수관련 요인(기술 부족, 나쁜 체력, 또는 부상 이력) 또는 비선수관련 요인(심판의 자질, 경기장 상태, 또는 환경)으로 분류된다. 체력 수준과 기술 부족 같은 일부 요인은 변경 가능한 반면, 성별, 연령, 환경과 경기장의 수준 같은 기타 요인은 그렇지 않다. 연구는 일부 변경 가능한 요인(예, 햄스트링 근력)인 경우에 중재로 부상을 방지할 수 있다고 시사한다. 그러나 부상 예측인자 1위는 그러한 부상 병력이다. 햄스트링 좌상을 일으킨 적이 있는 선수는 동일한 부상을 다시 입을 위험이 현저히 더 높으며, 일부 보고서는 그러한 위험이 8배 높다고 시사한다. 따라서 명백한 결론은 최초의 부상을 방지하는 것이다.

최초의 스웨덴 프로젝트 이래로 다수의 부상 방지 임상시험이 실시되어 의학문헌에 발표됐다. 일부 임상시험은 일반적이었고 전반적인 부상 발생률을 줄이도록 설계됐다. 다른 일부 임상시험은 특정 부상의 방지를 시도했다. 예를 들어 팀 스포츠에서는 프로그램이 구체적으로 발목 염좌, 무릎 염좌, 햄스트링 및 서혜부 좌상을 방지하도록 설계됐다. 부상 방지 프로그램은 1차 방지(최초의 부상 발생을 방지한다) 또는 2차 방지(부상의 재발을 방지한다)로 분류할 수 있다. 햄스트링 좌상과 무릎 염좌를 방지하는 프로그램은 1차 방지로 생각할 수 있지만 2차 방지에도 여전히 효과적이다. 반면 발목 염좌를 방지하는 프로그램은 2차 방지로 생각할 수 있다. 현재까지 선수의 최초 발목 염좌를 방지할 수 있는 프로그램은 없었다.

일반 부상의 예방: THE 11+

증거가 축적되기 시작하면서 F-MARC는 The 11의 제2판을 개발했다. 이 개정판에서 운동들은 점진적이었으며, 전체 프로그램이 팀이 훈련 또는 경기 전에 할 수도 있는 전형적이고 일반화된 워밍업을 대체하게 됐다. 그 결과는 The 11+이었다.

The 11+에 대한 최초의 본격적인 임상시험(거의 2,000명에 달하는 13~17세 소녀들을 대상으로 함) 내용이 2008년 솔리가드(Soligard) 등에 의해 발표되었으며, 그 결과는 매우 좋았다. The 11+를 따른 선수들은 전반적 부상이 31%(경기 부상 28%), 과사용 부상이 53%, 타박상이 56%, 요통 호소증상이 89%, 다리의 건 통증 증례가 52%, 그리고 중증 부상(28일 이상의 결장을 초래한 부상)이 45% 적었다. 연구팀은 기대되었던바 전반적 부상의 약 1/3 감소를 보여줬다. 또한 프로그램에 대한 순응도도 아주 좋았는데, 프로그램 설계의 개정으로 선수와 코치들의 관심과 참여가 증가하였기 때문이다.

그 이래로 The 11+는 기타 팀 스포츠 그리고 다양한 연령, 남녀와 서로 다른 플레이 수준의 선수들을 대상으로 검증되어 왔다. 2011년(《축구 아나토미》의 초판 발행 연도) 이래, The 11+에 대해 여러 체계적인 고찰이 이루어졌다. (체계적인 고찰은 많은 연구를 철저히 정량적으로 요약해 단일 연구보다는 하나의 주제에 대해 폭넓은 이해를 제공한다.) 다수의 연구들에서 나온 데이터를 통합하면, The 11+는 전반적 부상을 여자들에서 약 20%, 남자들에서 거의 30% 감소시킨다. 또 하나 중요한 결과는 The 11+를 따른 선수들에서 부상으로 인한 결장 일수가 더 적었다는 것이다(부상이 대부분 경미하였으므로 선수들이 더 빨리 경기에 복귀했다). 최근의 연구는 2가지 새로운 형태의 The 11+, 즉 아동용 The 11+(The 11+ for Kids: 7~12세에서 전반적 부상이 48%, 재발성 부상이 60%, 그리고 중증 부상이 74% 적었음)와 아직 검증이 끝나지 않은 심판용 The 11+(The 11+ for Referees, 자세한 내용은 https://www.fifamedicinediploma.com에 있음)에 대해 유용성을 검증했다. 마지막으로, 공중보건의 견지에서 부상의 감소는 스포츠 부상의 의료비도 현저히 절감해준다. The 11+에 의해 그리 영향을 받지 않는 듯한 한 가지 부상은 서혜부 좌상(groin strain)이다. The 11+의 다음 판에는 아마도 제2장에서 소개한 코펜하겐 내전근 운동이 포함될 것이다.

왜 The 11+가 효과적일까? 많은 연구가 이러한 질문을 하고 있다. 알려진 바로는 이 프로그램을 준수하는 선수들에서 광범위한 신경근육 적응이 일어난다. The 11+를 따른 후 향상되는 것으로 나타난 주요 항목들로는 SAQ(스프린트 스피드, 민첩성과 순발력), 점프 검사 수행능력(정적 및 반동동작 점프), 정적 및 동적 균형(안정화 시간 단축, 중심부(core) 안정성과 동적 균형 조절), 근력(대퇴사두근과 햄스트링), 관절 자각(joint awareness, 정적 및 동적 관절 자세 감각) 등이 있다. 요컨대 The 11+를 규칙적으로 사용하면 신경근육 협동과 플레이 중 무작위로 발생하는 운동조절 장애에 대한 반응이 향상된다.

염두에 두어야 할 주의사항은 프로그램이 코치가 감독하는 규칙적인 측면의 훈련이 될 때 최선의 결과가 나온다는 점이다. 선수들에게 맡겨두어서는 그들이 동일한 책임을 가지고 활동을 수행하지 않을 것이다. 연구에 따르면 팀은 The 11+(그리고 아마도 어느 부상 방지 프로그램이든)를 전체 축구 활동(훈련과 경기)의 75% 또는 그 이상에 해당하는 분량으로 수행해야 한다고 시사한다. 그보다 조금이라도 부족하면 어떤 일이 발생할지 알 수 없다. 부상 방지를 위한 훈련은 새삼스러운 일일 수 없다. 그것은 훈련의 규칙적인 측면이 되어야 한다.

The 11+는 훈련과 시합에 대비한 준비운동이다. The 11+는 교육 도구로서 다수의 준비 운동이 선수에게 착지, 커트와 피벗에 알맞는 테크닉을 가르친다. 착지가 적절히

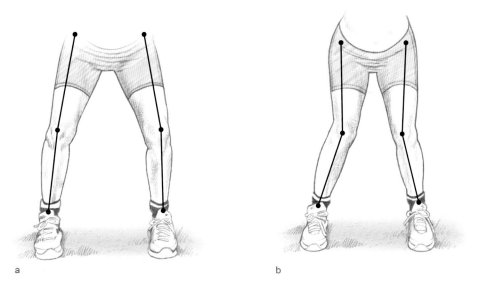

그림 3-1. 착지 시 무릎 자세: (a) 옳은 자세. (b) 옳지 않은 자세.

이루어질 때에는 무릎이 디딘 발 위에서 구부러져야 하고(그림 3-1a) 소위 외반 자세(바깥굽은 자세, valgus position)로 무너지도록 해서는 안 된다(그림 3-1b). 코치는 선수들이 이들 운동을 하는 것을 지켜보고 올바르지 않은 착지 및 커트 테크닉을 보이는 선수들을 교정해주어야 한다.

여러 부상 방지 프로그램이 나와 있지만, The 11+는 널리 수용된 상태이고 그 사용이 계속 증가하고 있다. The 11+는 성공을 거두었고 특히 축구에 초점을 두기 때문에, 이 프로그램의 운동들을 본 장에서 워밍업의 기본으로 사용했다(표 3-1 참조). 전체 루틴을 보여주는 차트를 포함해 The 11+에 대한 자세한 정보는 http://f-marc.com/11plus에 나와 있다. 일단 팀이 운동 루틴을 배웠다면, 전체 프로그램은 15~20분이면 완료할 수 있다. 기억할 점은 The 11+가 팀의 워밍업을 대신한다는 것이다.

FIFA 워밍업의 세 부분

워밍업은 보다 강도 높은 운동을 위해 신체를 서서히 준비시킨다. 이는 중요한데, 신체는 안정 시 체온보다 더 따듯할 때 보다 효율적으로 작동하기 때문이다. 그러한 이유로 The 11+는 짧은 시간의 조깅으로 시작한다.

조깅 운동 후 선수들은 근력, 플라이오메트릭(plyometric) 및 균형 운동으로 넘어간다. 이러한 운동들은 근육을 현저히 신장시키고 운동장에서 보다 폭발적인 기동을 위해 근육을 준비시킨다.

일반적 워밍업의 목적들 중 하나는 곧 있을 활동을 위해 신체를 준비시키는 것이다. The 11+의 많은 운동은 어렵지만 강도가 아주 높지는 않다. 각각의 러닝 운동은 더 높은 강도로 실시되어, 신체가 보다 공식적인 훈련의 강도에 더 가까워지도록 한다. 이러한 러닝의 속도는 전력 질주는 아니지만 꽤 힘든 러닝이다. 러닝의 속도를 증가시킨다는 것은 보행수(stride rate)와 보폭(stride length)을 증가시킨다는 의미이다. 따라서 내뻗는 다리의 움직임은 더 빨리 일어나고 지면에 닿은 다리의 밀어내는 힘은 더 강하다. 다양한 러닝 속도에서 사용되는 실제 근육은 거의 같으나, 뇌의 지시에 따라 각각의 활동 근육은 근육세포를 더 많이 동원할 뿐만 아니라 각각의 세포에게 더 힘차게 수축하도록 요구함으로써 보다 열심히 수행한다.

표 3-1. The 11+ 워밍업 루틴

조깅 운동

운동 번호	운동 명칭	페이지	세트
1	똑바로 조깅(Jogging straight ahead)	72	2
2	엉덩이 밖으로 돌리며 조깅(Jogging with hip out)	73	2
3	엉덩이 안으로 돌리며 조깅(Jogging with hip in)	74	2
4	파트너 주위를 돌면서 조깅(Jogging around partner)	75	2
5	어깨 접촉하며 조깅과 점핑(Jogging and jumping with shoulder contact)	76	2
6	앞뒤로 조깅(Jogging forward and backward)	77	2

근력, 플라이오메트릭 및 균형 운동

운동 번호	레벨 1	레벨 2	레벨 3	페이지	세트
7	정적 플랭크 (Static plank)	다리 교대하며 플랭크 (Plank with alternating legs)	한 다리 들어 올려 멈추며 플랭크(Plank with one-leg lift and hold)	78	2; 레벨 3는 각 다리로 2세트씩
8	정적 측면 플랭크(Static sideways plank)	엉덩이 들어 올리며 측면 플랭크(Sideways plank with hip lift)	다리 들어 올리며 측면 플랭크(Sideways plank with leg lift)	80	각 측에서 2세트씩
9	초급 노르딕 햄스트링 컬(Beginner Nordic hamstring curl)	중급 노르딕 햄스트링 컬 (Intermediate Nordic hamstring curl)	상급 노르딕 햄스트링 컬 (Advanced Nordic hamstring curl)	82	1
10	볼 잡고 한 다리 서기 (Single-leg stance with ball hold)	파트너에게 볼 던지며 한 다리 서기 (Single-leg stance with ball throw to partner)	파트너 밀치며 한 다리 서기(Single-leg stance with partner test)	84	각 다리로 2세트씩
11	스쿼트와 발뒤꿈치 올리기(Squat with toe raise)	걸으며 런지 (Walking lunge)	한 다리 스쿼트 (One-leg squat)	86	2; 레벨 3는 각 다리로 2세트씩
12	수직 점프 (Vertical jump)	측방 점프 (Lateral jump)	박스 점프 (Box jump)	88	2

러닝 운동

운동 번호	운동 명칭	페이지	세트
13	경기장 가로질러 달리기(Running across the pitch)	90	2
14	바운딩(Bounding)	91	2
15	딛고 방향 바꾸며 달리기(Plant and cut)	92	2

F-MARC가 개발한 The 11+ 변형

똑바로 조깅
Jogging Straight Ahead

운동 방법

콘(원뿔형 플라스틱) 6∼10짝을 서로 평행하게 사이가 5∼9m 벌어지도록(어린 선수는 더 가깝게, 나이든 선수는 더 멀게) 늘어놓는다. (이러한 콘 배열은 이어지는 모든 조깅 운동에 사용하게 된다.) 많은 선수가 참여한다면 이런 배열을 2세트 이상 설치하도록 한다. 파트너와 함께 첫 번째 콘에서 시작한다. 파트너와 같이 마지막 콘까지 조깅한다. 시작 지점으로 돌아갈 때에는 점진적으로 속도를 올린다. 이를 2세트(2번) 시행한다.

관련근육

주동근육: 고관절 굴근(대요근, 소요근, 장골근), 대퇴사두근(내측/외측/중간광근, 대퇴직근), 비복근, 가자미근
이차근육: 햄스트링(대퇴이두근, 반건양근, 반막양근), 비골근(장비골근, 단비골근, 제3비골근), 전경골근

축구 포커스

워밍업의 한 가지 목적은 내부 체온을 올리는 것이다. 이는 중요한데, 제1장에서 설명한 대사기능들은 안정 시보다 높은 체온에서 가장 효율적으로 작용하기 때문이다. 어느 정도의 일반 조깅은 내부 체온을 올리기 시작하는 간단한 방법이다. 땀이 나기 시작하면 내부 체온이 에너지 대사가 가장 효율적인 범위로 충분히 접어든 것이다. The 11+는 내부 체온을 효과적으로 올려줄 것이다.

엉덩이 밖으로 돌리며 조깅
Jogging With Hip Out

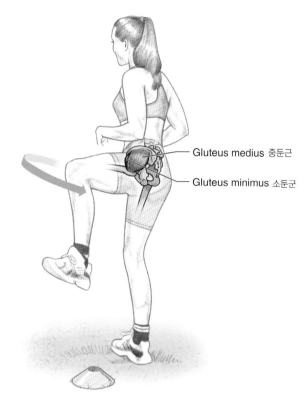

Gluteus medius 중둔근
Gluteus minimus 소둔군

운동 방법

앞서 소개한 똑바로 조깅 운동의 경우와 동일하게 콘을 배열한다. 파트너와 편하게 걷거나 조깅하면서 각각의 콘에서 멈춰 무릎을 들어 올리고 엉덩이를 밖으로 회전시킨다. 이어지는 콘들에서 왼쪽 다리와 오른쪽 다리를 교대하면서 운동한다. 마지막 콘 이후에는 시작 지점으로 조깅하여 돌아간다. 이를 2세트 시행한다.

관련근육

주동근육: 고관절 굴근, 둔근(대둔근, 중둔근, 소둔근), 대퇴근막장근
이차근육: 장내전근, 대내전근(후방 섬유), 봉공근, 이상근

축구 포커스

많은 코치와 선수가 정적 스트레칭이 경기력을 향상시키고 부상을 방지해줄 것이라고 생각하나, 과학적 근거로는 그렇지 않다. 관절을 완전한 운동범위로 움직여주는 동적 스트레칭이 경기력을 저해하지 않고 좌상 부상을 감소시키는 것으로 나타났다. 축구 선수들은 서혜부에 부상을 입기 쉬워 모든 워밍업의 일부로 서혜부에 특정한 동적 스트레칭을 시행해야 할 것이다.

엉덩이 안으로 돌리며 조깅
Jogging With Hip In

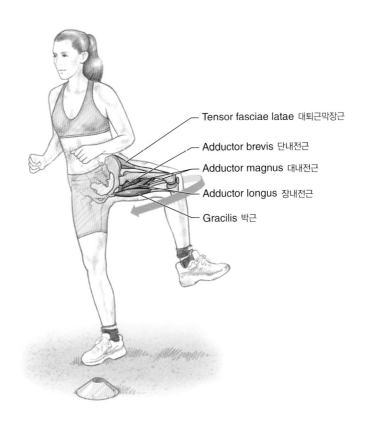

Tensor fasciae latae 대퇴근막장근
Adductor brevis 단내전근
Adductor magnus 대내전근
Adductor longus 장내전근
Gracilis 박근

운동 방법

앞서 소개한 똑바로 조깅 운동의 경우와 동일하게 콘을 배열한다. 파트너와 편하게 걷거나 조깅하면서 각각의 콘에서 멈춰 무릎을 측면으로 들어 올린 후 엉덩이를 안으로 회전시킨다. 이어지는 콘들에서 왼쪽 다리와 오른쪽 다리를 교대하면서 운동한다. 마지막 콘 이후에는 시작 지점으로 조깅하여 돌아간다. 이를 2세트 시행한다.

관련근육

주동근육: 내전근(장내전근, 대내전근, 단내전근, 박근), 소둔근, 중둔근
이차근육: 치골근, 대퇴근막장근

축구 포커스

대부분의 유연성 프로그램은 대립하는 근육군을 강조한다. 위와 같은 동적 내회전 운동은 앞의 동적 외회전 운동과 균형을 이룬다. 이들 동적 유연성 운동을 통해 운동범위의 극단에서 끝내거나 시작함으로써 대퇴부를 전 운동범위로 움직여주도록 한다. 이들 운동은 각각의 회전에서 조금씩 더 멀리 움직여주면 효과적이다.

파트너 주위를 돌면서 조깅
Jogging Around Partner

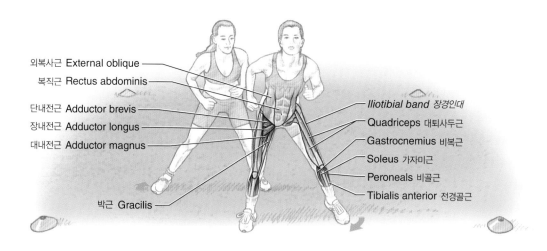

외복사근 External oblique

복직근 Rectus abdominis

단내전근 Adductor brevis

장내전근 Adductor longus

대내전근 Adductor magnus

박근 Gracilis

Iliotibial band 장경인대

Quadriceps 대퇴사두근

Gastrocnemius 비복근

Soleus 가자미근

Peroneals 비골근

Tibialis anterior 전경골근

운동 방법

앞서 소개한 똑바로 조깅 운동의 경우와 동일하게 콘을 배열한다. 파트너와 함께 첫 번째 콘으로 조깅하여 간다. 옆으로 발을 끌면서 조깅하여 중앙에서 파트너와 만난다. 발을 끌며 조깅하여 완전한 원을 그리면서 파트너 주위를 돌고 동시에 파트너도 같은 방식으로 돈 다음, 콘으로 되돌아간다. 각각의 콘에서 반복한다. 계속 발가락으로 조깅하고, 엉덩이와 무릎을 구부려 무게중심을 낮게 유지한다. 마지막 콘 이후에는 시작 지점으로 조깅하여 돌아간다. 이를 2세트 시행한다.

관련근육

주동근육: 비복근, 가자미근, 대둔근, 장경인대(밀어내는 다리), 내전근(당기는 다리)

이차근육: 햄스트링(대퇴이두근, 반건양근, 반막양근), 대퇴사두근(내측/외측/중간광근, 대퇴직근), 비골근, 전경골근, 자세 제어를 위한 중심부 복근(외복사근, 내복사근, 복횡근, 복직근)과 척추 신근(척추기립근, 다열근)

축구 포커스

축구에서는 다양한 거리, 방향 및 속도로 측면 움직임이 많이 요구된다. 측면 움직임은 민첩성의 한 측면이며, 이는 축구 선수라면 갖춰야 할 소중한 특성이다. 이 부드러운 운동은 다음 운동을 위한 준비가 된다. 양 방향으로 조깅함으로써 다리에 걸리는 부하에 균형이 맞춰진다. 움직임을 요하는 모든 운동의 경우와 같이, 무릎이 안으로 무너지지 않도록 한다.

어깨 접촉하며 조깅과 점핑
Jogging and Jumping With Shoulder Contact

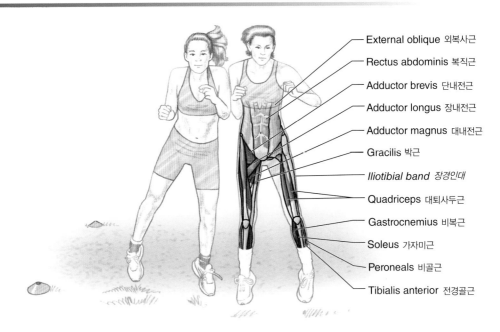

- External oblique 외복사근
- Rectus abdominis 복직근
- Adductor brevis 단내전근
- Adductor longus 장내전근
- Adductor magnus 대내전근
- Gracilis 박근
- *Iliotibial band* 장경인대
- Quadriceps 대퇴사두근
- Gastrocnemius 비복근
- Soleus 가자미근
- Peroneals 비골근
- Tibialis anterior 전경골근

운동 방법

앞서 소개한 똑바로 조깅 운동의 경우와 동일하게 콘을 배열한다. 파트너와 함께 첫 번째 콘으로 조깅하여 간다. 옆으로 발을 끌면서 조깅하여 중앙에서 파트너와 만난 다음, 파트너 쪽으로 측면으로 점프하여 서로 어깨가 접촉되도록 한다. 양발로 착지하면서 엉덩이와 무릎이 구부러지게 한다. 무릎이 안으로 휘어지지 않도록 한다. 점프와 착지 시점이 파트너와 동일해야 한다. 각각의 콘에서 반복한다. 마지막 콘 이후에는 시작 지점으로 조깅하여 돌아간다. 이를 2세트 시행한다.

관련근육

주동근육: 비복근, 가자미근, 대둔근, 장경인대(밀어내는 다리), 내전근(당기는 다리), 대퇴사두근(내측/외측/중간광근, 대퇴직근), 햄스트링(대퇴이두근, 반건양근, 반막양근)

이차근육: 중심부 복근, 비골근, 전경골근

축구 포커스

무릎 부상, 특히 전방십자인대(ACL) 부상의 주요 요인은 선수가 서서 착지할 때 무릎이 안으로 무너지는 것이다. 이 어색한 자세는 ACL에 긴장을 증가시켜 인대 파열과 반달연골 손상을 일으키기에 충분할 수 있다. The 11+의 많은 운동은 착지와 커트를 제어하는 법을 가르친다. 이는 ACL 파열을 일으키는 주요 연령대인 중학교 이상 나이의 여자 선수들에게 특히 중요하다. 부드럽고 조용하게 착지한다. 무릎이 안으로 무너지지 않도록 한다.

앞뒤로 조깅
Jogging Forward and Backward

운동 방법

앞서 소개한 똑바로 조깅 운동의 경우와 동일하게 콘을 배열한다. 파트너와 함께 두 번째 콘으로 빨리 조깅하여 간 다음, 첫 번째 콘으로 빨리 뒤로 조깅하여 돌아가되 엉덩이와 무릎을 약간 구부린다. 세 번째 콘으로 조깅하여 간 다음, 두 번째 콘으로 뒤로 조깅하여 돌아간다. 모든 콘을 거치면서 반복한다. 마지막 콘 이후에는 시작 지점으로 조깅하여 돌아간다. 이를 2세트 시행한다.

관련근육

주동근육: 고관절 굴근, 대퇴사두근(내측/외측/중간광근, 대퇴직근), 햄스트링(대퇴이두근, 반건양근, 반막양근), 비복근, 가자미근, 둔근

이차근육: 중심부 복근, 척추 신근

축구 포커스

이 운동은 기타 조깅 운동들보다 더 빨리 한다. 앞발을 단단히 디디면서 무릎이 발 위에 위치하고 안으로 휘어지지 않도록 한다. 하나의 콘을 앞으로 및 뒤로 빨리 조깅하여 가되, 좋은 균형 및 자세를 유지한다. 밀어내는 다리를 단단히 딛고, 두 개의 콘을 앞으로 빨리 조깅하여 간다. 성큼성큼 달리는 긴 스텝이 아니라 짧고 빠른 스텝을 밟는다. 적절한 자세(구부러진 엉덩이 및 무릎)와 거의 과장된 팔 동작을 유지한다.

플랭크
Plank

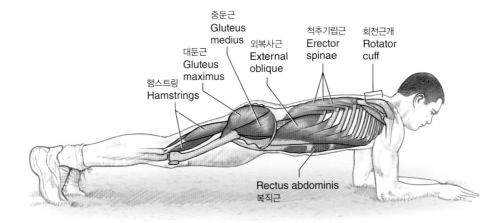

중둔근
Gluteus
medius

대둔근
Gluteus
maximus

햄스트링
Hamstrings

외복사근
External
oblique

척추기립근
Erector
spinae

회전근개
Rotator
cuff

Rectus abdominis
복직근

레벨 1: 정적 플랭크

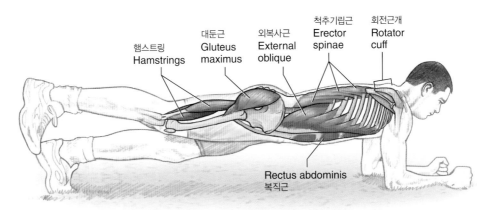

햄스트링
Hamstrings

대둔근
Gluteus
maximus

외복사근
External
oblique

척추기립근
Erector
spinae

회전근개
Rotator
cuff

Rectus abdominis
복직근

레벨 2: 다리 교대하며 플랭크

레벨 1: 정적 플랭크(Static Plank)

엎드려 누워 전완과 발로 몸을 지지한다. 팔꿈치는 어깨 바로 아래에 놓여야 한다. 몸을 들어 올려 전완으로 체중을 지지한다. 배를 안으로 당기고, 이 자세를 20~30초 동안 유지한다. 이 정적 자세를 충분히 오래 유지할 때 그것을 중심부 근육 전체에서 느낄 것이다. 적절한 자세가 중요하므로, 팔꿈치가 어깨 바로 아래에 놓이고 몸은 뒤통수에서 아래로 몸통, 엉덩이와 발뒤꿈치까지 일직선이 되도록 한다. 등을 흔들거나 등이 아치를 이루지 않도록 한다. 몸을 지면으로 내리고 반복한다. 20~30초를 1세트로 하는 이 운동을 2세트 시행한다.

레벨 2: 다리 교대하며 플랭크(Plank With Alternating Legs)

레벨 1에 간단히 고관절 신전을 추가하면 그러한 기본적인 중심부(core) 강화 운동이 더 어려워진다. 여기서 어려움은 몸 전체에 걸쳐 일직선을 유지하는 것이다. 좋은 자세가 중요하다. 엎드려 누워 전완과 발로 몸을 지지한다. 팔꿈치는 어깨 바로 아래에 놓여야 한다. 몸을 들어 올려 전완으로 체중을 지지한다. 배를 안으로 당긴다. 오른쪽 다리를 들어 올려 2초간 유지한다. 오른쪽 다리를 내린 다음 왼쪽 다리를 들어 올려 2초간 유지한다. 다리를 교대하면서 40~60초 동안 계속한다. 최선의 효과를 보려면 다리를 천천히 올리고 내려야 한다. 몸은 일직선으로 유지해야 한다. 등을 흔들거나 등이 아치를 이루지 않도록 한다. 40~60초를 1세트로 하는 이 운동을 2세트 시행한다.

레벨 3: 한 다리 들어 올려 멈추며 플랭크(Plank With One-Leg Lift and Hold)

이는 더 어려운 형태의 플랭크 운동으로 등척성 운동(isometrics, 다리를 올린 자세로 유지함)과 동적 운동(다리를 올리고 내림)을 결합한 것이다. 다리를 20~30초 동안 떠받치면 척추 및 고관절 신근에 어려움이 가중된다. 엎드려 누워 전완과 발로 몸을 지지한다. 팔꿈치는 어깨 바로 아래에 놓여야 한다. 몸을 들어 올려 전완으로 체중을 지지한다. 배를 안으로 당긴다. 한쪽 다리를 지면에서 약 15cm 들어 올리고, 이 자세를 20~30초 동안 유지한다. 몸을 일직선으로 유지한다. 반대쪽 엉덩이가 아래로 내려가지 않도록 하고, 등 하부를 흔들거나 등 하부가 아치를 이루어서는 안 된다. 다리를 내리고 잠시 휴식한 후 다리를 바꾸어 반복한다. 이를 각각의 다리로 2세트씩 시행한다.

관련근육

주동근육: 중심부 복근, 척추 신근, 둔근, 햄스트링(대퇴이두근, 반건양근, 반막양근)

이차근육: 회전근개(극상근, 극하근, 견갑하근, 소원근)와 견갑골 안정근(대능형근, 소능형근, 승모근, 광배근)을 포함한 어깨 안정근

축구 포커스

때로 벤치(bench)라고도 하는 플랭크는 기본적인 중심부 강화 운동이다. 레벨 1 및 2를 건너뛰고 가장 어려운 레벨 3으로 가서는 안 된다. 한 레벨을 쉽게, 즉 최소의 국소 피로와 불편으로 할 수 있을 때에만 다음 레벨로 진행한다. 다음 레벨들은 어느 정도 준비 훈련을 하지 않고 시행하면 아주 어려울 수 있다.

측면 플랭크
Sideways Plank

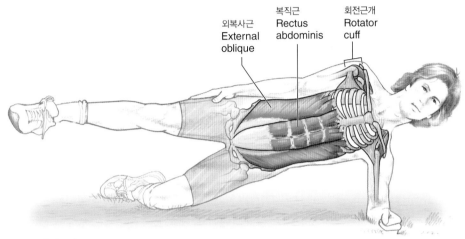

외복사근
External
oblique

복직근
Rectus
abdominis

회전근개
Rotator
cuff

레벨 1: 정적 측면 플랭크

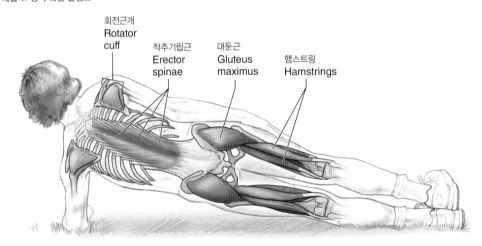

회전근개
Rotator
cuff

척추기립근
Erector
spinae

대둔근
Gluteus
maximus

햄스트링
Hamstrings

레벨 2: 엉덩이 들어 올리며 측면 플랭크

레벨 1: 정적 측면 플랭크(Static Sideways Plank)

옆으로 누워 아래쪽 다리의 무릎을 90도 구부린다. 전완과 무릎에 의지하여 상체를 지지한다. 지지하는 팔의 팔꿈치는 어깨 바로 아래에 놓여야 한다. 위쪽 다리와 엉덩이를 들어 올려 어깨, 엉덩이와 무릎이 일직선이 되도록 한다. 이 자세를 20~30초 동안 유지한 다음, 몸을 지면으로 내린다. 잠시 휴식하고 반대 측으로 바꾸어 반복한다. 이를 양측에서 2세트씩 시행한다.

레벨 2: 엉덩이 들어 올리며 측면 플랭크(Sideways Plank With Hip Lift)

이 응용운동에는 움직임이 추가되어 중심부 근육에 추가로 부하가 가해진다. 옆으로 누워 양쪽 다리를 편다. 전완과 아래쪽 발의 측면에 기대어 몸이 어깨에서 발까지 일직선이 되도록 한다. 지지하는 팔의 팔꿈치는 어깨 바로 아래에 놓여야 한다. 엉덩이를 지면으로 내리고 다시 올린다. 20~30초 동안 반복한다. 잠시 휴식하고 반대 측으로 바꾸어 반복한다. 이를 각각의 측에서 2세트씩 시행한다.

레벨 3: 다리 들어 올리며 측면 플랭크(Sideways Plank With Leg Lift)

레벨 3은 레벨 2보다 더 어렵다. 다리를 측면으로 올리는 것은 비교적 힘들다. 옆으로 누워 양쪽 다리를 편다. 전완과 아래쪽 발의 측면에 기대어 몸이 어깨에서 발까지 일직선이 되도록 한다. 지지하는 팔의 팔꿈치는 어깨 바로 아래에 놓여야 한다. 위쪽 다리를 들어 올리고 다시 천천히 내린다. 20~30초 동안 반복한다. 몸을 지면으로 내리고 잠시 휴식한 후 반대 측으로 바꾸어 반복한다. 이를 각각의 다리에 2세트씩 시행한다.

관련근육

주동근육: 중심부 복근, 척추 신근, 둔근, 햄스트링(대퇴이두근, 반건양근, 반막양근)
이차근육: 어깨 안정근(회전근개, 견갑골 안정근)

축구 포커스

측면 플랭크는 중심부의 측면 제어를 담당하는 근육을 단련시킨다. 이 근육군을 소홀히 하면 중심부 제어에서 중요한 기능적 측면을 무시하게 된다. 플랭크 운동의 3단계 레벨에서와 마찬가지로, 레벨 1 및 2를 건너뛰고 레벨 3으로 가서는 안 된다. 한 레벨을 쉽게, 즉 최소의 국소 피로와 불편으로 할 수 있을 때에만 다음 레벨로 진행한다.

노르딕 햄스트링 컬
Nordic Hamstring Curl

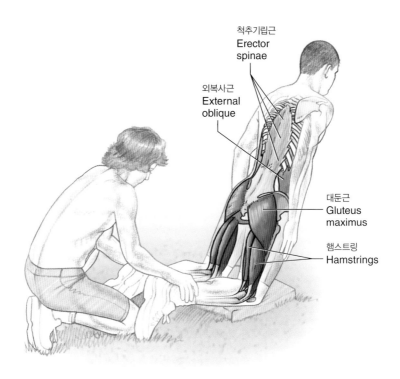

척추기립근
Erector
spinae

외복사근
External
oblique

대둔근
Gluteus
maximus

햄스트링
Hamstrings

레벨 1: 초급 노르딕 햄스트링 컬(Beginner Nordic Hamstring Curl)

부드러운 표면에 무릎을 꿇는다. 파트너에게 뒤에서 쪼그려 앉아 발목을 지면에 고정시켜 달라고 부탁한다. 몸은 운동 내내 어깨에서 무릎까지 완전히 일직선이 되어야 한다. 양팔은 가슴에서 교차시키거나 간단히 양손이 푸시업 자세로 몸을 받칠 준비가 되도록 하면 된다. 몸을 가능한 한 멀리 앞쪽으로 기울이되, 움직임을 햄스트링과 둔근으로 제어한다. 더 이상 자세를 유지할 수 없을 때 푸시업 자세로 떨어지면서 양손으로 체중을 부드럽게 흡수한다. 3~5회 반복한다.

레벨 2: 중급 노르딕 햄스트링 컬(Intermediate Nordic Hamstring Curl)

초급 노르딕 햄스트링 컬에서 설명한 대로 운동을 하되 7~10회 반복한다.

레벨 3: 상급 노르딕 햄스트링 컬(Advanced Nordic Hamstring Curl)

초급 노르딕 햄스트링 컬에서 설명한 대로 운동을 하되 12~15회 반복한다.

관련근육

주동근육: 햄스트링(대퇴이두근, 반건양근, 반막양근), 대둔근
이차근육: 척추 신근, 중심부 복근

축구 포커스

현대 플레이의 페이스는 극적으로 증가했다. 축구는 강력하고 폭발적인 단거리 주자에 매우 적합한 스포츠가 되었다. 기술과 전술이 진화하면서 부상도 변화되었다. 1970년대에는 햄스트링 좌상이 드물었다. 하지만 오늘날 햄스트링 좌상은 축구에서 결장을 가져오는 4대 부상에 속한다. 일부 보고서는 프로 팀이 시즌 당 최대 6건 또는 그 이상의 햄스트링 좌상을 예상할 수 있다고 시사한다. 덜 심각한 좌상인 경우에 선수는 몇 주간 결장하면 되겠으나, 더 심각한 부상인 경우에는 선수가 4개월 이상 결장할 수 있다. 짧고 경기 일정이 빡빡한 미국의 학교 및 클럽 중심 시즌들에서 햄스트링 좌상은 시즌을 마감하는 부상이 될 수 있다. 그러므로 팀들은 가능한 모든 조치를 취해 햄스트링 좌상을 방지해야 한다.

때로 러시안 햄스트링(Russian hamstrings)이라고도 하는 이 운동은 특히 햄스트링 좌상을 겪은 적이 있는 선수들에서 이 부상을 효과적으로 방지하는 것으로 나타나, 모든 훈련 세션의 일부로 포함시켜야 한다. 근력이 향상되면서는 반복 횟수를 늘리고 하강을 제어하여 가능한 한 지면에 가까워지도록 한다. 이 운동은 햄스트링 좌상의 위험을 감소시킬 뿐만 아니라 햄스트링도 강화한다. 햄스트링의 강화는 커트와 착지를 할 때 무릎과 엉덩이의 안정화를 도와 무릎 부상을 방지하는 또 다른 효과를 낳는다.

한 다리 서기
Single-Leg Stance

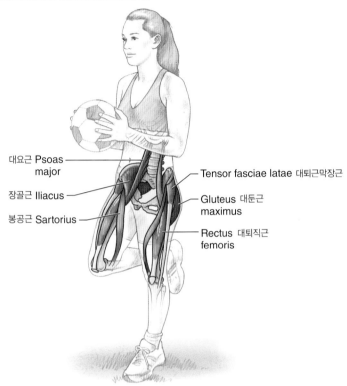

대요근 Psoas major

장골근 Iliacus

봉공근 Sartorius

Tensor fasciae latae 대퇴근막장근

Gluteus 대둔근 maximus

Rectus 대퇴직근 femoris

레벨 1: 볼 잡고 한 다리 서기

레벨 1: 볼 잡고 한 다리 서기(Single-Leg Stance With Ball Hold)

볼을 잡으면 약간 주의가 흐트러져 균형 잡는 행위에 정신을 집중하지 못하고 뇌에서 보다 잠재의식적인 영역과 척수가 균형을 조절할 수 있도록 한다. 한쪽 다리로 균형을 잡는다. 양손으로 축구공을 잡는다. 체중을 지면에 닿은 발의 볼에 실은 상태를 유지한다. 무릎이 안으로 휘어지지 않도록 한다. 30초 동안 유지한다. 다리를 바꾸어 반복한다. 이를 각각의 다리로 2세트씩 한다. 볼을 허리 주위로 돌리거나 올린 무릎 밑으로 넣음으로써 운동을 더 어렵게 할 수도 있다.

레벨 2: 파트너에게 볼 던지며 한 다리 서기(Single-Leg Stance With Ball Throw to Partner)

이 균형 운동의 레벨 2에서는 파트너가 던지는 볼에 반응해야 하므로 주의분산이 더해 보다 어렵다. 볼을 받는 사람은 던져진 볼을 보면서 추적하고, 볼의 비행을 예상해 반응하며, 신체의 위치, 균형 및 자세를 조정해야 마침내 볼을 잡을 수 있다. 파트너로부터 2~3m 떨어져 선다. 각자가 한쪽 다리로 서야 한다. 양손으로 축구공을 잡는다. 균형을 유지하고 배를 수축시키면서 볼을 파트너에게 던진다. 체중을 지면에 닿은 발의 볼에 실은 상태를 유지한다. 무릎은 약간만 구부러진 상태를 유지하고, 안으로 휘어지지 않도록 한다. 지지하는 무릎이 지면에 닿은 발의 위에 위치하게 제어하여 무릎이 좌우로 흔들리지 않도록 한다. 30초 동안 볼을 주고받는다. 다리를 바꾸어 반복한다. 이를 각각의 다리로 2세트씩 시행한다.

레벨 3: 파트너 밀치며 한 다리 서기(Single-Leg Stance With Partner Test)

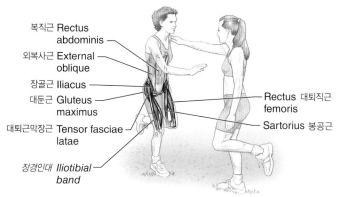

복직근 Rectus abdominis
외복사근 External oblique
장골근 Iliacus
대둔근 Gluteus maximus
대퇴근막장근 Tensor fasciae latae
장경인대 Iliotibial band
Rectus 대퇴직근 femoris
Sartorius 봉공근

레벨 3: 파트너 밀치며 한 다리 서기

이 균형 운동의 레벨 3은 한층 더 어렵다. 파트너 앞으로 팔 길이만큼 떨어져 서고 각자는 한발로 균형을 잡는다. 각자가 균형을 유지하려고 노력하면서 차례로 상대를 여러 방향으로 밀어 균형을 잃도록 한다. 한손이나 양손으로 가볍게 터치하면서 여러 방향에서 공격해 파트너의 균형을 무너뜨리도록 한다. 접촉에 신속히 반응하고 그에 따라 대응한다. 발의 볼에 체중을 실은 상태를 유지하고 무릎이 안으로 휘어지지 않도록 한다. 목표는 균형을 유지하고, 무릎을 지지하는 발의 위로 유지하는 것이다. 이 운동은 제어해야 하는데, 다소 감당할수 없는 상태로 되기가 쉽기 때문이다. 30초 동안 계속한다. 이를 각각의 다리로 2세트씩 시행한다.

관련근육

주동근육: 고관절 굴근(대요근, 소요근, 장골근, 대퇴직근), 고관절 신근(대둔근, 햄스트링), 대퇴근막장근, 봉공근, 장경인대
이차근육: 중심부 복근, 척추 신근

축구 포커스

직립하는 존재로서 우리는 무게중심을 지지기반 위로 유지하려는 시도로 끊임없이 균형을 유지하고 있다. 무게중심이 지지기반 주위의 편안한 반경을 벗어나면 우리는 반응하고 그것을 교정해야 하며, 그렇지 않으면 넘어진다. 균형은 환경 감각을 움직임 및 뇌와 척수에 의한 반응 패턴과 통합하는 복잡한 생리적 과정이다. 뇌의 특수 부위는 계획된 움직임 및 실제 움직임 정보를 비교한 후 반응하는데, 모두 1,000분의 1초만에 이루어진다. 많은 무릎 부상은 균형 상실에 대한 부적절한 반응으로 인해 무릎이 안으로 무너지기 때문에 일어난다. 한다리 서기, 스쿼트(squat, 86페이지)와 점핑(jumping, 88페이지)은 다양한 활동에서 균형 및 무릎 제어의 향상을 목표로 한다.

스쿼트
Squat

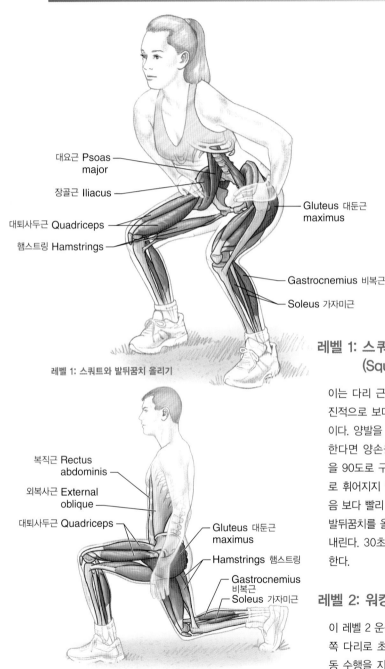

대요근 Psoas major

장골근 Iliacus

대퇴사두근 Quadriceps

햄스트링 Hamstrings

Gluteus 대둔근 maximus

Gastrocnemius 비복근

Soleus 가자미근

레벨 1: 스쿼트와 발뒤꿈치 올리기

복직근 Rectus abdominis

외복사근 External oblique

대퇴사두근 Quadriceps

Gluteus 대둔근 maximus

Hamstrings 햄스트링

Gastrocnemius 비복근

Soleus 가자미근

레벨 2: 워킹 런지

레벨 1: 스쿼트와 발뒤꿈치 올리기 (Squat With Toe Raise)

이는 다리 근력을 증가시키도록 고안되었고 점진적으로 보다 힘든 3가지 운동 중 첫 번째 것이다. 양발을 엉덩이 너비로 벌린 채 선다. 선호한다면 양손을 엉덩이에 둔다. 엉덩이와 무릎을 90도로 구부려 스쿼트를 한다. 무릎이 안으로 휘어지지 않도록 한다. 몸을 천천히 내린 다음 보다 빨리 쭉 편다. 다리가 완전히 펴졌을 때 발뒤꿈치를 올린 다음 천천히 시작 자세로 다시 내린다. 30초 동안 계속한다. 이를 2세트 시행한다.

레벨 2: 워킹 런지(Walking Lunge)

이 레벨 2 운동은 걸으면서 런지를 함으로써 한쪽 다리로 초점을 좁힌다. 코치가 전면에서 운동 수행을 지켜보고 적절한 테크닉이 구사되도록 하면 도움이 될 수 있다. 워킹 런지는 대퇴사두근, 고관절 굴근와 서혜부의 동적 유연성을 증가시킨다.

양발을 엉덩이 너비로 벌린 채 선다. 선호한다면 양손을 엉덩이에 둔다. 천천히 앞쪽으로 런지를 한다. 런지를 하면서 앞쪽 다리를 구부려 엉덩이와 무릎이 90도로 굴곡되고 뒤쪽 무릎이 거의 지면에 닿도록 한다. 앞쪽 무릎이 안으로 휘어지지 않도록 한다. 머리를 들고 엉덩이를 안정시켜 상체를 똑바로 세운 상태를 유지한다. 앞쪽 무릎을 발 위로 유지하고 발가락을 넘어가지 않도록 하는 데 집중한다. 무릎이 좌우로 흔들리지 않도록 한다. 런지 중에는 숨을 들이쉬고 중심부를 끌어당기며, 설 때에는 내쉰다. 각각의 런지 사이에 잠시 멈추는 사람이 많다. 경기장을 가로질러 런지를 해나가면서 다리를 교대한 다음(각각의 다리로 약 10회) 조깅하여 돌아간다. 이를 2세트 시행한다.

레벨 3: 한 다리 스쿼트(One-Leg Squat)

레벨 3 운동은 아주 어렵다. 한쪽 다리로 스쿼트를 하면서 무릎을 지면에 닿은 발 위로 유지하는 것은 어렵다. 무릎을 성공적으로 제어해야 하기 때문에 전체 운동 중에서 이 운동이 아마도 가장 어려울 것이다. 코치가 전면에서 보고 무릎을 적절히 제어하지 못하면 알려주도록 한다. 파트너 옆에 위치하여, 각자가 한쪽 다리로 서고 균형을 위해 서로 가볍게 붙잡는다. 몸통을 가능한 한 똑바로 세운 상태를 유지하고, 천천히 무릎을 가능한 한 많이 구부리되 90도 각도 아래로 구부리지 않는다. 무릎이 안으로 휘어지지 않도록 하는 데 집중한다. 무릎을 천천히 구부린 다음 조금 더 빨리 펴서 엉덩이와 상체를 정렬한다. 운동을 10회 반복하고 다리를 바꾼다. 이를 각각의 다리로 2세트씩 시행한다.

관련근육

주동근육: 고관절 굴근, 대둔근, 대퇴사두근(내측/
외측/중간광근, 대퇴직근), 비복근,
가자미근

이차근육: 중심부 복근, 척추 신근, 햄스트링(대퇴
이두근, 반건양근, 반막양근)

축구 포커스

이러한 부상 방지 프로그램의 또 다른 부분
은 선수가 커트 또는 점프를 할 때 착지하는

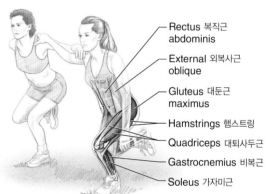

Rectus 복직근
abdominis

External 외복사근
oblique

Gluteus 대둔근
maximus

Hamstrings 햄스트링

Quadriceps 대퇴사두근

Gastrocnemius 비복근

Soleus 가자미근

레벨 3: 한 다리 스쿼트

방법을 제어하는 것이다. 착지할 때 무릎 부상 위험이 있는 선수는 똑바로 선 자세로 뻣뻣하게 착지하는 선수이다. 이에 대응하기 위해서 선수는 부드럽게 착지하는 법을 배워 충격의 힘을 엉덩이, 무릎과 발목으로 흡수해야 한다. 부드럽게 착지하려면 발목의 가동성이 좋아야 한다. 왜냐하면 무릎과 엉덩이가 발목의 결함을 보상하기가 어렵기 때문인데, 이는 서문에서 논의하였듯이 신체는 분절들의 연결로 이루어져 있다는 또 하나의 예이다. 한 가지 생각은 뻣뻣하게 착지하는 선수는 충격의 힘을 흡수하는 근력을 지니고 있지 않다는 것이다.

점핑
Jumping

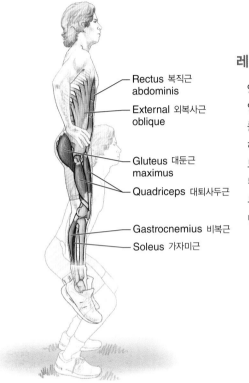

- Rectus 복직근
  abdominis
- External 외복사근
  oblique
- Gluteus 대둔근
  maximus
- Quadriceps 대퇴사두근
- Gastrocnemius 비복근
- Soleus 가자미근

레벨 1: 수직 점프

레벨 1: 수직 점프(Vertical Jump)

양발을 엉덩이 너비로 벌린 채 선다. 좋다면 양손을 엉덩이에 둔다. 곧 의자에 앉는다고 상상한다. 다리를 천천히 구부려 무릎이 약 90도로 구부러지도록 하고, 2초간 유지한다. 무릎이 안으로 휘어지지 않도록 한다. 이러한 스쿼트 자세에서 가능한 한 높이 뛰어오른다. 발의 볼로 부드럽게 착지하고 엉덩이와 무릎이 약간 구부러지게 한다. 운동을 30초 동안 반복한다. 휴식한 다음 두 번째 세트를 시행한다.

레벨 2: 측방 점프(Lateral Jump)

한쪽 다리로 착지하는 것은 더 어려우며, 게다가 레벨 2 운동에서는 측방 움직임이 추가된다. 측방 점프에서 한쪽 다리로 착지하는 것은 축구에서 하는 방향의 변화(커트)와 비슷하다. 이 운동은 시합에서 하는 커트보다 현저히 더 느리긴 하지만, 중요한 것은 속도가 아니라 올바른 자세이다. 한쪽 다리로 서서 상체를 허리로부터 앞쪽으로 약간 구부리고 무릎과 엉덩이를 약간 구부린다. 지지하는 다리에서 공중에 있는 다리로 약 1m 측방으로 점프한다. 발의 볼로 부드럽게 착지한다. 착지하면서 엉덩이와 무릎을 약간 구부리고, 무릎이 안으로 휘어지지 않도록 한다.

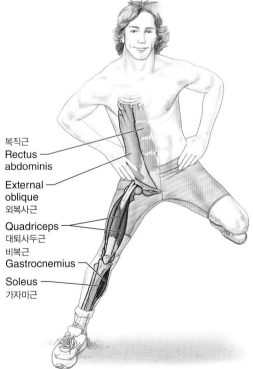

- 복직근
  Rectus
  abdominis
- External
  oblique
  외복사근
- Quadriceps
  대퇴사두근
  비복근
- Gastrocnemius
- Soleus
  가자미근

레벨 2: 측방 점프

또한 몸통이 안정을 유지하도록 제어한다. 최근 연구에 따르면 몸통 제어가 나쁘면 지면 접촉 시 무릎이 흔들리는 결과로 이어지지만 몸통 제어가 좋은 사람들은 무릎의 제어도 좋은 것으로 밝혀졌다.

각각의 점프에서 균형을 유지한다. 약간의 몸통 회전, 측면 굴곡 혹은 이 둘 다와 같은 오류에 주의한다. 아울러 균형을 유지하기 위한 시도로 이루어지는 팔의 대응 반응도 조심한다. 몸통의 제어에 곤란을 겪는다면, 적절한 제어를 이룰 때까지 측방 점프의 거리를 줄인다. 그런 다음에서야 점프의 측방 거리를 늘려야 한다. 운동을 30초 동안 반복하고 휴식한 다음 두 번째 세트를 시행한다.

레벨 3: 박스 점프(Box Jump)

레벨 3 운동은 양발 착지로 하고 측방, 전방 및 후방 점프가 혼합되어 있다. 양발을 엉덩이 너비로 벌린 채 선다. 지면에 열십자가 표시되어 있고 자신이 그 중앙에 서 있다고 상상한다. 전후 및 좌우로 그리고 열십자를 가로질러 대각선으로 점프하는 것을 교대로 한다. 점프는 가능한 한 신속하게 그리고 폭발적으로 한다. 무릎과 엉덩이는 약간 구부러져야 한다. 발의 볼로 부드럽게 착지한다. 무릎이 안으로 휘어지지 않도록 한다. 지면에 상상으로 그린 열십자 상의 지점에서 지점으로 점프하면서 적절한 착지 테크닉을 수행한다. 조용히 착지하고 충격을 발목, 무릎과 엉덩이로 흡수한다. 운동을 30초 동안 반복하고 휴식한 다음 두 번째 세트를 시행한다.

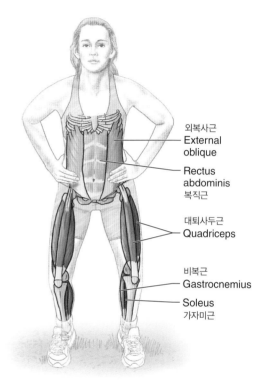

외복사근
External oblique

Rectus abdominis
복직근

대퇴사두근
Quadriceps

비복근
Gastrocnemius

Soleus
가자미근

레벨 3: 박스 점프

관련근육

주동근육: 대둔근, 대퇴사두근(내측/외측/중간광근, 대퇴직근), 비복근, 가자미근

이차근육: 중심부 복근, 척추 신근

축구 포커스

착지할 때 무릎 제어는 부상 방지에 핵심적인 요인이다. 위의 3가지 단순한 플라이오메트릭 운동은 착지 문제를 해결한다. (플라이오메트릭 운동은 근육이 수축하기 바로 전에 근육을 신장시킨다.) 부드럽고 조용하게 착지해 착지의 힘을 발목, 무릎과 엉덩이로 흡수한다. 무릎을 발 위로 유지하고, 무릎이 안으로 무너지지 않도록 한다.

점프에서 내려갈 때 뻣뻣한 다리로 착지해서는 안 된다. 이는 특히 중학교 및 고등학교 여자 선수들에서 흔한 문제인 것으로 보인다. 착지의 충격이 가해질 때 햄스트링이 약하면 일부 선수는 뻣뻣하게 그리고 똑바로 선 채 착지한다. 뻣뻣하고 펴진 다리로 착지하면 경골이 앞쪽으로 이동해 전방십자인대(ACL)에 스트레스를 가할 수 있다. 무릎이 거의 펴져 있을 때에는 햄스트링이 이러한 경골의 전방 이동에 저항하는 데 있어 해부학적으로 불리한 상황에 처해 ACL 부상을 유발한다. 충격을 받을 때 무릎을 구부리면 이런 경골 이동이 발생하지 않으며, 무릎 굴곡이 클수록 ACL이 받는 스트레스는 적어진다.

경기장 가로질러 달리기
Running Across the Pitch

운동 방법

경기장의 한쪽에서 다른 쪽으로 최대 속도의 75~80% 수준으로 달린다. 조깅하여 돌아오고 다시 한번 반복한다.

관련근육

주동근육: 고관절 굴근, 대퇴사두근(내측/외측/중간광근, 대퇴직근), 비복근, 가자미근

이차근육: 햄스트링(대퇴이두근, 반건양근, 반막양근), 비골근, 전경골근

축구 포커스

제1장에서 축구의 신체적 부하를 설명했다. 축구 경기의 2/3 정도는 워킹과 조깅으로 이루어진다. 일부에서는 이러한 더 느린 속도를 볼 및 선수의 움직임과 관련하여 경기장에서 자신의 위치를 조정한다는 의미에서 '위치적 강도(positional intensity)'라고 말한다. 더 빠른 속도는 경기의 나머지 1/3을 차지한다. 더 빠른 속도(크루징과 스프린팅)는 골을 넣거나 방어하기 위해 조화로운 노력을 기울인다는 의미에서 '전술적 강도(tactical intensity)'라고 부른다. 워밍업은 곧 있을 훈련을 위해 자신을 준비시키는 것이며, 그러한 훈련에는 공격이나 방어를 위한 전술 훈련이 포함될 것이다. 이러한 워밍업에 일부 고강도 러닝을 포함시키는 것은 다가올 더 힘든 운동을 위해 신체를 준비시킨다. 고강도 러닝을 무시하고 바로 더 힘든 고강도 훈련에 돌입하는 것은 훈련 강도 면에서 너무 성급한 진행이며, 부상 위험을 증가시킨다.

바운딩
Bounding

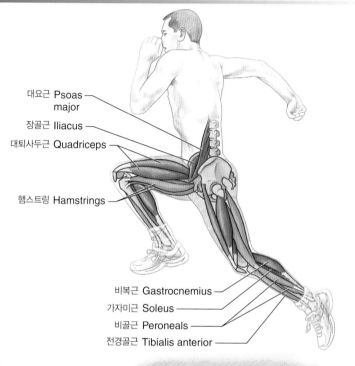

대요근 Psoas major
장골근 Iliacus
대퇴사두근 Quadriceps
햄스트링 Hamstrings
비복근 Gastrocnemius
가자미근 Soleus
비골근 Peroneals
전경골근 Tibialis anterior

운동 방법

높이 팔짝팔짝 뛰는 스텝으로, 즉 무릎을 높이 들어 올리고 발의 볼로 부드럽게 착지하면서 달린다. 각각의 스텝에서 팔 스윙(서로 반대되는 팔과 다리)을 과장한다. 앞쪽 다리가 몸의 정중선을 가로지르고 무릎이 안으로 휘어지지 않도록 한다. 운동을 경기장의 다른 쪽에 이를 때까지 반복한 다음 조깅하여 돌아와서 회복하고 다시 한번 반복한다.

관련근육

주동근육: 고관절 굴근, 대퇴사두근(내측/외측/중간광근, 대퇴직근), 비복근, 가자미근
이차근육: 햄스트링(대퇴이두근, 반건양근, 반막양근), 비골근, 전경골근

축구 포커스

트랙 운동선수의 훈련을 본 적이 있는 사람이라면 이 운동이 친숙할 것이다. 지면에 닿은 다리로 힘차게 밀어내고 내딛는 다리로 무릎을 위쪽으로 힘차게 추진하면서 각각의 스텝을 과장한다. 다리 추진은 과장된 팔 스윙의 도움을 받는다. 몸통은 안정적이고 똑바로 세운 상태로 유지한다. 앞쪽 다리가 몸의 정중선을 가로지르게 해서는 안 된다. 무릎을 앞쪽 다리의 발 위로 유지하고, 착지할 때 무릎이 외반 자세(바깥굽은 자세, valgus position)로 무너지지 않도록 한다(67~68페이지 참조).

딛고 방향 바꾸며 달리기
Plant and Cut

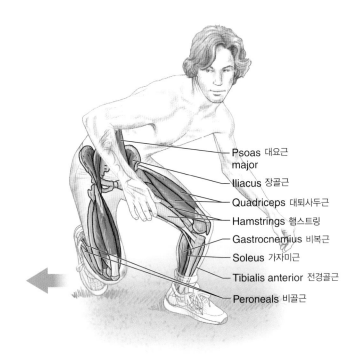

Psoas major 대요근
Iliacus 장골근
Quadriceps 대퇴사두근
Hamstrings 햄스트링
Gastrocnemius 비복근
Soleus 가자미근
Tibialis anterior 전경골근
Peroneals 비골근

운동 방법

네다섯 스텝을 조깅한 다음 바깥쪽 다리로 딛고(plant) 방향을 바꾼다(cut). 가속하고 최대 속도의 80~90%로 다섯에서 일곱 스텝을 전력 질주한 후, 감속하고 반대쪽에서 다시 딛고 방향을 바꾸어 달린다. 딛을 때 무릎이 안으로 휘어지지 않도록 한다. 운동을 경기장의 다른 쪽에 이를 때까지 반복한 다음 조깅하여 돌아오고 다시 한 번 반복한다.

관련근육

주동근육: 고관절 굴근, 대퇴사두근(내측/외측/중간광근, 대퇴직근), 비복근, 가자미근
이차근육: 햄스트링(대퇴이두근, 반건양근, 반막양근), 비골근, 전경골근

축구 포커스

이 운동은 민첩성을 목표로 한다. 민첩성 운동은 가능한 한 빨리 해야 한다고 생각하는 사람이 많으나, 속도가 초점이면 폼과 자세가 흐트러지는 경향이 있다. 이 경우에는 올바른 폼, 자세와 무릎 제어가 속도보다 더 중요하다. 이 운동은 신속히 하되, 폼이 흐트러질 정도로 빨리 해서는 안 된다. 바깥쪽 발을 단단히 딛고 충격의 힘을 발목, 무릎과 엉덩이로 흡수한 다음 반대쪽 방향으로 각을 틀어 전력 질주해간다

4 코어 트레이닝 (중심부 훈련) CORE TRAINING

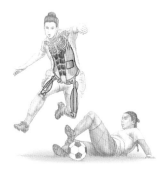

많은 측면에서 옛 사람들이 축구 코칭과 관련해 하였던 수많은 것들이 옳았음을 깨닫는다. 오늘날 신기해 보이는 훈련들은 흔히 수십 년 전의 코칭 서적들에서 발견할 수 있다. 누군가가 1950년대나 1960년대에 코치를 하였다는 이유만으로 그는 축구를 몰랐다고 말할 수는 없다. 수분 보충에 대한 그들의 권장지침과 시합 체력을 위한 장거리 달리기는 개정되었지만, 개인 볼 훈련에 대한 그들의 생각은 코칭 방법이 불가피하게 순환을 거치면서 재조명을 받고 있다.

과거 세대의 코치들은 충돌을 견뎌내기 위해 선수들에게 윗몸일으키기를 시켜 복근을 강화하였을 것이다. 오늘날 선수를 포함해 대부분의 사람은 중심부(core)에 대해 질문을 받으면 자신의 복근을 가리킬 것이고, 아마도 식스팩 복근에 대해 뭔가를 말할 것이다. 사실 중심부는 복근보다 훨씬 더 넓다. 중심부는 엉덩이에서 어깨까지 신체의 중간부를 말한다. 이러한 부위를 중심으로 모든 움직임이 일어난다.

강한 중심부는 사지의 움직임이 일어나는 기반이다. 몸통을 중심으로 상지와 하지가 가장 조화롭게 움직이기 위해서는 중심부의 근육들(복근은 그 한 부분에 불과함)이 엉덩이, 척추와 몸통을 안정화해야 한다. 움직임 중에 몸통이 안정되어 있지 않으면 사지가 몸통의 예기치 않은 움직임을 보상해야 할 것이다. 이를 증명하려면, 한쪽 다리로 서서 눈을 감고 몸통이 지지하는 다리 위에서 한쪽으로 이동할 때 들려진 다리와 양팔이 어떻게 되는지에 주목하라.

시합 중 정신없고 제어되지 않는 상황에서 그러한 반응은 부상과 같은 바람직하지 않은 결과를 초래할 수 있다. 사실 비접촉성 무릎 부상을 경험한 선수들의 고속촬영 비디오를 보면, 부상 바로 전에 몸통이 약간 흔들리고 선수가 예상과 조금 다르게 반응하여 무릎을 다치는 것으로 나타난다. 이 때문에 코어 트레이닝(중심부 훈련)은 The 11+(제3장 참조)처럼 거의 모든 무릎 부상 방지 프로그램에 포함되어 있다.

시간이 흐르면서 코어(중심부) 운동은 나중에 생각나서 하는 훈련('몇 차례 윗몸일으키기')에서 훈련 프로그램의 핵심적인 요소가 되었다. 수십 권의 책, 수백 가지의 운동 대안, 그리고 수천 개의 웹사이트가 코어 트레이닝을 다루고 있기 때문에, 훈련 대안의 선택이 엄두가 안 날 수도 있다.

흉곽과 골반 사이인 하복부는 실린더와 비슷하다. 그 측면들에는 복근, 척추 근육과 흉요근막(thoracolumbar fascia)이 있다. 위로는 횡격막(diaphragm)과 아래로는 골반저(pelvic floor)가 실린더의 양끝을 닫는다.

복근

복부는 근육을 부착하는 골격을 신체의 기타 부위에서 빌린다는 점에서 독특하다. 위로는 일부 복근이 늑골에서 기시하고 아래로는 다른 일부가 골반에서 기시한다. 뒤로는 또 다른 일부 근육이 척주 그리고 등 하부에 있는 흉요근막이란 매우 강한 건조직 층에서 기시한다. 하부 복근이 뼈에 정지하는 장소는 제한되어 있기 때문에, 앞쪽을 감싸는 근육들의 부분들은 흉골에서 골반으로 이어지는 '백선(linea alba)'이란 건에 부착된다. 이는 일부 근육에게 당기는 부착부를 제공한다. 복부에는 전통적인 관절 또는 인대가 거의 없다. 골반의 구조는 제5장에 설명되어 있다.

복부에서 가장 뚜렷한 근육은 복횡근(transversus abdominis), 외복사근(external

oblique)과 내복사근(internal oblique)이다(그림 4-1). 이들의 배열과 기능은 복잡하다. 이들 3개 근육은 서로 겹쳐져 있는 편평한 시트와 같다. 그 이름은 이러한 층들에서 위치와 근섬유의 방향에 따라 지어졌다. 네 번째 근육인 복직근(rectus abdominis)은 복직근초(rectus sheath)로 감싸여 있는데, 복직근초는 내복사근, 외복사근과 복횡근의 건막(aponeurosis)으로 형성된다.

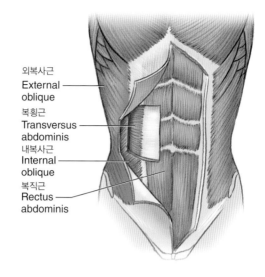

외복사근
External oblique

복횡근
Transversus abdominis

내복사근
Internal oblique

복직근
Rectus abdominis

그림 4-1. 복근

짝을 이루는 복직근은 나란히 정중선에 근접하여 흉골과 치골 사이를 주행한다. 복직근은 양쪽 치골이 만나는 치골결합(pubic symphysis)에서 기시하여 5~7번 늑골의 늑연골과 흉골 말단의 검상돌기(xiphoid process)에서 정지한다. 이 근육에는 건들이 있다는 점에서 독특하다. 대부분의 경우에 건은 근육을 뼈에 연결하나, 복직근의 복직근초에는 3개의 건이 있어 근육을 뚜렷한 구획으로 나눈다. 이 근육을 잘 훈련시키고 피하에 지방층이 얇으면, 모두가 부러워하는 식스팩 모양이 나타난다.

그 이름이 의미하듯이 외복사근은 하복부를 감싸는 복근 중에서 가장 바깥층이고 근섬유가 비스듬히 주행한다. 이 근육은 하위 8개 늑골의 외측면에서 기시하여 근섬유가 대각선으로 골반 쪽으로 내려가 장골능, 복직근초와 백선에서 정지한다. 내복사근은 외복사근 바로 밑에 있는데, 두 근육의 근섬유는 서로 직각으로 주행한다. 내복사근은 등 하부의 흉요근막 및 이웃한 골반 장골능에서 기시하여 근섬유가 대각선으로 10~12번 늑골의 외측면, 복직근초와 백선으로 올라간다. 가장 깊이 있는 복근은 복횡근이다. 이 근육은 기시부가 넓어 하위 6개 늑골의 늑연골 내면, 흉요근막과 장골능에서 기시하여 근섬유가 수평으로 주행해 백선과 치골에서 정지한다.

이들 3개 근육은 실제 근육조직이 정중선에서 상당히 외측으로 끝나기 때문에 꽤 길고 편평한 건막에 의해 백선에 연결된다. 배꼽의 양측에 있는 유일한 근육은 바로 짝을 이루는 복직근이다.

복근은 협력하여 몸통 굴곡 및 회전을 수행한다고 생각하는 사람이 많다. 그러나 근섬유의 방향을 고려한다면, 복직근이 몸통 회전을 보조하거나 복횡근이 몸통 굴곡을 수행하기는 어렵다. 우리는 근섬유의 방향, 부착부 그리고 일반적으로 근육은 정지부를 기시부 쪽으로 당긴다는 원칙을 알고 있으므로, 복근의 작용은 복잡하긴 하지만 예측 가능하다. 아울러 이들 근육은 짝을 이루는 반대쪽 근육과 협력하거나 단독으로 작용할 수 있다는 점을 기억해야 한다.

먼저 외복사근을 살펴보자. 양쪽 외복사근이 동시에 수축하면 몸통이 굴곡된다. 오른쪽 근육이 수축하면 몸통이 오른쪽 측면으로 굴곡된다. 아울러 오른쪽 근육이 수축하면 몸통이 왼쪽으로 회전할 수 있다. 내복사근도 비슷하지만 한 가지 주요 차이점이 있다. 양쪽이 동시에 수축하면 몸통이 굴곡된다. 오른쪽 근육이 수축하면 몸통이 오른쪽 측면으로 굴곡된다. 차이점은 회전이다. 오른쪽 근육이 수축하면 몸통이 오른쪽으로 회전하게 된다. 복횡근은 다른 구분된 작용을 한다. 활성화되면 이 근육은 복압을 증가시키고 복부 장기에 지지를 제공한다. 마지막으로 복직근은 몸통을 굴곡시키고 아울러 몸통의 측면 굴곡을 돕는다.

통틀어 이들 4개 복근은 서로 그리고 긴 척추 근육(제5장 참조)과 협력하여 많은 체력관리 전문가가 요추-골반-엉덩이 복합체(lumbo-pelvic-hip complex)라고 말하는 부위에 지지와 안정화를 제공한다.

또한 복근은 기타 역할도 한다. 복근은 척주의 통합성에 기여한다. 사실 복근이 약하면 흔히 추간판 정렬의 불량으로 인한 요통을 초래한다. 아울러 복근은 날숨을 보조할 수 있다. 복근이 수축하면 복부 장기가 압박을 받아 횡격막으로 밀려 올라가므로 흉강내압이 증가해 폐에서 공기를 밀어내는 데 도움이 된다. 아울러 대부분의 사람은 장염에 걸렸을 때를 기억해보면 복근이 배변에 기여한다는 점을 알 수 있다.

추가로 복근 운동과 코어 트레이닝을 해보기로 마음먹은 사람들은 상부, 중간 또는 하부 복근처럼 중심부의 아주 특정한 부위를 활성화하도록 고안된 많은 운동을 알게 될 것이다. 그러한 특이성은 각 근육의 모든 부분이 활성화되도록 한다. 선수들은 많은 운동 대안에 압도당하고 경기를 위한 기술적 및 전술적 훈련을 희생하면서 더 많은 활동을 해야 한다는 점에 질리기 쉽다. 선수들에게 코어 트레이닝은 공식적인 팀 훈련 이외의 시간에 하고 몇몇 코어 운동을 워밍업용으로 남겨두도록 격려한다.

플랭크(Plank)

플랭크는 중심부를 위한 기초 운동이다. 그 정의와 운동 설명은 제3장에 FIFA 워밍업의 일부로 소개되어 있다. 정적 플랭크와 정적 측면 플랭크(아래 그림) 외에, 여러 응용운동이 있고 이들 운동은 중심부에 초점을 두는 근력 프로그램에 포함시킬 수 있다. 예를 들면 plank push-up hold, plank oblique twist, plank with hip dip, plank with oblique knee tuck, bird dog plank 등이 있다.

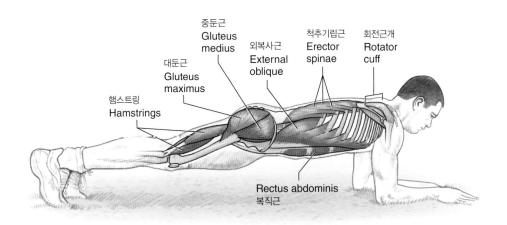

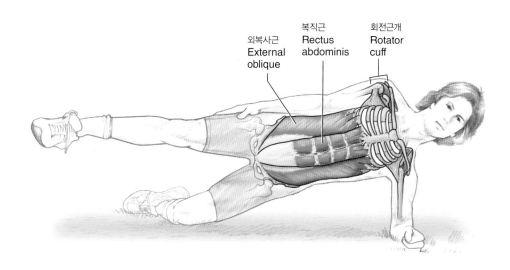

외복사근
External
oblique

복직근
Rectus
abdominis

회전근개
Rotator
cuff

리버스 크런치
Reverse Crunch

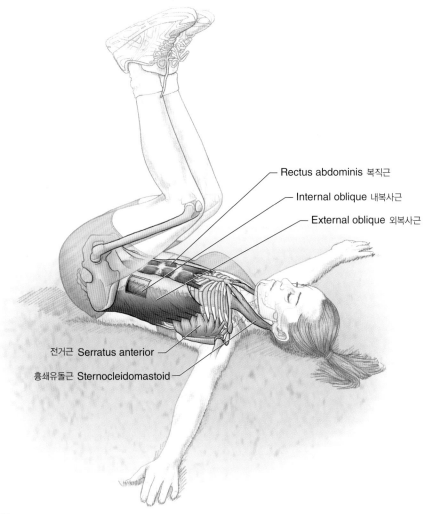

- Rectus abdominis 복직근
- Internal oblique 내복사근
- External oblique 외복사근

전거근 Serratus anterior
흉쇄유돌근 Sternocleidomastoid

운동 방법

1. 지면에 바로 눕고, 균형을 잡기 위해 양팔을 옆으로 벌린다. 머리, 목과 어깨는 지면에 댄 상태를 유지한다.
2. 엉덩이와 무릎을 구부리고, 무릎을 올려 엉덩이 위로 오도록 한다.
3. 무릎을 머리 쪽으로 당겨 들여 크런치를 수행한다. 운동을 천천히 한다. 주요 움직임은 무릎을 머리 쪽으로 당기는 것이다. 어깨나 머리를 무릎으로 움직여서는 안 된다.
4. 멈춘 다음 시작 자세로 되돌아간다.

관련근육

주동근육: 복직근, 외복사근, 내복사근
이차근육: 흉쇄유돌근, 전거근, 대능형근, 소능형근, 하승모근, 대요근, 소요근

축구 포커스

강한 중심부는 스포츠에서 자세와 전반적인 체력, 경기력과 기술의 향상, 그리고 부상 방지를 위해 아주 중요하다. 강한 중심부는 사지의 움직임을 고정하고 기술이 떨어지는 선수들에서 흔히 관찰되는 쓸데없는 동작을 최소화한다. 축구를 하기 위해 필요한 기술의 대부분은 축을 중심으로 회전하는 동작을 요하며, 강한 중심부는 효율적인 움직임을 위한 기반이 된다. 또한 강한 중심부는 좋은 자세의 한 요인이다. 근육은 골격이 적절히 정렬되어 있을 때 가장 잘 작용한다. 구부정한 자세는 움직임의 노력을 증가시킨다. 경기력은 신체가 움직임의 수행에 불필요한 근육을 사용할 필요가 없을 때 향상된다. 강한 중심부는 근육 외에도 부상을 방지하는 효과가 있는 것으로 알려져 있다. 일부 다리 부상, 특히 무릎의 인대 손상은 약한 중심부와 관련이 있는데, 중심부가 약하면 약간의 움직임을 허용하고 이러한 움직임은 무릎에서 보상되어야 하기 때문이다.

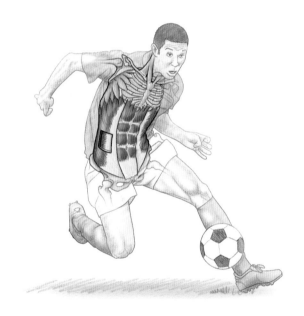

축구공 크런치
Soccer Ball Crunch

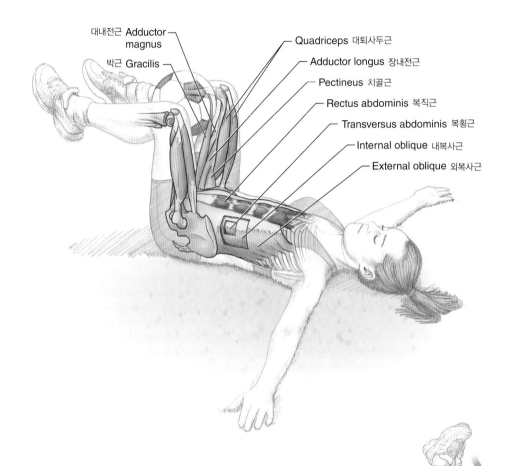

대내전근 Adductor magnus

박근 Gracilis

Quadriceps 대퇴사두근

Adductor longus 장내전근

Pectineus 치골근

Rectus abdominis 복직근

Transversus abdominis 복횡근

Internal oblique 내복사근

External oblique 외복사근

운동 방법

1. 바로 누워, 팔을 양옆으로 뻗고 무릎을 구부리며 넓적다리를 지면과 직각으로 만든다. 축구공을 양 무릎 사이에서 조인다.
2. 골반을 지면에서 들어 올려서 무릎을 가슴 쪽으로 당겨, 하퇴부가 지면과 수직이 되도록 한다.
3. 천천히 엉덩이와 다리를 시작 자세로 되돌린다.

관련근육

주동근육: 복직근

이차근육: 외복사근, 내복사근, 복횡근, 대퇴사두근(내측/외측/중간광근, 대퇴직근), 고관절 굴근(대요근, 소요근, 장골근), 내전근(장/단/대내전근, 치골근, 박근)

축구 포커스

코어 트레이닝은 나중에 생각나서 하는 훈련에서 훈련의 주요 초점이 되었다. 단지 복근만이 아니라, 중심부는 신체의 중심에 있는 모든 근육, 즉 협력하여 모든 스포츠에서 거의 모든 활동을 가속하고 감속하는 근육들을 포함한다. 하지에서 생성된 파워는 에너지가 운동 사슬을 따라 올라가면서 감소할 수 있으므로, 중심부를 발달시키면 사지에 대한 파워의 전달에 도움이 돼 경기력을 향상시킬 수 있다. 축구에서는 속도, 방향 또는 이들 둘 다의 면에서 갑작스런 변화가 많기 때문에, 중심부가 약하면 몸통과 상지가 그러한 변화에 제어되지 않은 방식으로 반응해 하지를 불안정한 자세에 처하게 함으로써 부상을 초래할 수 있다. 몸통의 어색한 움직임은 전방십자인대(ACL) 부상에 앞서 일어나는 것으로 보고되고 있다.

응용운동	캡틴 크런치
	Captain's Crunch

많은 운동이 중심부를 강화하도록 고안되어 있다. 축구공 크런치는 경기장에서 할 수 있다. 이러한 크런치의 응용운동인 캡틴 크런치는 복직근에 초점을 두고 체련 단련실에서 캡틴 체어(captain's chair)를 이용해 할 수 있다. 캡틴 체어에서 전완으로 몸을 지지하고, 무릎을 구부리며, 무릎을 가슴 쪽으로 들어 올린다.

바이시클 크런치
Bicycle Crunch

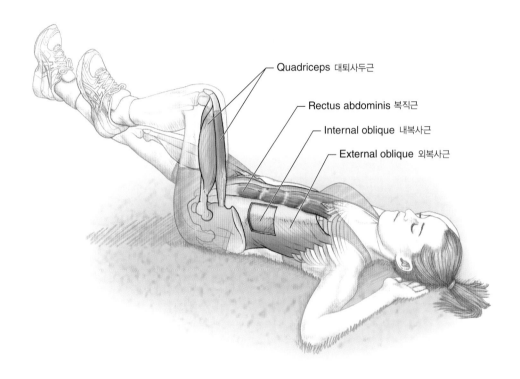

Quadriceps 대퇴사두근

Rectus abdominis 복직근

Internal oblique 내복사근

External oblique 외복사근

운동 방법

1. 바로 누워 양손을 머리 뒤에 두고 손가락이 간신히 닿도록 한다. 어깨는 지면에 대야 한다.
2. 한쪽 다리를 가슴 쪽으로 당겨 넓적다리가 몸통과 약 90도의 각도를 이루도록 한다. 다른 쪽 다리를 당겨 올려 넓적다리가 몸통과 약 45도의 각도를 이루도록 한다.
3. 마치 자전거를 타고 있는 것처럼 다리를 앞뒤로 교대한다.

관련근육

주동근육: 복직근

이차근육: 고관절 굴근, 대퇴사두근(내측/외측/중간광근, 대퇴직근), 내전근, 외복사근, 내복사근

축구 포커스

많은 코어 트레이닝 운동은 느리고 절제된 동작으로 수행된다. 이 운동은 자신의 목표에 따라 느리게 또는 빠르게 할 수 있다. 이 운동을 빠르게 하면 중심부가 시합에서 경험하는 경우와 비슷하게 고속의 사지 움직임에 대처하게 된다. 많은 전문가 고속의 코어 트레이닝은 해당 시즌만을 위해 하라고 제시한다. 움직임의 속도를 증가시키면 운동이 보다 기능적 및 역동적 특성을 띠어, 중심부가 4~6초마다 일어나는 폭발적 및 반응적 균형이 요구되는 상황에 대비하게 된다. 또한 강한 중심부는 이 책에서 소개하는 운동들을 수행해 얻은 파워를 플레이가 이루어지는 경기장으로 옮기는 데에도 도움이 될 것이다.

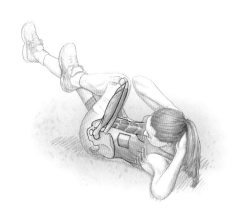

응용운동 트위스팅 바이시클 크런치
Twisting Bicycle Crunch

바이시클 크런치를 하면서 강도를 높이고 외복사근과 내복사근의 동원을 늘리려면, 오른쪽 팔꿈치를 왼쪽 무릎으로 가져가고 왼쪽 팔꿈치를 오른쪽 무릎으로 가져가면 된다.

수직 다리 크런치
Vertical Leg Crunch

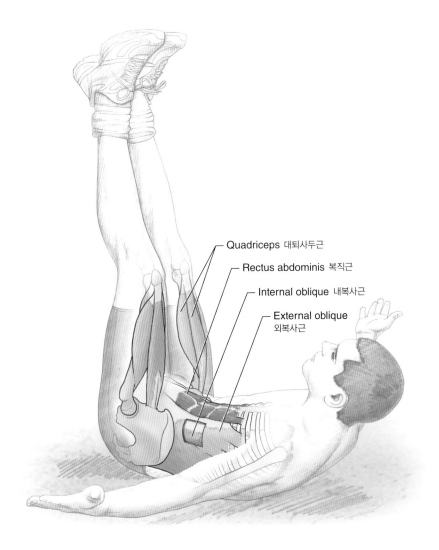

Quadriceps 대퇴사두근

Rectus abdominis 복직근

Internal oblique 내복사근

External oblique
외복사근

운동 방법

1. 바로 누워 양손을 양옆 지면에 둔다.

2. 엉덩이를 구부려 두 다리를 수직으로 올린다. 양발을 교차시켜도 좋다.

3. 천천히 크런치를 수행한다. 흉골을 넓적다리 쪽으로 가져가려 한다. 목을 구부려서는 안 된다.

4. 시작 자세로 되돌아가 반복한다.

관련근육

주동근육: 복직근

이차근육: 외복사근, 내복사근, 고관절 굴근, 대퇴사두근(내측/외측/중간광근, 대퇴직근)

축구 포커스

특정한 운동들에서 복근의 어느 부분이 가장 많이 사용되는지를 알아내기 위해 상당히 많은 연구가 이루어져 왔다. 일상적인 크런치는 대부분 복근의 상부에 초점을 둔다는 것이 통념이다. 하지만 바로 누워 엉덩이를 구부려 다리를 올리면 초점이 하부 복근으로 이동한다. 이러한 두 가지 유형의 크런치를 모두 하면 전체 복근에서 더 많은 부분을 훈련시킬 수 있다.

이는 기술의 수행 중 파워의 전달에 대해 생각할 때 중요하다. 킥을 위한 운동 에너지의 형성은 딛는 발이 지면을 찰 때 시작된다. 파워는 생성되어 다리를 따라 위로 가서 복부와 엉덩이를 거친 다음 차는 다리로 전달되어 내려간다. 중심부가 몸통을 충분히 제어하지 못해 쓸데없는 몸통 회전 혹은 기타 움직임에 일부 에너지가 낭비된다면 그러한 파워를 많이 잃을 수 있다. 중심부 전체와 함께 모든 복근을 동원하면 몸통을 고정하여 운동 사슬에서 하나의 연결고리로부터 다음으로 파워의 전달이 일어날 수 있다. 비록 이는 복근 운동이지만, 아마도 어느 정도의 고관절 굴곡을 경험할 것이다.

턱이 가슴 쪽으로 당겨지지 않게 해 목을 중립 자세로 유지하도록 한다. 저항을 늘리려면 벌린 양팔로 작은 메디신 볼을 들고, 크런치를 하면서 볼을 양발 쪽으로 혹은 그 너머로 이동시킨다.

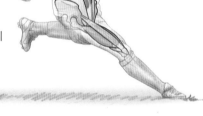

응용운동 완전 수직 크런치
Full Vertical Crunch

작은 변화를 준 이 응용운동은 수직 다리 크런치의 초점을 변화시킨다. 양손을 머리 뒤에서 깍지 끼거나 안정성을 위해 양옆으로 두고 일상적인 크런치를 수행하되, 단지 이번에는 양발을 천장 쪽으로 밀어 몸이 U자 형태가 되도록 한다. 이는 사실상 복직근에만 있던 초점을 옮기고 중심부 근육을 더 끌어들인다.

한 다리 복근 프레스
Single-Leg Abdominal Press

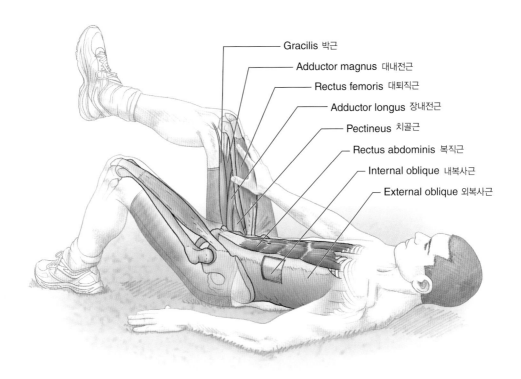

Gracilis 박근

Adductor magnus 대내전근

Rectus femoris 대퇴직근

Adductor longus 장내전근

Pectineus 치골근

Rectus abdominis 복직근

Internal oblique 내복사근

External oblique 외복사근

운동 방법

1. 지면에 바로 누워 양발을 평평하게 대고 무릎을 구부린다.
2. 오른쪽 다리를 올려 무릎과 엉덩이가 모두 90도 각도를 이루도록 한다.
3. 오른손을 넓적다리 아래로 무릎 근처에 얹는다.
4. 복근을 사용하여 몸통을 더 굴곡시키면서 손으로 그 움직임에 저항한다.
5. 왼쪽 다리로 바꿔 반복한다.

관련근육

주동근육: 복직근, 대요근, 소요근, 장골근
이차근육: 대퇴직근, 내전근, 외복사근, 내복사근

축구 포커스

비록 이는 복근 운동에 포함되어 있지만, 경기장에서 고관절 굴곡을 위한 근력 훈련
운동의 한 예이기도 하다. 고관절 굴근의 좌상 부상은 축구에서 보다 흔해지고
있으며, 햄스트링 좌상처럼 현대 경기의 속도 증가로 인한 것으로 보인다.
좌상 부상은 근육이 신장되어 있는 상태에서 강하게 수축할 때 발생한다.
단거리 경주에서 뒤쪽 다리를 지면에서 떼기 직전에는 고관절 굴근이
신장되어 있는 상태이다. 일단 그쪽 발이 지면에서 떨어지면, 고관절은
강력하게 굴곡한다. 이러한 신장력과 수축력의 결합으로 근육이 파열될
수 있다. 또한 이와 같은 부상은 슛이나 골킥을 하는 것처럼 강한 킥을 할
때에도 발생할 수 있다.

6개의 근육이 서로 연관되어 고관절 굴근으로 작용하며, 이들의 절반이
대표적인 서혜부 근육(내전근)으로 고관절 굴곡도 보조한다. 나머지
근육 중 대퇴직근(4개 대퇴사두근의 하나)과 장요근이 일차 작용으로
고관절 굴곡을 수행한다. 이 운동은 그러한 주요 고관절 굴근의 근력을
향상시키도록 고안됐다. 그러나 이것만이 고관절 굴근의 좌상을 방지하는
방법은 아니다. 워킹 런지(Walking Lunge, 제3장 86페이지)도 각각의
훈련 세션에서 하면 이러한 좌절을 안기는 부상을 방지할 수 있다.

 반대 팔 복근 프레스
Opposite-Arm Abdominal Press

반대쪽 팔을 사용하려면 몸통을 비틀어야 하므로, 외복사근과 내복사근의 사용을 증가시킨다. 아울러 이 방법
은 덜 알려져 있지만 아주 중요한 근육군인 골반저근, 즉 항문거근(levator ani)과 미골근(coccygeus)의 사용
을 증가시키는 것으로 생각된다.

짐볼 몸통 들어올리기
Stability Ball Trunk Lift

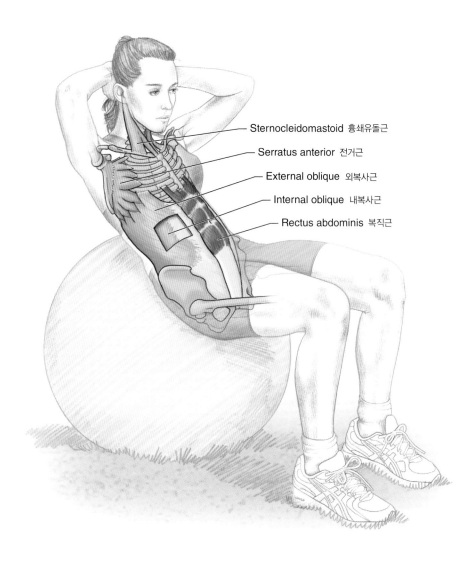

Sternocleidomastoid 흉쇄유돌근

Serratus anterior 전거근

External oblique 외복사근

Internal oblique 내복사근

Rectus abdominis 복직근

운동 방법

1. 큰 짐볼에 바로 누워 볼이 등 하부에 오도록 한다. 양발은 지면에 평평하게 대고 편안한 너비로 벌려 안정성의 유지에 도움이 되게 한다. 넓적다리는 지면과 평행하게 하고, 무릎은 90도 굴곡을 이루게 한다. 손가락을 머리 뒤에서 가볍게 잡는다.

2. 복근을 사용해 천천히 어깨를 볼에서 가능한 한 멀리 올린다. 목을 가능한 한 곧게 유지하여 턱을 당기지 않도록 한다.
3. 동작의 꼭대기에서 멈춘 후 천천히 시작 자세로 되돌아간다.

관련근육

주동근육: 복직근

이차근육: 외복사근, 내복사근, 전거근, 흉쇄유돌근

축구 포커스

예전에는 코어 트레이닝에 대한 강조가 일부 윗몸일으키기와 몇몇 펴진 다리 올리기(straight-leg raise)로 한정되었다. 오늘날에는 코어 트레이닝의 역할이 거의 나중에 생각나서 하는 훈련에서 훈련의 주요 초점으로 격상됐다. 중심부는 왜 그리 중요할까? 많은 체력관리 전문가는 거의 모든 움직임이 중심부에서 연장되고 거의 확실히 중심부를 거친다고 생각한다. 따라서 약한 중심부로는 효율적인 움직임을 위해 하체와 상체를 서로 조화시키기가 어렵다. 약한 중심부를 통해 비효율적인 움직임이 일어나면 부상 위험이 증가하며, 엉덩이의 불안정을 초래할 수 있고 이는 어느 부위에서든 보상되어야 한다. 이러한 반응적 보상은 움직임의 정상적인 패턴을 변경하고 부상을 일으킬 수 있는데, 이와 같은 연쇄반응에서 무릎은 약한 연결고리이다. 중심부가 강하면 축구에서 거의 모든 동작(러닝, 커트, 정지, 착지, 킥과 헤더)이 보다 효율적으로 이루어질 수 있다.

응용운동 **측면으로 몸통 들어올리기**
Side-to-Side Trunk Lift

양손으로 축구공을 잡고 움직임에 몸통비틀기를 추가하여 외복사근과 내복사근을 한층 강조한다. 이 단순한 응용운동은 앞의 운동을 위한 근량을 증가시킨다. 이를 다소 더 어렵게 하고 싶으면, 축구공 대신 메디신 볼을 사용한다. 메디신 볼은 무게가 다양하다. 가벼운 메디신 볼을 잡고 양팔을 몸통에서 수직으로 뻗는다. 점진적으로 메디신 볼의 무게를 올려 운동의 강도를 증가시킨다.

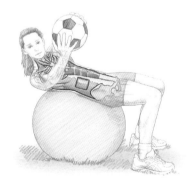

V자로 누워 축구공 패스
V-Sit Soccer Ball Pass

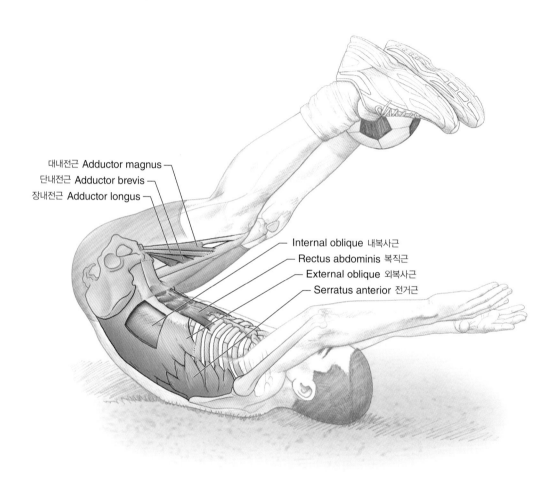

대내전근 Adductor magnus
단내전근 Adductor brevis
장내전근 Adductor longus

Internal oblique 내복사근
Rectus abdominis 복직근
External oblique 외복사근
Serratus anterior 전거근

운동 방법

1. 바로 누워 팔과 다리를 편다. 발목 사이로 축구공을 낀다.

2. 다리를 편 상태를 유지하면서 볼을 머리 위로 올려 볼이 손 위에 오도록 한 다음, 볼을 손으로 떨어뜨린다. 이것이 첫 번째 반복이다.

3. 양발을 시작 자세로 내리고, 볼은 손에 놔둔다.

4. 손에서 볼을 회수하기 위해 동작을 반복한다. 이것이 두 번째 반복이다. 우선은 운동 내내 다리를 편 상태를 유지할 수 없을지도 모른다. 근력이 향상되면서는 가급적 많은 반복에서 가능한 한 다리를 편 상태를 유지하려고 노력한다.

관련근육

주동근육: 복직근

이차근육: 외복사근, 내복사근, 내전근, 고관절 굴근, 대퇴사두근(내측/외측/중간광근, 대퇴직근), 전거근

축구 포커스

이 운동은 축구에서 역사가 길고 많은 옛 코칭 서적에도 기술되어 있다. 1970년대 초에 펩시는 전설적인 펠레와 제휴하여 그의 여러 훈련법을 보여주는 소위 펩시 펠레 영화들을 제작했다. 한 영화에서는 초기 세대 중심부 훈련으로 생각될 수 있는 것을 위해 여러 곳을 거치면서 순환하는 운동들을 소개했다. 그 중에는 기본적인 윗몸일으키기와 지금의 크런치 같은 것이 있었다. 또한 영화들은 일종의 경사진 윗몸일으키기를 위해 펠레가 지면에 눕고 파트너가 허리 정도 높이에서 발목을 잡아주는 모습을 보여줬다. 모든 사람의 관심을 끌었던 운동은 펠레가 바로 누워 머리를 파트너의 양발 사이에 두고 파트너의 발목을 잡는 것이었다. 펠레는 양발을 자신의 머리 위 파트너의 손으로 올렸고, 그러면 파트너가 펠레의 양발을 지면 쪽으로 밀쳤다. 펠레는 결코 양발이 지면에 닿지 않도록 했다. 관객은 대개 신음하는 반응을 보였다. 대부분의 사람은 요추에 긴장을 덜 가하는 운동을 선호하겠지만, 펠레의 훈련이 얼마나 그의 경기 능력 및 수명에 기여하였는지를 생각해봐야 한다.

대부분의 체력관리 코치는 과거처럼 단지 몇몇 운동에 집중하기보다는 가급적 코어 운동을 다양하게 선택한다. 몇몇 운동을 너무 많이 반복하면 조직에 원치 않는 스트레스를 가해 과사용 부상을 초래할 수 있다. 이 운동처럼 일부 코어 운동에 볼을 사용하면 선수들이 볼에 집중을 유지하면서 중심부를 훈련할 수 있어 좋다.

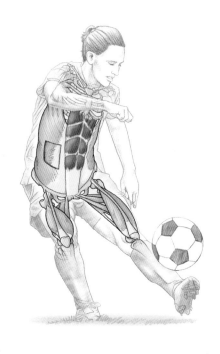

짐볼 파이크
Stability Ball Pike

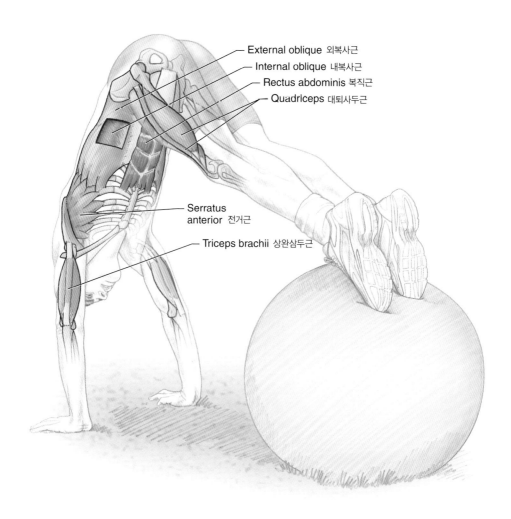

External oblique 외복사근
Internal oblique 내복사근
Rectus abdominis 복직근
Quadriceps 대퇴사두근

Serratus anterior 전거근

Triceps brachii 상완삼두근

운동 방법

1. 푸시업의 세운 자세를 취하고 정강이를 큰 짐볼의 꼭대기에 얹는다.
2. 엉덩이를 굴곡시켜 올리면서 볼을 정강이에서 발가락으로 가능한 한 앞쪽으로 멀리 굴린다. 이러한 움직임 내내 등과 다리가 펴진 상태를 유지하도록 한다.
3. 시작 자세로 되돌아간다.

관련근육

주동근육: 복직근

이차근육: 외복사근, 내복사근, 전거근, 고관절 굴근, 상완삼두근, 대퇴사두근(내측/외측/중간광근, 대퇴직근)

축구 포커스

강한 중심부는 많은 이유로 중요하다. 팔과 다리는 몸통으로부터 뻗으므로, 강한 중심부가 사지의 효율적인 움직임을 위한 지주가 된다고 생각하는 것은 당연하다. 아울러 전신 움직임을 위해 다리에서 생성된 힘은 중심부를 지나 팔로 전달되어야 한다(예를 들어 많은 선수가 골킥이나 코너킥을 받으려고 움직일 때 팔을 사용하여 몸통을 더 커보이게 하려는 경우). 힘이 약한 중심부를 거쳐 갈 때에는 생성된 힘의 일부가 기타 비기능적 움직임에 손실되어, 목적지에 도달하는 힘이 줄어들 것이다. 중심부는 상체와 하체 사이의 연결고리이다. 중심부가 강할수록 에너지가 덜 손실되고 상체와 하체 사이로 힘이 더 지나가 보다 효율적인 움직임이 일어날 것이다.

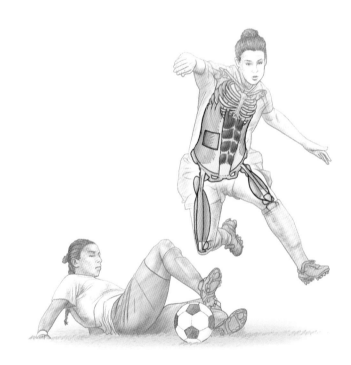

케이블 크런치
Cable Crunch

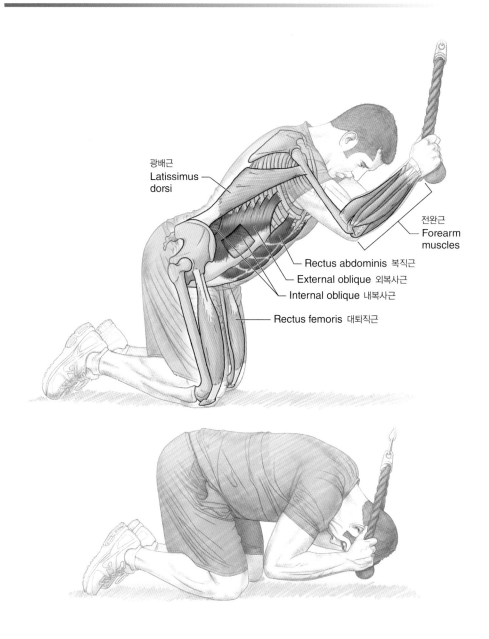

광배근
Latissimus dorsi

전완근
Forearm muscles

Rectus abdominis 복직근
External oblique 외복사근
Internal oblique 내복사근

Rectus femoris 대퇴직근

운동 방법

1. 케이블 머신 앞에 무릎을 꿇고 웨이트를 마주한다.
2. 오버핸드 그립으로, 부착된 로프를 어깨로 당겨 내리고 엉덩이를 약간 구부린다. (머신에 따라서는 긴 바, 짧은 바, 손잡이, 혹은 케이블에 부착된 로프 비슷한 것이 있을 수도 있다.)
3. 숨을 들이쉰 다음 내쉬면서 흉골을 치골 쪽으로 감아 크런치를 수행한다. 팔꿈치는 넓적다리의 중간 쪽으로 움직여야 한다.
4. 천천히 시작 자세로 되돌아간다.

관련근육

주동근육: 복직근, 외복사근, 내복사근

이차근육: 로프를 잡게 하는 전완 근육(요측/척측수근굴근, 장장근, 천지/심지굴근, 장무지굴근 등 대부분 손목 및 손가락 굴근들), 광배근, 대퇴직근, 대요근, 소요근

축구 포커스

대부분의 크런치는 바닥에서 수행된다. 전통적인 크런치를 응용한 이 운동은 무릎 꿇은 자세로 하며, 움직임을 적절히 수행하려면 조금 연습을 해야 한다. 이 운동의 이점은 플레이트를 잡는 방식을 파악할 필요 없이 웨이트를 추가해 저항을 늘릴 수 있다는 것이다. 모든 코어 운동에서처럼, 배꼽을 척추 쪽으로 당겨 중심부를 들이당긴다. 크런치를 수행하면서 약간의 몸통비틀기를 추가하면 복사근도 단련시킬 수 있다. 이 운동을 빨리 하려는 유혹을 떨쳐야 하며, 무거운 웨이트를 사용할 필요는 없다. 이는 고관절 굴근이 아니라 복근을 위한 운동이라는 점을 기억하고 복근을 사용한다.

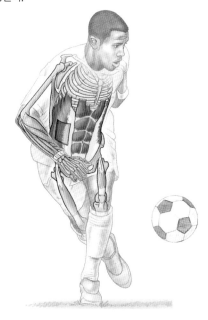

팔로프 프레스
Pallof Press

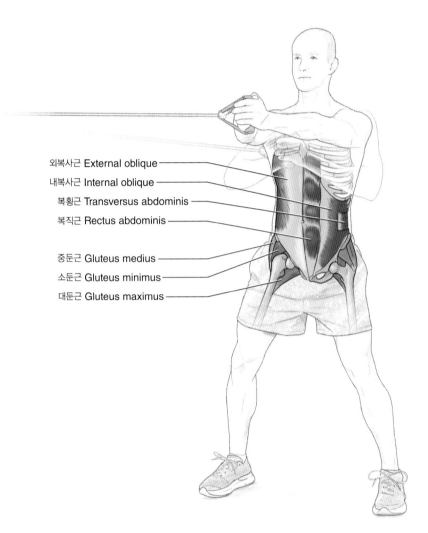

외복사근 External oblique
내복사근 Internal oblique
복횡근 Transversus abdominis
복직근 Rectus abdominis

중둔근 Gluteus medius
소둔근 Gluteus minimus
대둔근 Gluteus maximus

운동 방법

1. D 핸들을 케이블 스테이션에 부착하되, 어깨와 같은 높이가 되도록 한다. 머신에 옆으로 선다. 가슴에서 양손으로 핸들을 쥔다. 양발을 어깨너비로 벌리고 무릎을 약간 구부린 채 시작한다.

2. 천천히 팔을 펴서 핸들을 어깨 높이로 밀어내 팔을 완전히 신전시킨다.

3. 양발을 디디고 양쪽 엉덩이를 수평으로 둔 상태를 유지하도록 한다. 팔을 신전시킨 자세를 1~2초간 유지한 다음, 시작 자세로 되돌아간다.

관련근육

주동근육: 복사근, 복횡근, 복직근

이차근육: 둔근

축구 포커스

중심부 안정성은 운동에서 많은 활동 중에 사용되며, 강하고
안정된 중심부는 특히 축구 경기력에 필수적이다. 팔로프
프레스는 몸통과 엉덩이에서 근력과 견고성을 향상시킨
다. 볼을 점유하고 있으면서 상대의 압박을 받고 있을
때, 선수는 적절한 테크닉과 아울러 중심부 근력 및 안정
성에 의존하여 볼을 간직하고 동시에 다음 행동을 확인하고
수행한다(즉 공간으로 치고 나가거나, 패스하거나, 슛하거나 등).
점프하여 헤더를 시도하거나 가슴으로 볼을 받을 때, 중심부가
안정된 선수는 보다 효과적이고 더 안전한 착지 역학을
보일 것이다. 이는 골키퍼에게도 적용되는데, 밀집된 페널티
지역에서 점프하여 크로스를 받아 내거나 득점을 저지하기
위해 다이빙을 하고 그러한 저지를 두 번째로
하기 위해 신속히 다시 일어날 때 그렇다.

응용운동 밴드 팔로프 프레스
Pallof Press With Band

케이블 대신 밴드를 사용해 밴드 자체를 고정된 폴 또는 랙에 어깨 높이로 맨다. 가슴에서 다른 쪽 끝을 양손
으로 잡는다. 케이블을 사용할 때와 동일한 방식으로 운동을 수행한다.

매달려 엉덩이 굴곡
Hanging Hip Flexion

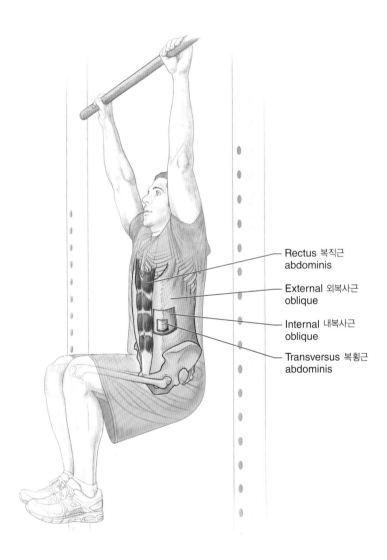

Rectus 복직근
abdominis

External 외복사근
oblique

Internal 내복사근
oblique

Transversus 복횡근
abdominis

운동 방법

1. 오버핸드 그립으로 머리 위에 고정된 바를 잡는다.
2. 엉덩이와 무릎을 굴곡시켜 넓적다리가 바닥과 평행하거나 더 높도록 한다.
3. 멈춘 다음 천천히 시작 자세로 되돌아간다.
4. 맨 아래에서 멈춘 후 반복하여, 탄력에 의지하지 않도록 한다. 이 운동은 얼마나 빨리 할 수 있느냐가 아니라 절제된 동작이 관건이다.

관련근육

주동근육: 복직근, 고관절 굴근
이차근육: 외복사근, 내복사근, 복횡근

축구 포커스

매달려 하는 이 운동은 기타 많은 코어 운동처럼 여러 근육을 동원한다. 운동을 어떻게 하느냐는 어느 근육이 가장 활성화되느냐에 달려 있다. 예를 들어 움직임이 그저 고관절 굴곡에 그친다면 주동근육은 고관절 굴근이며, 복근은 거의 골반과 허리의 정적 안정근으로 작용한다. 무릎을 가능한 한 높이 올린다면 복직근과 복사근을 동원하여, 이들 근육이 움직임에 동적 기여를 한다. 각각의 반복 끝에 접근하면서 각각의 측면으로 약간의 몸통비틀기를 추가하면 복사근을 더 동원할 수 있다. 이 운동 혹은 기타 여느 복근 운동이 몸의 중간부에서 지방을 줄여줄 것이라고 생각해서는 안 된다. 어느 특정 부위에서 지방을 뺄 수 있다는 소위 '부위별 살빼기(spot reduction)'에 대한 증거는 없다.

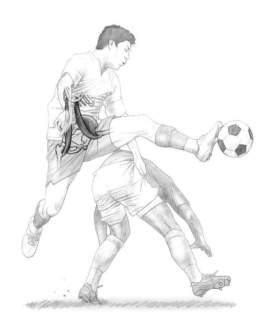

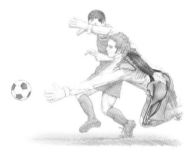

5 등과 엉덩이 BACK AND HIPS

훈련에 있어 등의 중요성을 과소평가하는 것은 매우 근시안적인 태도이다. 스포츠에서 거의 모든 기능적 움직임은 등에 기반을 둔다. 일부는 축구에서 많은 급성 손상을 일으키는 부위가 아니기 때문에 걱정할 필요가 없다고 말할지도 모른다. 등은 그리 자주 부상을 입지 않을 수도 있지만, 전체 남자 축구 선수의 약 1/3이 등에서 증상을 호소한다. 이러한 호소를 하는 비율은 지역 성인 리그 선수들의 20% 바로 미만에서 정상급 선수들의 50% 이상에까지 이를 수 있다. 중고등학교 선수들의 경우에 등에서 증상을 호소하는 비율은 기술이 가장 떨어지는 선수들에서 제일 높았는데, 이는 등의 호소증상(complaint)을 최소화하는 하나의 방법이 기술을 향상시키는 것일 수도 있다는 점을 시사한다. 나은 기술은 항상 도움이 된다. 기술이 형편없으면 대단한 선수가 되지 못할 것이다.

등의 호소증상은 훈련이나 시합에 선수의 결장을 초래할 정도로 심각하지 않을 수도 있으나, 선수가 신경이 쓰일 정도로 자극할 수 있다. 킥과 커트를 할 때 몸 주위에 가해지는 회전력(torque) 그리고 선수의 속도, 방향, 또는 둘 다 매 4~6초마다 바뀐다는 점을 고려한다면, 이러한 동작들이 선수들이 호소하는 증상의 주범일 수도 있다. 통증은, 선수의 결장을 야기할 정도로 심각하지 않은 통증이라도 임박한 과사용 부상(overuse injury)을 예고하는 최초의 경고일 수 있다는 증거가 쌓이고 있다. 이와 같은 부상으로 인해 선수는 오랜 기간 결장할 수 있다.

물리치료사들은 많은 효과적인 운동을 이용하여 만성 척추 통증 환자의 등을 강화하도록 돕는다. 그러나 만성 척추 통증에 가장 좋은 치료법은 통증이 시작되기 전에 예방하는 것이다. 즉 잠재적인 통증이 궤도에 올라 호소증상이 되기 전에 멈추는 것이다. 매일 조금씩 운동을 하면 향후 큰 효과를 보게 된다. 몹시 힘든 운동으로 시작할 필요는 없으며, 시간을 가지고 하면 꽤 빨리 효과를 경험할 것이다. 더 많이 얻고자 하면 더 많이 얻게 된다. 대부분의 신수가 자신의 등을 무시하여 왔으므로, 얻을 것은 많다. 운동을 다양하게 선택하고, 한 부위에, 혹은 어느 부위라도 너무 자주 또는 심하게 과부하가 걸리지 않도록 한다.

이 장에서는 특히 등을 위한 여러 운동을 소개한다. 일부 운동은 볼이 필요하거나 다소 경쟁적이므로 재미있을 수 있다. 다른 일부는 파트너를 요하는 반면, 몇몇은 체육관에서 이루어진다.

척주의 해부구조

등은 개별 추골들과 그들 사이의 연골로 이루어져 있으며, 이들이 척주를 구성한다. 각각의 뼈 사이에는 인대가 있어 뼈를 안정화한다. 척수는 정보를 뇌와 주고받는다. 그리고 대부분의 선수가 결코 생각해본 적이 없는 근육들이 어지러울 정도로 배열되어 있다. 척수를 생각해보라. 척수는 그저 정보를 전달하는 일련의 통로에 그치지 않고, 일부 의사결정 능력도 가진다. 최근에 한 척수 연구자는 "뇌에 의해 일이 시작되면 척수가 세부사항을 처리한다"고 말했다.

척주는 일련의 비슷한 뼈들로 구성되어 있다. 이러한 추골(vertebra)은 경추에 7개, 흉추에 12개, 요추에 5개가 있다(그림 5-1). 이들은 뚜렷이 구분되는 분리된 뼈들이다. 그 밑에 5개의 뼈가 유합된 천골(sacrum) 그리고 유합되거나 그렇지 않을 수도 있는

3~5개의 미골(coccyx)이 있다. 척주는 일직선으로 배열되어 있지 않다. 척주에는 시상면에서 3개의 만곡(curve)이 있고 이들 만곡은 좌우가 아니라 신체 전방 쪽이나 그 반대쪽으로 만곡을 이룬다. 경추는 전방으로 만곡되어 있고, 흉추는 후방으로 만곡되어 있으며, 요추는 약간 전방으로 만곡되어 있다. 늑골들은 흉추와 관절을 이룬다.

척주에서 각 부위의 뼈들은 나름의 특유한 모습을 하고 있지만, 모두 공통점이 있다. 즉 각각의 추골은 전방에 있는 큰 척추체(vertebral body), 서로 반대쪽의 측면에 있는 2개의 횡돌기(transverse process), 그리고 척추체의 반대쪽인 후방에서 아래로 향한 하나의 극돌기(spinous process)로 되어 있으며, 이들은 모두 추공(vertebral foramen)을 감싼다(그림 5-2). 손으로 누군가의 등을 따라 올라가거나 내려가다 보면 만져지는 돌출부가 극돌기이다. 척주의 많은 뼈 접촉은 개별적으로는 제한된 움직임만

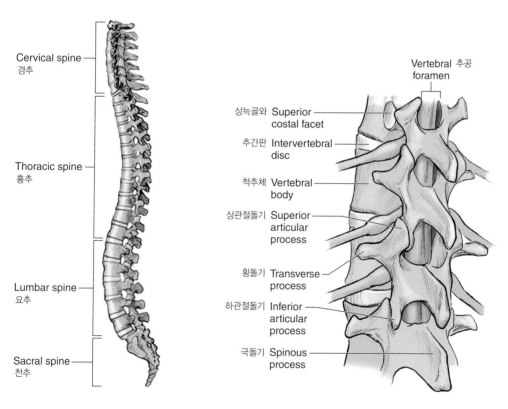

그림 5-1. 척추의 경추, 흉추, 요추 및 천추 부위   그림 5-2. 추골들의 구조

허용하나, 체조 선수, 다이버, 곡예사와 댄서가 보여주듯이 합쳐서는 척주 전체의 놀라운 움직임을 가능하게 한다.

추공에는 척수가 들어 있다. 하나의 추골이 다른 추골 위에 쌓이면 각 측면에서 또 다른 추간공(intervertebral foramen)이 보이는데, 이곳을 통해 척수 신경이 척수와 정보를 주고받는다. 이웃한 추골의 척추체들 사이에는 큰 연골 디스크가 자리한다. 이 추간판(intervertebral disc)은 두 부분으로 되어 있다. 외측의 질긴 섬유테는 '섬유륜(annulus fibrosus)'이라 하며, 중앙의 젤라틴 넝어리인 '수핵(nucleus pulposus)'을 감싼다. 추간판 탈출은 추골들 사이에서 디스크가 돌출되는 현상으로, 이러한 돌출로 척수나 척수 신경이 눌리면 통증을 유발할 수 있다.

각 쌍의 추골은 위의 돌기와 아래의 돌기를 이어줄 뿐만 아니라 뼈 관절의 기타 지점들을 이어주는 일련의 짧은 인대들로 연결된다. 아울러 척주 전체를 전후로 주행하는 긴 인대들도 있다. 그 중 '전종인대(anterior longitudinal ligament)'는 각각의 척추체 전면을 따라 주행하는 반면, '후종인대(posterior longitudinal ligament)'는 돌기들 사이로 매끈한 후면을 따라 주행한다. 세 번째인 '황색인대(ligamentum flavum)'는 셋 중 가장 강한 인대로, 척수가 들어 있는 척추관 내에서 후면을 따라 주행한다. 이상의 인대들은 함께 척주에 인상적인 안정성과 가동성을 제공한다.

각각의 추골 사이에 있는 관절은 복잡하고 부위와 기능에 따라 다양하다. 이러한 관절은 척추체 사이에서처럼 최소한으로 움직일 수 있거나, 1번 및 2번 경추 사이에서처럼 두개골의 움직임을 돕기 위해 매우 많이 움직일 수도 있다.

등 근육

여러 층으로 이루어져 있는 등 근육은 척추와 어깨를 움직이고 지지한다. 척주에서 기시하여 견갑골이나 팔에 부착되는 여러 등 근육이 제7장에 나와 있다. 이들 중 삼각형 모양의 승모근(trapezius)은 가장 바깥에 있는 근육으로, 섬유가 여러 방향을 향하면서 부채꼴로 펼쳐져 있어 다양한 활동을 수행한다. 승모근 밑에는 견갑거근(levator scapulae), 대능형근과 소능형근(rhomboid major and minor)이 있으며, 대/소능형근은 중승모근과 협력하여 견갑골을 뒤로 당기는 후인(retraction)도 수행한다. 이 모든 근육은 어깨와 등의 상부를 안정화하는 데 도움을 준다.

광배근(latissimus dorsi)은 또 다른 삼각형 모양의 편평한 근육으로, 하위 6개 흉추(극돌기), 흉요근막(thoracolumbar fascia)과 후장골능에서 기시하여 점점 가늘어져 건을 통해 상완골의 상부(대흉근이 붙어 있는 곳 근처)에서 정지한다. 광배근은 어깨

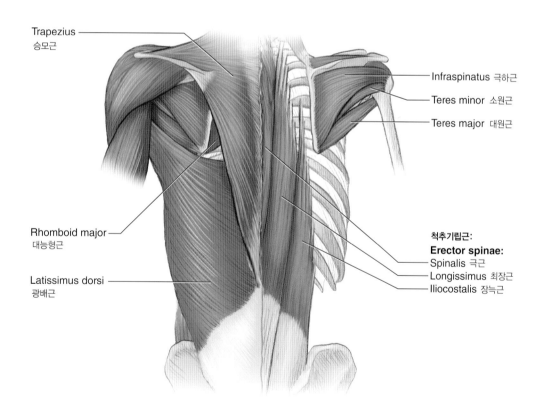

그림 5-3. 등의 근육

를 신전시키고, 내전시키며, 내회전시킨다.

대표적인 척추 신근인 척추기립근(erector spinae, 그림 5-3)은 척주를 따라 수직으로 주행하며, 외측의 장늑근(iliocostalis), 중간의 최장근(longissimus), 내측의 극근(spinalis) 등 3개의 근육으로 이루어져 있다. 이들 근육 각각에는 두극근(spinalis capitis), 경최장근(longissimus cervicis)과 흉장늑근(iliocostalis thoracis)처럼 부위특이적(region specific) 부분이 있다. 척추기립근이 척추의 양쪽에서 함께 수축하면 척추가 신전되며, 한쪽 근육만 수축하면 그쪽으로 척추의 측면 굴곡과 회전이 일어난다(표 5-1).

척추기립근 외에 척추 신근으로는 반극근(semispinalis)과 후방 심부 척추 근육이 있다. 척추기립근보다 깊이 있는 반극근은 흉추 이상으로만 있다. 후방 심부 척추 근육에는 극간근(interspinales), 횡돌간근(intertransversarii), 회선근(rotatores)과 다열근(multifidi)이 있다. 반극근과 후방 심부 척추 근육은 척추의 신전, 측면 굴곡과 회전을 보조한다.

한편 요방형근(quadratus lumborum)도 척추에 대해 중요한 작용을 한다. 이 근육은 장골릉에서 기시하여 마지막 늑골과 상위 4개의 요추에서 정지하며, 한쪽 근육이 수축하면 그쪽으로 척추의 측면 굴곡이 일어난다.

표 5-1. 척추의 움직임과 관련 근육

동작	설명	주동근육	이차근
굴곡	몸통을 앞으로 구부리는 동작	복직근, 외복사근, 내복사근	장요근(특정 상황에서)
신전	몸통을 뒤로 펴는 동작	척추기립근: 극근, 최장근, 장늑근	반극근, 후방 심부 척추 근육: 극간근, 횡돌간근, 회선근, 다열근
측면 굴곡	몸통을 옆으로 구부리는 동작	외복사근(동측, 同側), 내복사근(동측), 요방형근(동측), 척추기립근(동측): 극근, 최장근, 장늑근	반극근(동측), 복직근(동측), 장요근(요추 부위)(동측), 후방 심부 척추 근육(동측): 횡돌간근, 회선근, 다열근
회전	몸통을 비트는 동작	외복사근(대측, 對側), 내복사근(동측), 척추기립근(동측): 최장근, 장늑근	반극근(대측), 후방 심부 척추 근육(대측): 회선근, 다열근

엉덩이의 해부구조

엉덩이를 이루는 골반은 사실 양측이 각각 3개의 유합된 뼈로 되어 있다(그림 5-4). 이들 뼈는 장골(ilium), 좌골(ischium)과 치골(pubis)이다. 이들 3개의 뼈는 서로 유합되어 있어 구분하기가 어렵다.

　장골은 골반 상부에서 2개의 선풍기 날개 모양으로 퍼져 있는 뼈이다. 허리의 양쪽으로 만져지는 능선이 장골의 볼록한 상연인 장골능(iliac crest)이고, 장골능을 따라 앞쪽으로 내려가다 보면 만져지는 돌출된 부분이 전상장골극(anterior superior iliac spine)이다. 좌골은 골반의 하부 후방에 있는 뼈이다. 좌골의 가장 아래 부분에는 거친 돌출부가 있는데, 우리가 바닥에 대고 앉는 이 부분을 좌골결절(ischial tuberosity)이라 한다. 치골은 골반의 하부 전방에 있는 뼈로, 양쪽 치골은 치골결합(pubic symphysis)에 의해 서로 연결된다. 장골능, 전상장골극, 좌골결절, 치골결합 등과 같은 '뼈 표지물(bony landmark, 골성 지표)'은 중심부의 정렬과 안정성을 확인하는 데

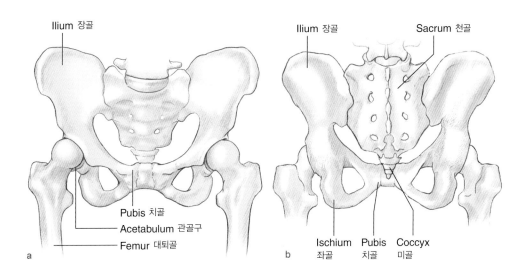

그림 5-4. 골반의 뼈: (a) 전면. (b) 후면.

유용하다. 뒤쪽에서는 양쪽 장골이 천장관절(sacroiliac joint)에 의해 천골의 양측과 연결되는데, 이 관절은 놀라울 정도로 움직임이 거의 없다.

골반저근(pelvic floor muscles)과 함께, 골반은 아래로부터 복부 장기에 대한 지지, 근육이 부착되는 수많은 장소, 신경과 혈관을 위한 통로, 그리고 하지와 뼈 관절을 이루는 부위를 제공한다. 골반을 이루는 강한 뼈들이 손상을 당하는 경우는 흔치 않으나, 골반대(pelvic girdle, 양측 골반)와 연결되어 있는 조직들이 손상을 입는 경우는 많다.

엉덩이 근육

엉덩이(고관절)에서 주요 동작은 굴곡과 신전이다. 고관절 굴곡은 다리를 구부려 몸통 쪽으로 올리는 동작이다. 고관절 신전은 반대의 동작으로, 다리를 몸통 뒤로 움직이는 동작이다.

두 근육군이 고관절을 굴곡시킨다. 일차 근육은 장요근(iliopsoas)이란 근육군이다. 이 근육군에는 장골근(iliacus), 대요근(psoas major), 소요근(psoas minor) 등 3개의 근육이 있고 이들은 요추 전면과 장골 내측에서 시작된다. (실제로 사람들의 50%에서는 소요근이 없다.) 이들 근육은 모두 하나의 공통 건을 통해 대퇴골의 상부 내측 소전자(lesser trochanter)에 부착되어 고관절을 굴곡시키고 대퇴골의 외회전을 보조한다. 또한 장요근은 척추의 측면 굴곡도 보조한다.

고관절을 굴곡시키는 이차 근육은 대퇴사두근(158페이지 참조)의 하나인 대퇴직근(rectus femoris)과 봉공근(sartorius)이다. 이들 근육도 일차 근육 못지않게 중요하다.

대퇴직근은 골반의 전하장골극(anterior inferior iliac spine)과 볼−소켓관절인 고관절의 소켓 부분(관골구) 가장자리에서 기시하여 무릎을 지나면서 나머지 3개의 대퇴사두근과 합쳐져 하나의 공통 건을 통해 슬개골 바로 밑 경골에 부착된다. 대퇴직근은 주로 슬관절 신근이나, 골반에서 기시해 고관절을 지나가기 때문에 고관절 굴근이기도 하다. 봉공근은 긴 띠 모양의 특이한 근육으로, 전상장골극에서 기시한 다음 비스듬히 내측 대퇴를 따라 내려가 무릎 아래 경골의 내측에 부착된다. 이러한 주행에 따라 고관절의 굴곡, 외전 및 외회전 보조 그리고 슬관절의 굴곡 보조와 같은 여러 동작을 가능하게 한다. 껌을 밟았는지 알아보려고 신발의 밑창을 살펴본다면, 봉공근에 의한 이 모든 동작이 일어난다.

고관절 신전도 두 근육군을 필요로 한다. 햄스트링(hamstrings, 그림 5-5 참조)의 3개 근육은 좌골결절에서 기시하여 무릎 아래 비골 및 경골의 외측과 경골의 내측에 부착된다. 햄스트링의 주요 기능은 슬관절 굴곡이나, 골반에서 기시하므로 고관절 신전도 일으킨다. 다른 주요 근육은 둔부의 크고 매우 강력한 근육인 대둔근(gluteus maximus)이다. 이 근육은 장골의 후면, 천골, 미골 등 골반의 뒤쪽을 따라 광범위한 부위에서 기시하여 고관절을 지나 장경인대(iliotibial band)에서 정지하고 아울러 대퇴골의 근위 말단부 뒤쪽에도 부착된다. 대둔근은 고관절을 신전시키는 외에, 그 근섬유가 대각선으로 주행하기 때문에 대퇴골을 외회전시키고 아울러 척추 신전을 보조할 수 있다.

나머지 2개의 둔근인 중둔근(gluteus medius)과 소둔근(gluteus minimus)은 그 상대적인 크기 및 위치에 따른 명칭이다. 이들 근육은 골반의 외측부 대둔근 밑에서 기시하여 고관절을 지나 대퇴골 상부의 큰 돌기인 대전자(greater trochanter)에 부착되어, 넓적다리의 외전(넓적다리를 몸의 정중선에서 멀어지게 하는 것)을 담당한다. 소둔근은 대퇴골의 내회전도 일으키며, 중둔근은 외전의 정도에 따라 대퇴골의 내회전이나 외회전을 일으킬 수 있다.

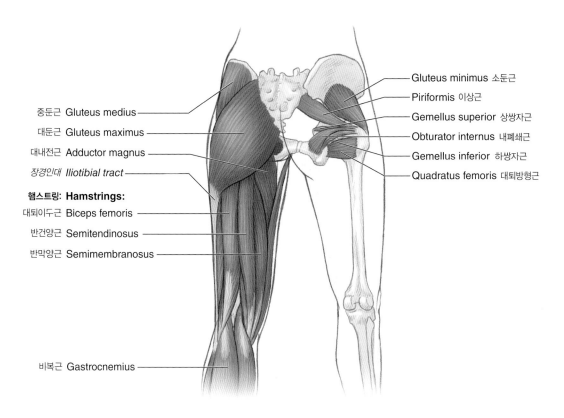

중둔근 Gluteus medius

대둔근 Gluteus maximus

대내전근 Adductor magnus

장경인대 *Iliotibial tract*

햄스트링: Hamstrings:

대퇴이두근 Biceps femoris

반건양근 Semitendinosus

반막양근 Semimembranosus

비복근 Gastrocnemius

Gluteus minimus 소둔근

Piriformis 이상근

Gemellus superior 상쌍자근

Obturator internus 내폐쇄근

Gemellus inferior 하쌍자근

Quadratus femoris 대퇴방형근

그림 5-5. 햄스트링, 둔근 등 고관절 신전에 사용되는 근육.

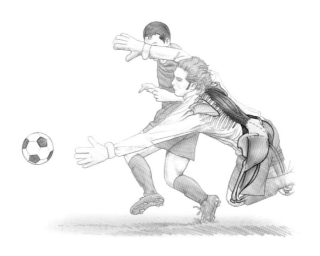

엎드려 파트너와 볼 토스
Prone Partner Ball Toss

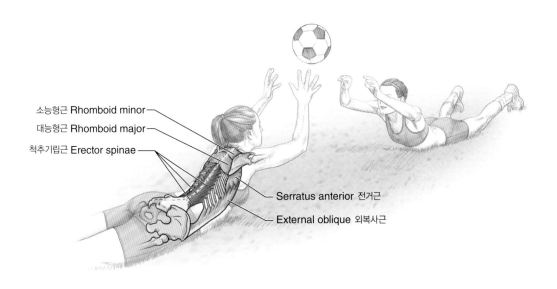

소능형근 Rhomboid minor
대능형근 Rhomboid major
척추기립근 Erector spinae
Serratus anterior 전거근
External oblique 외복사근

운동 방법

1. 이 운동에서는 파트너가 필요하다. 파트너로부터 몇 미터 떨어져 지면에 엎드리고 얼굴을 마주한다.
2. 축구공을 잡고, 등이 아치를 이루게 하여 가슴을 지면에서 들어 올린 다음, 양팔을 동등하게 사용해 볼을 파트너로 가볍게 토스한다. 스로인을 생각한다.
3. 파트너가 등이 아치를 이루게 하여 볼을 받는다. 그런 다음 볼을 다시 상대에게 토스한다.
4. 계속 볼을 주거나 받거니 토스한다. 이러한 토스를 약 15초 동안 하며, 근력이 향상되면서 시간을 늘린다.

관련근육

주동근육: 척추기립근
이차근육: 중심부 복근(외복사근, 내복사근, 복횡근, 복직근), 견갑골 안정근(대능형근, 소능형근, 전거근 등)

축구 포커스

스포츠에서 척추의 역할에 대한 지식이 늘고 있다. 중심부(core)란 개념에서 척추의 역할을 경시해서는 안 되는데, 부분적으로는 일부 하지 부상에 앞서 몸통의 경미한 동요가 일어나는 경우가 빈번하다는 사실을 이제 알기 때문이다. 게다가 상당한 비율의 축구 선수가 등에서 증상을 호소한다. 이러한 호소증상(complaint)은 의료진에게 언급할 정도이지만 선수를 결장시킬 정도는 아닐 수 있다. 축구에서는 끊임없이 출발, 정지와 방향 변화가 이루어져 척추가 반복해서 뒤틀리며, 이는 호소증상을 초래할 수 있다. 그러한 운동들이 축구 특이적이지 않다는 이유만으로 목과 척추에 대한 보완 훈련을 무시해서는 안 된다. 척추에 부착되어 있는 근육들을 강화하면 중심부의 안정화, 부상의 방지, 그리고 등 호소증상의 최소화에 상당한 효과가 있을 것이다. 엎드려 등 신전 운동은 개별적으로 할 수 있지만, 선수들이 볼을 토스하도록 하면 팀 동료들을 서로 엮을 수 있다.

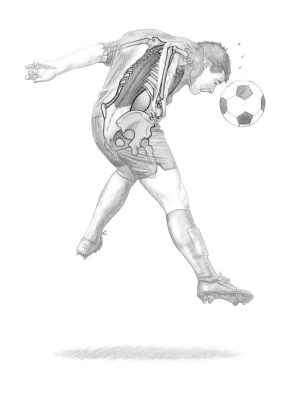

앉아 파트너와 볼 트위스트
Seated Partner Ball Twist

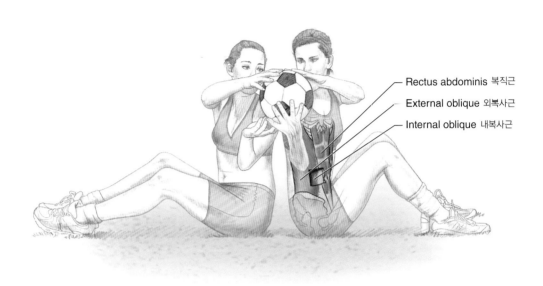

Rectus abdominis 복직근
External oblique 외복사근
Internal oblique 내복사근

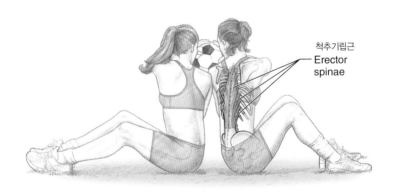

척추기립근
Erector spinae

운동 방법

1. 이 운동에서는 파트너가 필요하다. 지면에 파트너와 등을 맞대고 앉는다. 다리는 균형을 잡기 위해 펴거나 구부릴 수 있다.
2. 양손으로 축구공을 잡는다.
3. 동시에 자신과 파트너가 몸통을 한쪽으로 비틀고, 파트너가 양손을 내밀어 볼을 받는다. 그런 다음 둘 다 몸통을 반대쪽으로 비틀고, 파트너가 볼을 건네준다. 운동을 약 15초 동안 계속 반복하며, 근력이 향상되면서 시간을 늘린다.

관련근육

주동근육: 중심부 복근
이차근육: 척추 신근(척추기립근, 다열근)

축구 포커스

축구 선수는 전체 스포츠 선수들 가운데 가장 민첩한 편에 속하는 것으로 알려져 있다. 민첩성은 속도, 방향과 높이를 신속하고도 정확하게 변화시키는 능력으로 정의된다. 방향을 변화시키는 과정에서는 대개 속임 동작을 취하여 상대를 한쪽 방향으로 움직이게 하고 자신은 다른 쪽 방향으로 가는 페인트(feint)가 요구된다. 이러한 페인트는 몸통을 비틀어 상대의 유인을 도우면 가장 효과적이다. 상대는 몸의 나머지 부분이 몸통의 방향을 따라간다고 추정할 것이다. 고도로 숙련되고 페인팅에 능한 선수들은 이를 알고 몸통을 이용하여 수비수를 혼동시킬 것이다. 이 운동은 코어 트레이닝 프로그램의 일부로서 뿐만 아니라 선수의 움직임을 읽기 어렵게 하는 데에도 좋다. 이 운동에 능숙해지면서 선수들은 (대개 혼자서) 이 훈련을 점점 더 빨리 하려 할 것이다. 체육관에서 일부는 축구공을 메디신 볼로 바꿔 사실상 움직임에 저항을 추가한다.

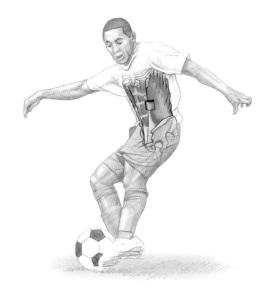

응용운동 | 빗자루 트위스트
Broomstick Twist

빗자루 트위스트는 앞서 설명한 파트너 운동을 홀로 하는 형태이다. 골프의 기본 운동인 빗자루 트위스트는 어떤 종류의 자루만 있으면 된다. 탄력에 너무 많이 의존하지 않도록 한다. 몸통을 그 운동범위의 한계까지 신전시키는 것을 목표로 하여 절제된 동작으로 트위스트를 수행하며, 움직임을 얼마나 빨리 수행할 수 있는지를 목표로 하지는 않는다.

짐볼 몸통 신전
Stability Ball Trunk Extension

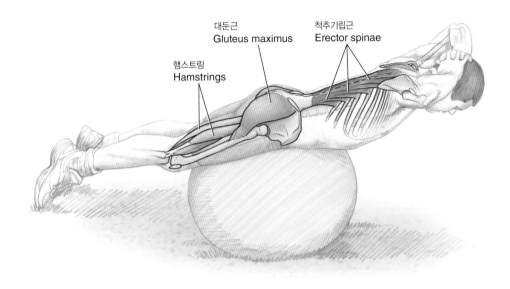

햄스트링
Hamstrings

대둔근
Gluteus maximus

척추기립근
Erector spinae

운동 방법

1. 몸을 앞쪽으로 기울여 엉덩이를 짐볼 위에 걸치고, 양발을 지면에 유지한다. 계속 몸을 앞쪽으로 기울여 몸통으로 볼을 감싼다. 손가락을 머리 뒤에서 깍지 낀다.
2. 볼에서 가슴을 올리되, 턱을 당긴 상태를 유지하여 목을 안정화한다.
3. 천천히 시작 자세로 되돌아간다.

관련근육

주동근육: 척추기립근
이차근육: 승모근, 대능형근, 소능형근, 대둔근, 햄스트링(대퇴이두근, 반건양근, 반막양근)

축구 포커스

척추의 급성 외상성 손상은 다행히도 축구에서는 드물다. 그러나 그렇다고 축구 선수의 척추가 손상으로부터 자유롭다는 의미는 아니다. 부상 감시 연구들이 급성 손상 이외의 경우를 살펴보고 선수들에게 근골격계 호소 증상(선수들을 괴롭히지만 출장을 막지는 않는 증상들)이 있느냐고 물어보면, 정상급 성인 선수들의 50% 이상이 척추 통증을 지적한다. 그리고 요통은 성인 선수들만의 문제가 아닌데, 개인기가 떨어지는 청소년 선수들(14~16세)의 40% 이상이 요통을 호소한다. 일부 연구자는 특정한 사고 없이 오는 경미한 통증이 피로 골절과 같은 과사용 부상을 예고하는 첫 경고일 수 있는지를 연구하고 있다. 척추 피로 골절은 오랜 결장을 초래할 수 있으므로, 선수들은 척추의 피로를 줄이기 위해 할 수 있는 조치를 취해야 계속 출장할 수 있다.

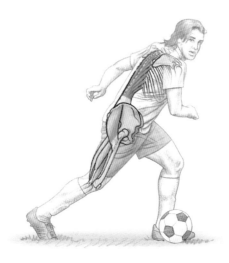

응용운동 복사근 크런치
Oblique Crunch

짐볼 위에 옆으로 누워 볼 반대측으로 측면 굴곡을 수행하는 크런치를 하면 복사근에 가해지는 부하를 증가시킬 수 있다.

마운틴 클라이머
Mountain Climber

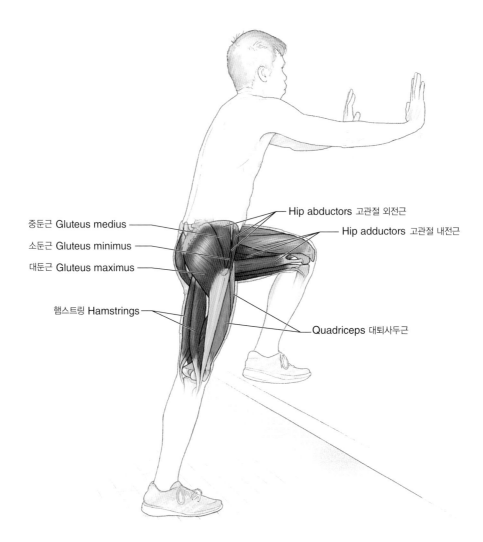

중둔근 Gluteus medius

소둔근 Gluteus minimus

대둔근 Gluteus maximus

햄스트링 Hamstrings

Hip abductors 고관절 외전근

Hip adductors 고관절 내전근

Quadriceps 대퇴사두근

운동 방법

1. 양손을 어깨 높이로 견고한 벽에 대고, 팔을 편 상태를 유지한다.
2. 양발을 바닥에 평평하게 댄 채, 몸이 위로 벽을 향해 약 45도의 경사를 이루게 한다.
3. 폭발적인 스프린트 동작으로 무릎을 위로 들어 올려 넓적다리가 지면과 평행이 되도록 하고 무릎이 엉덩이 높이가 되게 하며, 발목을 구부린다. 속도를 빠르게 한다.

4. 지지하는 다리를 완전히 신전시켜야 하며, 체중이 발볼에 실리도록 한다.

5. 척추는 중립으로 유지한다.

6. 천천히 다리를 내리고 반대 측에서 반복한다.

관련근육

주동근육: 둔근, 햄스트링(대퇴이두근, 반건양근, 반막양근), 고관절 내전근 및 외전근

이차근육: 대퇴사두근(내측/외측/중간광근, 대퇴직근)

축구 포커스

축구는 격렬한 신체 활동과 많은 체력 요소를 요한다. 그럼에도 경기에서 폭발적인 순간이 가장 결정적이라는 것은 거의 틀림없으며, 스루 패스 볼로 향하는 전력 질주, 득점 기회를 막고자 수비 전열을 갖추기 위해 하는 질주, 골문 지역에서 크로스 볼에 헤더를 하기 위한 점프, 골키퍼가 득점을 저지하기 위해 하는 다이빙, 또는 공격수가 슛을 할 때 생성하는 파워가 그러한 순간이다. 폭발적인 움직임을 훈련시키는 운동을 포함시키는 것은 어느 훈련 프로그램이든 중요하다. 마운틴 클라이머는 상체의 기울기와 위치, 하지 움직임의 각도와 다리 동작에 초점을 둠으로써 스피드 향상의 기반을 조성하며, 기타 스피드 향상 활동과 함께 사용해야 한다.

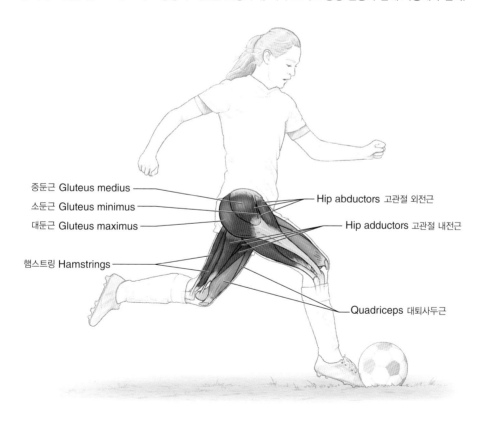

중둔근 Gluteus medius

소둔근 Gluteus minimus

대둔근 Gluteus maximus

햄스트링 Hamstrings

Hip abductors 고관절 외전근

Hip adductors 고관절 내전근

Quadriceps 대퇴사두근

거꾸로 다리 신전
Reverse Leg Extension

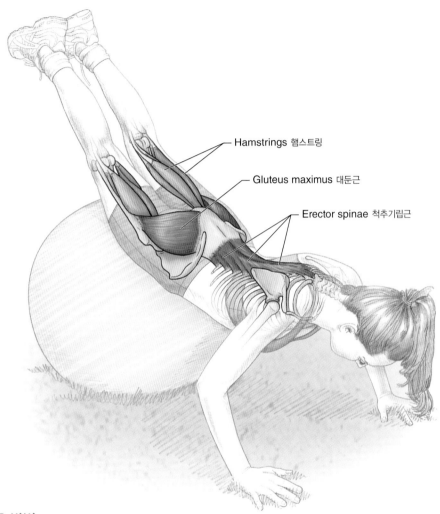

Hamstrings 햄스트링

Gluteus maximus 대둔근

Erector spinae 척추기립근

운동 방법

1. 자신의 체격에 적합한 짐볼을 선택한다. 너무 크면 양손과 양발이 동시에 지면에 닿을 수 없을지도 모르며, 너무 작으면 난이도가 거의 없다.
2. 볼에 엎드려 누워 하복부가 볼 위에 오도록 한다. 팔을 뻗어 손바닥을 지면에 댄다. 다리를 펴 발가락이 지면에 닿도록 한다.
3. 엉덩이를 신전시켜 두 다리를 똑같이 가능한 한 높이 올리되, 다리를 편 상태를 유지한다.
4. 천천히 시작 자세로 되돌아간다.

관련근육

주동근육: 대둔근, 척추기립근

이차근육: 햄스트링(대퇴이두근, 반건양근, 반막양근)

축구 포커스

헤더는 터득하기 어려운 기술이다. 헤더에 능숙한 선수들은 팀의 보배이다. 서서 헤더를 할 때 헤더 파워의 대부분은 헤더 기회의 성공에 필요한 에너지를 제공하기 위해 지면을 밀어내는 것에서 온다. 점프해 헤더를 할 때에는 밀어낼 지면이 없으므로, 몸통의 과신전을 몸통의 급속한 굴곡과 조화시켜 볼에 파워를 가해야 한다. 시합에서 이러한 기회는 단지 몇 차례만 올 수 있으나, (적절한 연령의 선수들이) 헤더 연습을 하면 이러한 과신전-굴곡 동작과 척추 근육에 많은 기회가 올 수 있다. 척추기립근을 동원하는 운동들은 이렇게 어려운 기술을 구사할 때 추골들의 지지에 도움이 될 것이다.

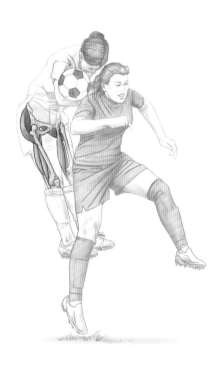

경사 요추 신전
Inclined Lumbar Extension

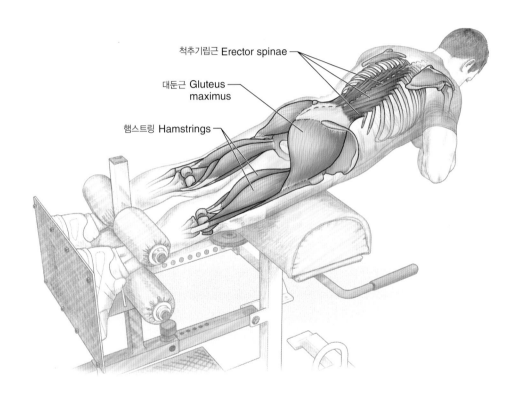

척추기립근 Erector spinae

대둔근 Gluteus maximus

햄스트링 Hamstrings

운동 방법

1. 로만 체어(Roman chair)에서 발목을 패드 아래에 걸쳐 엎드려 누운 자세를 취한다. 넓적다리가 쿠션 위에 놓이게 하고 양팔은 가슴에서 교차시킨다. 엉덩이는 움직이기 자유로워야 한다.
2. 천천히 몸통을 바닥으로 내린다.
3. 몸통을 올려 다리와 정렬되도록 한다.
4. 너무 많이 반복하려 하지 않는다. 몇 회 반복으로 시작하며, 근력이 향상되면서 점차 반복 횟수를 늘린다.

관련근육

주동근육: 척추기립근

이차근육: 대둔근, 햄스트링(대퇴이두근, 반건양근, 반막양근)

축구 포커스

최근의 한 연구는 청소년 선수들에서 요추 특정 부위의 피로 골절을 살펴봤다. 손상의 명칭은 척추분리증(spondylolysis)이었다. 그것이 특정 사건으로 시작되는지 혹은 유전적 요인이 있는지, 정확한 원인은 아직 연구 중이다. 축성 하중(axial loading, 뼈들의 꼭대기에서 내리미는 것) 또는 반복적으로 비트는 동작이 주범일 가능성이 있는 것으로 시사되고 있다. 축성 하중은 축구에서 그리 흔하지 않으나, 과도한 비틀림은 매우 흔하다. 이러한 경우에는 휴식이 최선의 치료법이며, 대부분의 의사는 완전한 치유를 위해 3개월 이상의 결장을 권한다. 대부분의 스포츠 의학 전문의는 취약한 뼈와 관절 주위의 근력을 강화하면 부상 방지에 상당한 효과가 있을 것이라고 한다. 이는 특히 등인 경우에 사실인데, 등은 약하고 단련이 쉽지 않은 것으로 알려져 있다.

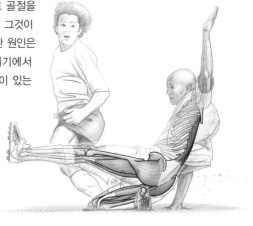

<table>
<tr><td>**응용운동**</td><td>파트너와 요추 신전
Partner Lumbar Extension</td></tr>
</table>

이 운동에서는 파트너가 필요하다. 지면에 엎드려 누워 양손을 머리 뒤에서 깍지 낀다. 파트너는 발 가까이에서 무릎을 꿇고 발목을 지면에 고정한다. 천천히 척추를 신전시켜, 어깨를 지면에서 떼고 몸통을 올린다. 절제된 동작으로 몸통을 지면으로 내리고 반복한다. 시작부터 너무 많이 반복하거나 너무 과도하게 신전시켜 무리해서는 안 된다. 몇 회 반복으로 시작하며, 점차 반복 횟수를 늘린다. 파트너와 운동을 교대한다.

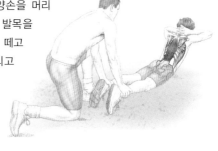

<table>
<tr><td>**응용운동**</td><td>회전 측면 신전
Rotating Lateral Extension</td></tr>
</table>

이 응용운동에서는 복사근이 동원된다. 그저 앞서 설명한 대로 운동을 하되, 한쪽 측면으로 몸통비틀기를 매 번의 반복에서 교대로 하기만 하면 된다. 근력이 강해지면서는 매 반복에서 몸통비틀기를 양쪽 방향으로 한다.

플로어 브리지
Floor Bridge

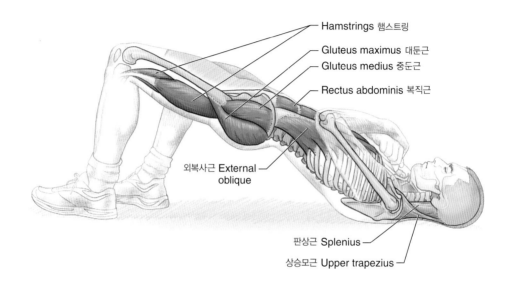

Hamstrings 햄스트링
Gluteus maximus 대둔근
Gluteus medius 중둔근
Rectus abdominis 복직근

외복사근 External oblique

판상근 Splenius
상승모근 Upper trapezius

⚠ **안전수칙:** 브리지 운동의 꼭대기에서 어깨는 바닥에 닿아야 한다. 이렇게 해야 머리나 목에 긴장이 가해지지 않을 것이다.

운동 방법

1. 바로 누워 무릎을 구부리며, 양발을 바닥에 평평하게 대고 엉덩이 너비 정도로 벌린다. 균형을 잡기 위해 팔을 옆으로 펼쳐야 할 수도 있다.
2. 엉덩이와 몸통을 올려 몸이 무릎에서 어깨까지 일직선이 되도록 한다.
3. 꼭대기 위치에서 몇 초간 멈추고, 중심부를 들이 당긴다. 천천히 몸통을 거의 지면까지 내린다. 이 자세에서 멈추고 반복한다. 5회 반복으로 시작하며, 근력이 향상되면서 늘린다.

관련근육

주동근육: 햄스트링(대퇴이두근, 반건양근, 반막양근), 대둔근, 중둔근, 중심부 복근
이차근육: 상승모근, 판상근, 척추 신근

축구 포커스

과거에는 목을 위한 보완 훈련이 레슬링에서 채용한 넥 브리지(neck bridge) 운동으로 한정됐다. 레슬링에서 넥 브리지 동작은 상대에게 눌려 꼼짝 못하는 상태가 되지 않도록 하는 중요한 기술이나, 그러한 운동은 주로 등척성 운동이고 대부분 목의 신전 및 과신전을 요한다. 축구에서 강한 목은 헤더에 도움이 될 뿐만 아니라 볼, 다른 선수, 지면, 골대 등과 충돌을 일으킬 때 머리의 안정화에도 중요하다. 그러나 목과 어깨의 지지를 향상시키는 기타 대안들이 있다. 플로어 브리지는 흔히 코어 운동으로 생각되지만, 목과 어깨는 지면과 접촉하는 세 지점의 하나이고 발에 의한 밀림에 맞서 작용해야 한다. 또한 몸통이 들릴 때 햄스트링과 둔근이 활성화된다. 운동 내내 둔근이 수축되고 복근이 들이 당겨진 상태를 유지한다.

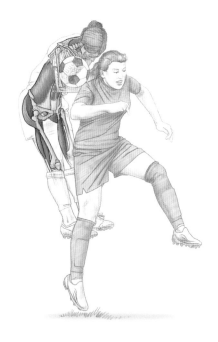

응용운동 바벨 힙 브리지
Barbell Hip Bridge

지면에 앉은 자세로 시작한다. 바의 패드를 사용해 바를 엉덩이 바로 위로 굴리고, 바닥에 평평하게 눕는다. 발뒤꿈치에 힘을 주어 움직임을 시작하고, 엉덩이를 위로 펴서 바를 올린다. 웨이트는 등 상부와 발뒤꿈치로 지지해야 한다. 엉덩이를 가능한 한 멀리 편 다음, 시작 자세로 되돌아간다.

굿모닝
Good Morning

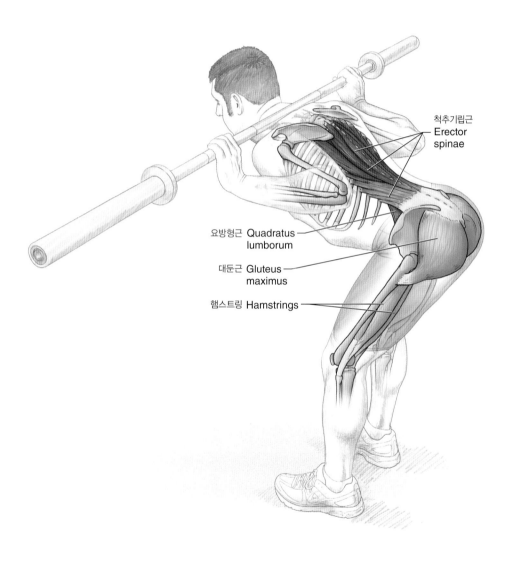

척추기립근
Erector
spinae

요방형근 Quadratus
lumborum

대둔근 Gluteus
maximus

햄스트링 Hamstrings

⚠ **안전수칙:** 이 운동을 위해 무거운 웨이트를 사용할 필요는 없다. 무릎을 약간 구부리면 운동이 다소 더
쉬워질 수 있다.

운동 방법

1. 양발을 벌리고 서서 무릎을 조금 구부린다. 오버핸드 그립으로 승모근을 가로지르는 바벨을 잡는다.
2. 몸통을 펴고 머리를 든 상태를 유지하면서 천천히 몸통을 앞쪽으로 구부려, 몸통과 넓적다리 사이의 각도가 약 90도가 되도록 한다.
3. 이 자세에서 멈춘 다음 천천히 몸통을 올린다.

관련근육

주동근육: 척추기립근, 요방형근

이차근육: 대둔근, 햄스트링(대퇴이두근, 반건양근, 반막양근)

축구 포커스

지금까지 소개한 대부분의 운동은 필드 플레이어를 대상으로 한다. 골키퍼는 특유의 자세를 취한다. 골키퍼는 플레이와 동떨어져 상당한 시간을 보내며, 눈에 잘 띄지는 않지만 수비수들과 위치선정 및 상대의 움직임에 대해 이야기한다. 보다 중요한 점은 골키퍼가 경기에서 자기 팀을 지키기 위해서는 대개 3차례 이상의 선방을 해야 한다는 것이다. 이러한 동작은 매우 폭발적이고 아주 곡예적인 경우가 빈번하며 관중과 선수들의 한숨을 자아낼 수 있다. 골문 입구를 가로질러 몸을 뻗고, 등이 아치를 이루게 하며, 또 팔을 내뻗어 볼에 손끝을 대어 슛의 방향을 돌림으로써 위험에서 벗어나려면, 모든 근육이 즉각적으로 작용할 준비가 되어 있어야 한다. 골키퍼는 손도 사용할 수 있기 때문에, 몸통 상부와 상체가 필드 플레이어에 비해 독특한 역할을 한다. 신장이 188cm 이상인 선수들이 골대에 달려드는 경우가 일상적인 상황에서 골키퍼들도 커지고 있다. 이 정도의 신장 크기라면 골키퍼의 관절에 가해지는 회전력(torque)도 변화하게 된다.

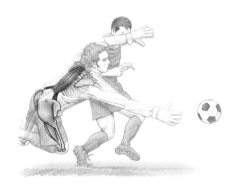

응용운동 머신 등 신전
Machine Back Extension

머신은 안전하고 안정적인 방법으로 근육군을 구분훈련시킨다. 척추 통증 또는 등의 호소증상을 겪은 적이 있는 선수들은 물론 등 부상에서 회복 중인 선수들은 우선적으로 등 신전용 머신을 선택해야 한다.

한팔 덤벨 로우
One-Arm Dumbbell Row

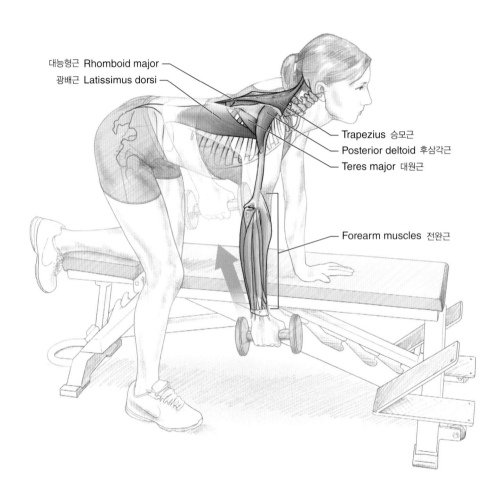

대능형근 Rhomboid major —
광배근 Latissimus dorsi —

Trapezius 승모근
Posterior deltoid 후삼각근
Teres major 대원근

Forearm muscles 전완근

운동 방법

1. 패드 벤치 위에 왼쪽 무릎을 꿇는다. 왼손을 벤치에 얹어 지지한다. 오른발을 바닥에 평평하게 대고, 덤벨도 마찬가지로 놓는다.
2. 척추를 곧게 유지하면서 몸을 엉덩이에서 앞쪽으로 기울여 덤벨을 잡는다.
3. 숨을 들이쉬면서 팔을 올리고 팔꿈치를 가능한 한 높이 굴곡시켜, 웨이트를 몸통으로 들어 올린다.
4. 들어 올린 꼭대기에서 멈춘 다음, 숨을 내쉬면서 웨이트를 내려 팔이 완전히 신전되도록 한다. 이러한 동작은 나무에 톱질을 하는 것과 비슷하다.

관련근육

주동근육: 광배근, 대원근, 후삼각근, 승모근, 대능형근, 소능형근

이차근육: 전완 근육, 자세를 위한 척추 신근

축구 포커스

현대의 축구 전술은 이중적이다. 공격에서는 팀이 경기장을 가능한 한 크게 만들어 선수들에게 기동할 공간을 주고 수비를 드문드문 흐트러뜨린다. 수비에서는 팀이 경기장을 가능한 한 작게 만들므로 팀 수비가 아주 밀집되고 각각의 수비수가 볼에 가깝다. 선수들은 불가피하게 볼을 위해 경쟁하면서 초접전을 펼친다. 선수, 특히 스트라이커가 수비수를 볼에서 멀어지게 할 수 있는 가장 좋은 방법의 하나는 볼로부터 수비수를 차단하는 것이다. 이렇게 하려면 등 및 어깨 근력으로 공격수가 실제보다 더 커보이도록 하고 팔을 불공정하게 사용해 심판의 노여움을 사지 않아야 한다. 수비수의 차단에 능하고 볼의 점유를 유지할 수 있는 선수는 상당한 시간을 벌게 될 것이다. 점유는 축구에서 큰 부분이므로 볼로부터 수비수를 차단하는 능력은 중요하지만 흔히 간과하는 기술이다.

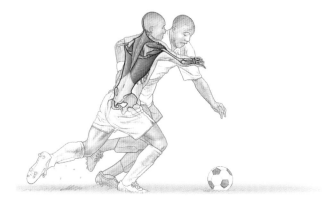

응용운동 로우 응용운동
Options for Rowing Exercises

로우 운동들에서는 자세가 중요하다. 스탠딩 로우(standing row)는 많은 바벨 들어올리기처럼 복잡한 운동이다. 이 운동에서는 웨이트를 끼운 바를 바닥에서 넓적다리로 올린 다음 특정 자세를 취한 후 로우를 실시한다. T바 로우(T-bar row)는 특히 벤치에 앉아 수행할 경우에 몸통에 지지를 해주고 안전 조치를 제공한다. 많은 케이블 머신에서는 들어올리기의 안전한 실시를 위해 움직임을 고립시키는 로우 동작을 할 수 있다.

다리: 근육 구분훈련

LEGS:
MUSCLE ISOLATION

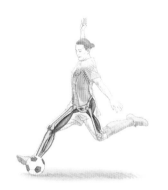

마침내 다리를 위한 운동을 소개하게 됐다. 지금이면 아마도 독자들은 멋진 슛인 64m 골킥, 혹은 후방에서 수비진을 가르는 정확한 침투 패스를 하기 위한 근력을 갖추었을 것이다. 축구는 주로 다리를 사용하는 스포츠이다. 지금까지 소개한 모든 운동은 지원을 위한 것이다. 이제 비장의 무기인 다리로 가보자.

대부분의 스포츠에서 활동의 배후가 되는 파워는 다리에서 온다. 팔을 강조하는 스포츠도 지면에서 위로 탄력을 붙인다. 다리에 문제가 있으면 팔과 어깨에 영향을 미칠 수 있다. 예를 들어 전설적인 메이저리그 투수 제이 하나 딘(Jay Hanna Dean, Dizzy Dean으로 더 잘 알려짐)의 어깨 손상도 발가락 부상으로 시작됐다. 기반이 좋지 않은 축구 선수는 곧 자신의 축구 기술에 영향을 미치는 균형, 민첩성과 그 이상을 잃을지도 모른다.

다리 위에서 타이밍이 맞지 않게 혹은 형편없이 이루어진 동작은 형편없는 기술 수행으로 나타날 수 있다. 다리 훈련에 너무 많은 시간을 쓰면서 신체의 나머지 부위를 무시하는 선수들은 절대로 자신의 완전한 잠재력을 실현시키지 못할 것이다.

선수들은 더 강한 슛이나 좀 더 긴 골킥을 하고자 할 때 키킹에 의해 최대의 효과를 본다. 이러한 경우에 속도와 거리의 향상은 대부분 키킹의 모든 복잡한 역학적 동작의 타이밍이 볼 접촉 순간 최적의 근섬유 동원과 조화를 이루어야 가능하다. 근력을 향상시키면 전반적인 운동 기술 수행능력이 향상되고 부상이 방지된다.

다리: 근육 구분훈련　**153**

다리의 뼈, 인대와 관절

다리는 3개의 주요 뼈로 이루어져 있다. 대퇴골(femur, 넓적다리뼈)은 경골(tibia, 정강뼈) 위에 있으며, 경골은 비골(fibula, 종아리뼈)과 나란히 있다. 슬개골(patella, 무릎뼈)은 대퇴사두근의 건 뒤쪽에 있고 대퇴골이나 경골에 직접 연결되어 있지 않다. 발목과 발은 7개의 족근골(tarsal, 발목뼈), 5개의 중족골(metatarsal, 발허리뼈)과 14개의 족지골(phalange, 발가락뼈)로 이루어져 있다. 발의 동작과 능숙함은 손에서보다는 못하지만, 발은 손만큼 복잡하다.

　고관절, 슬관절과 발목관절은 다리에서 3대 주요 관절이나, 더 많은 수의 관절이 존재한다. 고관절은 대표적인 볼-소켓관절(ball-and-socket joint)이다. 이 관절은 강하고 튼튼하며, 그 통합성이 골반에서 시작되어 대퇴골의 경부를 감싸는 매우 강한 인대들에 의해 지지된다. 고관절은 운동범위가 좋으나, 어깨관절만큼은 못하다. 고관절의 주요 동작은 굴곡(flexion)과 신전(extension), 외전(abduction)과 내전(adduction), 외회전(external rotation)과 내회전(internal rotation), 그리고 회선(circumduction, 다리를 원을 그리며 휘돌리는 것)이다(표 6-1).

　대퇴골이 경골의 꼭대기 평평한 표면에 자리하는 곳인 슬관절은 확실한 경첩관절(hinge joint)이다. 아울러 슬개골이 대퇴골의 매끈한 표면을 따라 미끄러지는 곳인 슬개대퇴관절(patellofemoral joint)이 있다. 슬개골은 대퇴골 자체에 부착되어 있지 않다.

　슬관절은 팔꿈치관절처럼 경첩관절이지만, 아주 복잡한 관절이다. 슬관절의 놀라운 특징은 여러 인대가 있어 관절에 안정성을 제공하면서도 비틀림을 일으킨다는 것이다. 그 중 내측측부인대(medial collateral ligament, MCL)는 무릎 내측면에서 대퇴골과 경골을, 외측측부인대(lateral collateral ligament, LCL)는 무릎 외측면에서 대퇴골과 비골을 연결한다. 이들 측부인대는 슬관절이 경첩처럼 전후방으로 움직이게 하고 뼈들이 과도하게 내반(varus or bow-legged, 안쪽굽은) 또는 외반(valgus or knock-kneed, 바깥굽은)이 되지 않도록 한다.

이들 외에 슬관절 내에는 2개의 십자인대가 있다. 두 인대 모두 경골에서 기시하여 대퇴골 말단부의 큰 절흔(notch, 패임) 내에서 정지한다. 전방십자인대(anterior cruciate ligament, ACL)는 앞쪽에서 시작하여 대각선으로 절흔의 외측 벽 쪽으로 주행하는 반면, 더 큰 후방십자인대(posterior cruciate ligament, PCL)는 뒤쪽에서 시작하여 ACL 뒤에서 교차하고 절흔의 내측 벽에서 정지한다. 이들 십자인대는 대퇴골과 경골이 서로 비틀리지 않도록 한다. 또한 ACL은 대퇴골 밑에서 경골이 지나치게 앞쪽으로, PCL은 경골이 지나치게 뒤쪽으로 밀리지 않게 한다.

아울러 슬관절 내에는 내측 및 외측반달연골(medial and lateral meniscus)이란 초승달 형태의 연골 컵이 한 쌍 있다. 이들 반달연골은 대퇴골과 경골이 서로 비틀리게 하여 회전을 일으킨다. 또 다른 유형의 연골인 관절연골은 대퇴골 및 경골의 표면과 슬개골의 뒤쪽을 덮는다. 2개의 반달연골과 관절연골은 무릎의 자유로운 움직임을 지지하는데, 축구와 같은 스포츠에서 빈번히 손상을 입는다. 반달연골이 손상을 입으면 가장자리가 날카로워져 관절연골을 손상시킬 수 있으며, 이렇게 되면 골관절염이 급속히 온다. ACL 부상과 그로 인한 불안정에 있어 한 가지 큰 문제는 조기 발생형 관절염이 올 위험이 있다는 것이다.

경첩관절인 슬관절의 주요 동작은 굴곡과 신전이다. 그러나 슬관절은 대퇴골과 경골이 서로 회전하는 것처럼 작지만 중요한 움직임이 일어나기 때문에 경첩관절 이상이다. 빈번히 언급되는 또 다른 움직임이 외반 또는 내반 동작이며, 이러한 동작은 대개 반대측에서 가해지는 힘에 반응해 일어난다. 의사는 슬관절의 내측 또는 외측을 밀어 무릎의 내반 및 외반 불안정을 검사할 수 있다. 누군가가 무릎이 외반처럼 보이는 자세가 되었을 때(무릎의 바깥이 굽은 모습이다) ACL 파열을 일으켰다는 소견을 들을 수도 있다. ACL 파열을 일으키는 실제 동작은 그 인대를 손상시키는 경미한 듯한 동작들의 상호작용이다. 예를 들어 무릎이 거의 신전된 상태이면서 고관절에서 당김이 상당한 상황에서 대퇴골이 어느 정도 내회전을 일으킨 상태로 착지 또는 커트를 하면 대퇴골 아래에서 경골이 앞쪽으로 밀려 ACL 파열을 일으킬 수도 있다. 무릎의 바깥이 굽은 모습

표 6-1. 다리의 움직임과 관련 근육

고관절

동작	설명	주동근육	이차근육
굴곡	넓적다리를 앞쪽으로 드는 동작	장요근, 대퇴직근	봉공근, 대퇴근막장근, 치골근, 장/단내전근(하부), 박근
신전	넓적다리를 뒤쪽으로 뻗는 동작	대둔근, 햄스트링: 반건양근, 반막양근, 대퇴이두근	대내전근(하부 섬유)
외전	다리를 측면으로 몸에서 멀어지게 하는 동작	중둔근, 소둔근	대퇴근막장근, 봉공근, 장요근(상부)
내전	다리를 측면에서 다시 정중선으로 옮기는 동작	장내전근, 단내전근, 대내전근, 박근	치골근
외회전	넓적다리를 정중선 반대쪽으로 회전시키는 동작	대둔근, 심부 외측 회전근: 이상근, 내폐쇄근, 외폐쇄근, 하쌍자근, 상쌍자근, 대퇴방형근	봉공근, 대퇴이두근
내회전	넓적다리를 정중선 쪽으로 안으로 회전시키는 동작	중둔근(전방 섬유), 소둔근(전방 섬유)	대퇴근막장근, 햄스트링: 반건양근, 반막양근
회선	다리를 원을 그리며 휘돌리는 동작	많은 근육	많은 근육

슬관절

동작	설명	주동근육	이차근육
굴곡	무릎을 구부리는 동작	햄스트링: 반건양근, 반막양근, 대퇴이두근	슬와근, 박근, 봉공근, 비복근
신전	무릎을 펴는 동작	대퇴사두근: 대퇴직근, 내측광근, 중간광근, 외측광근	대퇴근막장근(상부)

발목관절

동작	설명	주동근육	이차근육
족배굴곡	발가락이 위로 향하게 발목을 움직이는 동작	전경골근, 장지신근	장무지신근, 제3비골근
족저굴곡	발가락이 아래로 향하게 발목을 움직이는 동작	비복근, 가자미근	후경골근, 장무지굴근, 장지굴근, 장비골근, 단비골근

은 ACL 손상을 촉진하는 요인이라기보다는 ACL 손상의 결과인 듯하다. ACL 손상을 방지하기 위해 안전한 커트 및 착지 테크닉을 가르치는 부상 방지 프로그램이 나와 있다. 무릎은 그 구조와 기능이 우리가 이해하고 있는 것보다 훨씬 더 복잡하다. 무릎을 전문으로 하는 정형외과 의사들은 거의 매일 새로운 뭔가를 배우고 있다.

비골은 경골과 나란히 내려가는 가는 뼈이다. 위쪽으로 무릎 근처에서 경골과 비골 사이의 뼈 연결은 아주 강하나, 아래쪽 발목에서만큼은 강하지 않다. 발목의 내측과 외측에 있는 큰 융기(복사뼈, malleolus)는 사실 각 뼈의 말단부이다. 이들 뼈는 맨 위 족근골인 거골(talus)을 마치 펜치처럼 붙들고 있다. 인대가 각 뼈의 말단부를 인근의 족근골에 연결하여 발목에 안정성을 더한다.

발목관절의 주요 동작은 족저굴곡(plantar flexion)과 족배굴곡(dorsiflexion) 그리고 내번(inversion)과 외번(eversion)이다. 발의 신전과 굴곡은 각각 족배굴곡과 족저굴곡이라고 하는 것이 보다 적절하며, 족배굴곡은 발가락이 위로, 족저굴곡은 발가락이 아래로 향하게 발목을 움직이는 것이다. 강력한 킥 동작은 족저굴곡된 발목으로 이루어진다. 내번은 발바닥이 안쪽으로, 외번은 발바닥이 바깥쪽으로 향하도록 발목을 돌리는 것이다. 발목의 해부구조상 발목 염좌는 발목의 내측에서보다는(외번 염좌) 외측에서(내번 염좌) 훨씬 더 자주 일으킬 가능성이 있다. 충분한 힘이 가해지면 거골은 경골과 비골의 평행한 정렬을 무너뜨리고 발목 상부 염좌(high ankle sprain, 발목 인대결합 염좌[syndesmotic ankle sprain])를 일으킬 수 있다.

손목과 손에서처럼 발목과 발에서도 뼈의 적절한 정렬을 위해 어지러울 정도로 인대들이 배열되어 있다. 손과 손목의 뼈에 대한 똑같은 명명법이 발에도 적용되는데, 중수골(metacarpals) 대신에 중족골(metatarsals)만이 예외이다.

다리의 근육

골반에서 기시하여 대퇴골에서 정지하고 다리를 움직이는 작용을 하는 근육들 중 일부는 제5장에 설명되어 있다. 이 장에서는 무릎, 발목과 발에 작용하는 근육들을 소개한다(표 6-1 참조). 우선 넓적다리의 전방, 후방 및 내측 근육군을 살펴본다.

전방 근육군인 대퇴사두근(quadriceps femoris, 대퇴부의 네 갈래 근육)의 기시부는 네 부위로 구분된다. 내측광근(vastus medialis), 외측광근(vastus lateralis), 중간광근(vastus intermedius) 등 3개의 광근(vastus는 라틴어로 '거대한'이란 의미이다)은 모두 대퇴골 상부에서 그 이름이 의미하는 부위를 따라 기시한다(그림 6-1). 마지막 근육인 대퇴직근(rectus femoris)은 골반의 전하장골극(anterior inferior iliac spine)

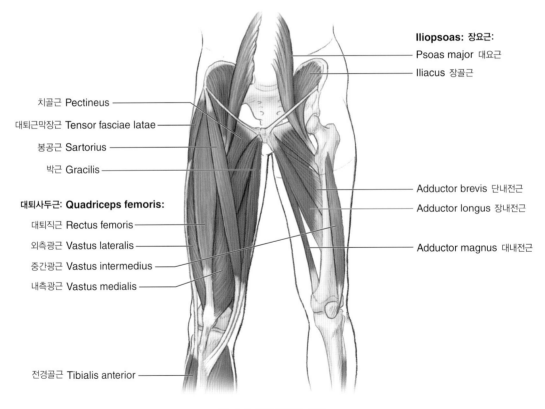

그림 6-1. 다리 앞쪽의 근육

과 고관절의 소켓 부분(관골구) 가장자리에서 기시한다. 대퇴사두근의 3개 근육은 쉽게 볼 수 있으나, 중간광근은 이들 3개 근육 밑에 있다.

이러한 4개의 근육은 무릎을 지나면서 합쳐져 하나의 공통 건(대퇴사두근건)을 통해 슬개골 바로 밑 경골 융기에서 정지한다. 해부학적 명칭상 약간 기이한 경우의 하나이지만, 대퇴사두근건이 슬개골을 지나면 이름이 슬개건으로 바뀐다. 일반적으로 근육은 그 정지부를 기시부 쪽으로 당기므로, 대퇴사두근이 수축하면 슬관절이 신전된다. 대퇴직근은 골반에서 기시하므로 고관절 굴곡도 일으킨다.

후방 근육군인 햄스트링(hamstrings)은 3개 근육으로 이루어져 있으며, 대퇴사두근의 반대쪽에 있는 길항근이다(그림 6-2). 이들은 모두 골반에서 시작된다. 대퇴이두근(biceps femoris)은 3개 근육 중 외측에 있는 가장 큰 근육으로, 좌골결절(ischial

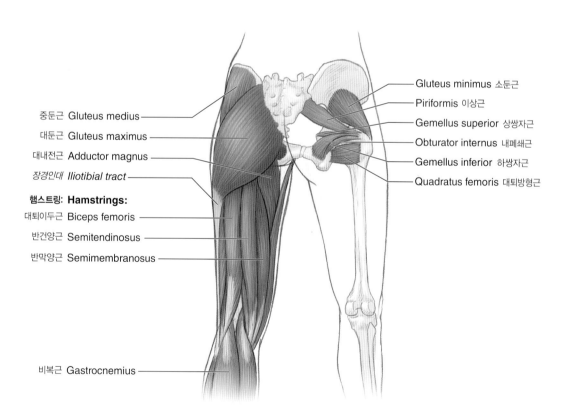

그림 6-2. 다리 뒤쪽의 근육

tuberosity)과 대퇴골 하후방에서 기시하여 비골 및 경골의 상부 외측에서 정지한다. 반건양근(semitendinosus)과 반막양근(semimembranosus)은 좌골결절에서 기시하여 넓적다리의 내측을 따라 내려가 경골의 상부 내측에서 정지한다. 대부분의 사람은 이들 근육을 뼈에 부착하는 건 3개 모두는 아닐지라도 적어도 2개는 찾을 수 있다. 햄스트링의 주요 작용은 슬관절 굴곡이나, 근육 모두가 골반에서 기시하기 때문에 고관절 신전도 일으킨다. 또한 햄스트링은 ACL 부상의 방지에 중요한 역할을 한다.

내측 근육군인 내전근(adductors)은 흔히 서혜부 근육이라고 하며, 모두 몸의 정중선에 가까운 골반 하부에서 기시하여 대각선으로 내려가 대퇴골 내측의 여러 면에서 정지한다. 여기에는 아주 작은 치골근(pectineus), 점진적으로 커지는 단내전근(adductor brevis)과 장내전근(adductor longus), 아주 큰 대내전근(adductor magnus), 그리고 아주 긴 박근(gracilis)이 있다. 그 이름이 의미하듯이 내전근의 주요 작용은 넓적다리를 몸의 정중선 쪽으로 움직이는 고관절 내전이다. 축구 선수들에서 장내전근은 특히 좌상 부상에 취약하다. 서혜부 좌상을 일으켜 거의 매 걸음에서 통증을 느껴봐야 이들 근육의 진가를 인정할 것이다.

마지막으로 넓적다리의 대퇴근막장근(tensor fasciae latae)은 근육이라기보다는 건이다. 짧고 납작한 이 근육은 골반의 장골능에서 기시하여 넓적다리의 외측을 따라 내려가 대략 엉덩이의 측면에서 만져지는 융기 부위에서 정지한다. 신장에 따라 이 근육 부분은 길이가 10~15cm일 수 있다. 여기서부터는 장경인대(iliotibial band)와 합쳐지며, 이 인대는 줄곧 넓적다리의 외측을 따라 내려가 무릎 바로 아래 경골의 외측에 부착된다. 대퇴근막장근은 고관절 굴곡, 내회전 및 외전을 보조하고 슬관절 신전을 돕는다.

하퇴부에는 발목, 발과 발가락을 움직이는 일련의 근육이 전방, 외측 및 후방 구획에 있다(그림 6-3). 하퇴부의 전방에는 전경골근(tibialis anterior), 장지신근(extensor digitorum longus)과 장무지신근(extensor hallucis longus)이 있다. 이들 근육은 발목관절의 족배굴곡을 일으킨다. 경골 또는 비골의 뒤쪽에서 기시하고 발목관절의 족저굴곡과 발의 내번을 보조하는 기타 근육으로는 후경골근(tibialis posterior), 장지굴근

(flexor digitorum longus)과 장무지굴근(flexor hallucis longus)이 있다.

하퇴부의 외측에는 3개의 비골근(peroneals)이 있으며, 이들 근육은 비골에서 기시하여 발목관절의 외측을 지나 중족골에서 정지하고 대부분 발의 외번을 일으키지만 발목관절의 족저굴곡과 족배굴곡도 보조한다.

하퇴부의 후방에는 2개의 주요 근육이 있다. 비복근(gastrocnemius)은 대퇴골의 뒤쪽에서 기시하고 그 밑에 있는 가자미근(soleus)은 경골과 비골에서 기시하며, 두 근육은 합쳐져 아킬레스건을 통해 종골(calcaneus)에 부착된다. 이들 근육은 발목관절의 족저굴곡을 일으키며, 걷고 달리거나 점프할 때 지면을 밀어내는 데 기여한다. 비복근은 두 관절에 걸쳐 있어 슬관절의 굴곡을 보조하기도 한다.

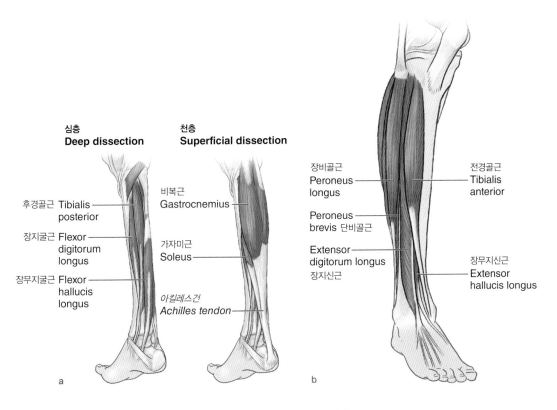

그림 6–3. 하퇴부와 발의 근육: (a) 뒤쪽. (b) 앞쪽.

파트너 업고 발뒤꿈치 올리기
Toe Raise Carrying Partner

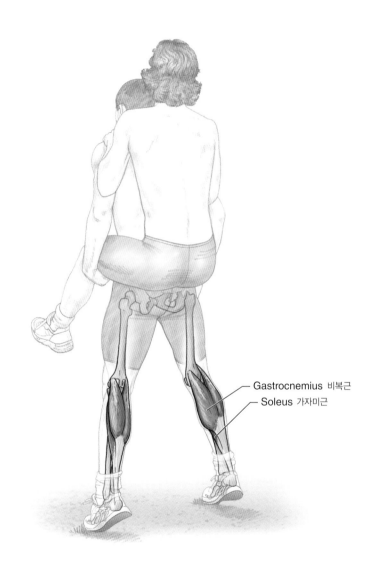

Gastrocnemius 비복근
Soleus 가자미근

운동 방법

1. 신장과 체중이 비슷한 파트너를 찾는다.
2. 파트너를 업고 선다.
3. 매번 시도할 때마다 가능한 한 높게 올림으로써, 천천히 절제된 발뒤꿈치 올리기를 수행한다.

관련근육

주동근육: 비복근, 가자미근

이차근육: 척추기립근과 기타 등 보조 근육(광배근, 외복사근 등)

축구 포커스

점프의 파워는 고관절 신전, 슬관절 신전과 족저굴곡(발뒤꿈치 올리기)이 조화롭게 기여해 생성된다. 이 모든 근육군을 점프 시 각각이 적절히 기여할 수 있도록 훈련시켜야 한다. 종아리 근육들은 러닝에도 동원되는데, 보행주기의 밀어내기(push-off)에서 대부분의 파워는 비복근과 가자미근에서 오기 때문이다. 이는 특히 단거리 경주에서 초기 도약과 가속을 할 때 적용된다. 속도가 빨라지면서 보폭이 증가하는 것은 주로 비복근과 가자미근에 의한 강한 밀어내기 때문이다. 아울러 종아리 근육들은 볼을 찰 때 발목을 견고하게 고정시키는 데 크게 기여하는 근육이다. 키킹의 유각기(swing phase) 중 다리에서 생성된 파워의 대부분은 볼 접촉 시 발과 발목이 견고하지 않으면 상실될 수 있다.

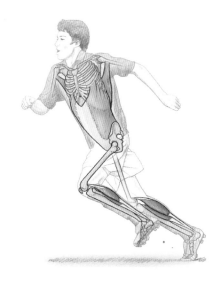

응용운동 한 다리 루마니아 데드리프트
Single-Leg RDL

왼쪽 다리로 균형을 잡으면서 오른손으로 덤벨을 쥐고 넓적다리 앞쪽에 둔다. 엉덩이를 뒤로 당겨 앉고, 왼쪽 무릎을 약간 구부린다. 오른쪽 다리는 운동 내내 펴고 몸과 정렬해야 한다. 엉덩이를 구부려 덤벨이 대략 정강이의 중간에 오도록 하되, 등을 평평하게 유지한다. 발뒤꿈치에 힘을 주고, 엉덩이를 앞으로 밀어 시작 자세로 되돌아간다.

주: 완전한 루마니아 데드리프트(Romanian deadlift, RDL)는 제11장에서 소개한다.

엎드려 파트너와 함께 하는 레그 컬
Partner Prone Leg Curl

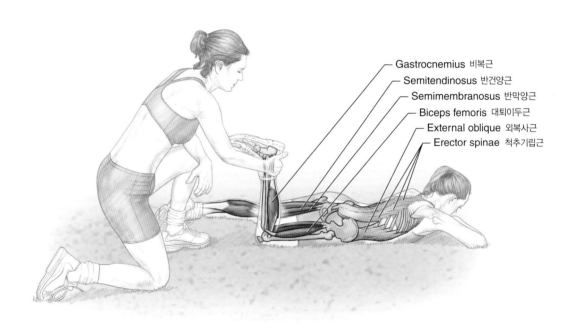

Gastrocnemius 비복근
Semitendinosus 반건양근
Semimembranosus 반막양근
Biceps femoris 대퇴이두근
External oblique 외복사근
Erector spinae 척추기립근

운동 방법

1. 지면에 엎드려 누워 한쪽 무릎은 펴고 다른 쪽 무릎은 구부린다.
2. 파트너가 발 가까이에서 무릎을 꿇고 구부린 다리의 발목을 잡는다.
3. 파트너가 주는 저항을 이기는 범위 내에서 무릎을 구부린다.
4. 다리를 바꾸고 반복한다. 양쪽 다리의 운동을 마치고 파트너와 교대한다.

관련근육

주동근육: 햄스트링(대퇴이두근, 반건양근, 반막양근), 비복근
이차근육: 중심부 안정화와 자세를 위한 중심부 복근(외복사근, 내복사근, 복횡근, 복직근)과 척추기립근

축구 포커스

이전 세대의 축구 선수들에서는 햄스트링 좌상은 드문 부상이었다. 그러나 현대 경기의 속도와 폭발적 특성으로 인해 이전에는 드물었던 이 부상이 축구에서 제1위의 부상이 되었다. 일부 연구에 따르면 프로 팀에서 매년 6건 이상의 햄스트링 좌상이 발생한다고 한다. 이러한 부상의 치유에는 시간이 소요되므로, 팀은 여러 핵심 선수가 빠진 상태에서 상당한 기간 경기를 치러야 할 수밖에 없는 경우가 생긴다. 햄스트링 좌상에는 3가지 위험요인이 있다. 좌상, 혹은 거의 어느 부상이든지간에 가장 강한 예측인자는 이전 좌상의 병력이다. 다음으로, 선수의 나이가 많을수록 좌상을 일으킬 가능성이 높아진다. 마지막으로, 햄스트링의 근력이 나쁘면 좌상 위험이 증가한다. 이들 3가지 요인 중 변화시킬 수 있는 것은 근력뿐이란 점에 주목한다. 그러므로 이런 심각한 좌상을 방지하기 위해 햄스트링의 근력을 향상시키는 것이 현명하다.

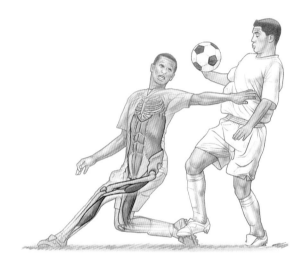

응용운동 **머신 무릎 굴곡**
Machine Knee Flexion

햄스트링 근력은 서서, 엎드려 누워서, 또는 앉아서 레그 컬을 위해 고안된 머신으로 향상시킬 수 있다. 자세에 상관없이, 머신 무릎 굴곡은 동작을 햄스트링으로 고립시키고 근력을 효과적으로 증가시킨다. FIFA 워밍업에서 노르딕 햄스트링 컬(Nordic hamstring curl, 82페이지)을 하면 근력 향상과 좌상 감소란 면에서 가장 큰 효과를 보게 된다.

누워 내전근 운동
Lying Adduction

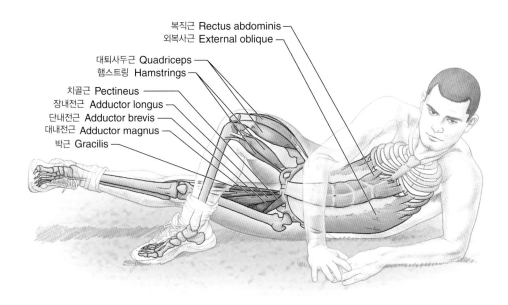

복직근 Rectus abdominis
외복사근 External oblique
대퇴사두근 Quadriceps
햄스트링 Hamstrings
치골근 Pectineus
장내전근 Adductor longus
단내전근 Adductor brevis
대내전근 Adductor magnus
박근 Gracilis

운동 방법

1. 지면에 옆으로 눕는다.
2. 위쪽 다리를 구부리고, 발을 아래쪽 다리의 넓적다리 앞 지면에 평평하게 댄다. 아래쪽 다리는 완전히 편다.
3. 천천히 아래쪽 다리를 지면에서 올린다. 가장 높은 위치에서 잠시 멈춘 다음, 시작 자세로 되돌아간다.
4. 측면을 바꾸어 다른 쪽 다리로 반복한다.

주: 이 운동은 좀 더 힘든 코펜하겐 내전근 운동(Copenhagen adduction exercise, 56페이지)과 함께 하면 좋다.

관련근육

주동근육: 내전근(장/단/대내전근, 치골근, 박근)

이차근육: 자세를 위한 중심부 복근, 신전시킨 무릎을 유지하기 위한 대퇴사두근(내측/외측/중간광근, 대퇴직근)과 햄스트링(대퇴이두근, 반건양근, 반막양근)

축구 포커스

스포츠의 활동 패턴은 일부 특정한 취약점을 초래할 수 있다. 축구 선수들은 무릎, 서혜부와 발목의 유연성이 나쁘기로 유명하다. 이러한 약점은 축구의 특성 때문인가 혹은 유연성 향상에 대한 관심 부족 때문인가? 유연성이 나쁘면 서혜부 좌상(groin strain) 등 다양한 부상을 입을 위험이 있는데, 서혜부 좌상은 패스나 슛을 막거나 차단할 때, 아주 강한 슛을 할 때, 혹은 급속한 반응적 방향 전환을 할 때 발생할 수 있다. 가장 흔히 손상되는 서혜부 근육은 장내전근이다. 대부분의 사람은 부상을 당한 이후에나 서혜부 근육이 보통의 일상 활동에서 얼마나 많이 사용되는지를 깨닫게 된다.

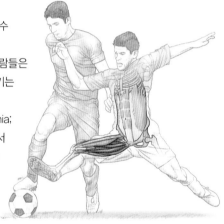

다리는 볼−소켓관절인 고관절을 통해 골반에 연결되며, 다리는 고관절 축을 중심으로 회전할 수 있다. 고관절을 굴곡시키고 신전시킬 때 다리는 커다란 원뿔 형태의 운동범위로 움직일 수 있으나, 내전근이 작용하여 이러한 고관절 굴곡 및 신전에서 다리의 측면 움직임을 최소화한다. 서혜부 좌상을 겪어본 사람들은 대개 내전근의 강화를 도와 이차 좌상을 방지하거나 지연시키는 보완 운동을 수용하는 태도를 보인다.

또 하나의 성가신 서혜부 손상은 스포츠 탈장(sports hernia; 때로 athletic pubalgia라고도 함)이다. 그 통증은 서혜부에서 느껴지지만 실제 문제는 다른 곳에 있을 수 있으며, 선수는 손상이 일어난 때를 정확히 기억하지 못할 수 있다. 서혜부 좌상과 스포츠 탈장의 치료는 아주 다르기 때문에 정확한 진단을 위해서는 스포츠 의학 전문의의 진료를 받아야 한다.

응용운동 **케이블 고관절 내전**
Cable Hip Adduction

누워 내전근 운동은 경기장에서 할 수 있다. 경기장에서 내전근을 계속 훈련시키는 유일한 방법은 반복을 늘리는 것으로, 이는 내전근의 순수한 근력보다는 국소 근지구력을 증가시킨다. (우리는 팀들이 발목 웨이트를 경기장으로 가져오는 것을 목격한 적도 있다.) 내전근의 근력을 크게 증가시키려면 체력 단련실로 가서 케이블 머신을 사용하여 저항을 추가한다.

파이어 하이드런트
Fire Hydrant

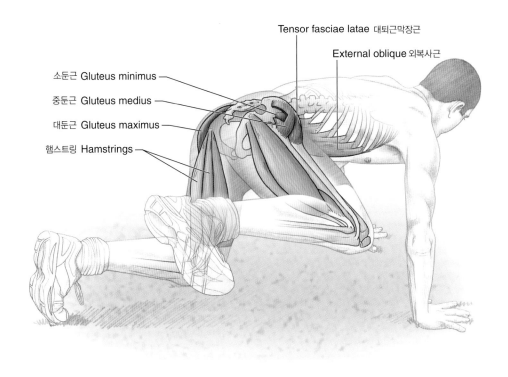

Tensor fasciae latae 대퇴근막장근

External oblique 외복사근

소둔근 Gluteus minimus

중둔근 Gluteus medius

대둔근 Gluteus maximus

햄스트링 Hamstrings

운동 방법

1. 지면에서 기어가는 자세를 취한다.
2. 구부린 한쪽 다리를 측면으로 올려 다리가 지면과 평행하도록 한다. 잠시 멈춘 다음 다리를 다시 시작 자세로 내린다.
3. 다리를 바꾸어 다른 쪽 다리를 측면으로 올려 지면과 평행하도록 한다. 다리를 교대한다.

관련근육

주동근육: 둔근(대/중/소둔근), 대퇴근막장근
이차근육: 외측광근, 햄스트링(대퇴이두근, 반건양근, 반막양근), 자세와 균형을 위한 중심부 복근

축구 포커스

스포츠 부상에 있어 고관절은 특이한 관절이다. 고관절 손상을 유발한 원인이 되는 특정한 사건을 기억하는 선수들은 많지 않다. 그러나 은퇴 선수들의 상당수가 인공 고관절을 이식받기에는 너무 젊다고 생각되는 나이에 인공 고관절치환술을 받고 있다. 골반 내에서 대퇴골에 대한 제어가 부족해서 고관절의 소켓 부분에 경미한 결손이 생기고 이로 인해 시간이 흐르면서 관절이 닳아 결국 치환해야 하는 것으로 보인다. 근력은 관절의 안정성에 중요하기 때문에, 이 운동처럼 고관절 주위의 근육을 향상시키는 데 이용할 수 있는 운동을 찾아보아야 한다. '파이어 하이드런트' 운동은 고관절 외전에 동원되는 다양한 근육을 단련시킨다. 동시에 넓적다리를 넓은 운동범위로 움직여주어 운동을 적절히 수행하면 '파이어 하이드런트' 운동은 내전근에 아주 좋은 동적 스트레칭이 되기도 한다.

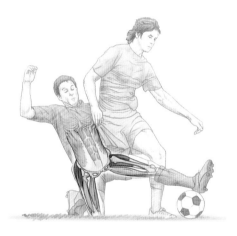

응용운동 옆으로 누워 외전근 운동
Side-Lying Abduction

가급적 매트에 옆으로 누워 다리를 편다. 양발을 모으고 아래쪽 팔을 머리 아래에 두어 지지한다. 위쪽 팔은 엉덩이에 얹는다. 양쪽 엉덩이 및 어깨는 바닥과 수직으로 정렬되어야 하며, 머리는 척추와 정렬되어야 한다. 위쪽 다리를 아래쪽 다리에서 가볍게 들어 올리되, 무릎이 펴져 있고 발이 중립 자세인 상태를 유지한다. 양쪽 엉덩이가 바닥과 수직인 상태를 유지하고, 올린 다리의 무릎이 앞쪽을 향하게 한다. 엉덩이가 위로 경사지기 시작하거나 등 하부 또는 복사근에서 긴장을 느끼는 지점까지 다리를 올린다. 천천히 올린 다리를 제어하면서 시작 자세로 되돌린다. 몸을 돌린 다음 반대쪽 다리로 반복한다.

케이블 킥백
Cable Kickback

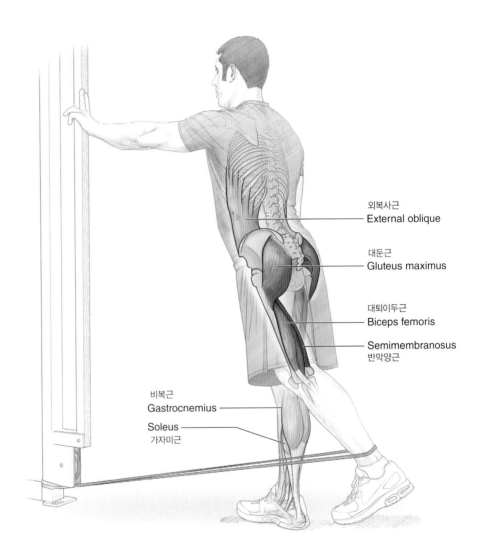

외복사근
External oblique

대둔근
Gluteus maximus

대퇴이두근
Biceps femoris

Semimembranosus
반막양근

비복근
Gastrocnemius

Soleus
가자미근

운동 방법

1. 서서 케이블 머신 또는 기타 고정물을 마주한다. 로프, 줄 혹은 저항 밴드를 한쪽 발목에 걸친다.
2. 다리를 가능한 한 펴고, 엉덩이에서 다리를 가능한 한 멀리 신전시킨다(다리를 뒤쪽으로 움직인다). 잠시 멈춘 다음 시작 자세로 되돌아간다. 필요하다면 균형을 잡기 위해 머신을 잡는다.
3. 다리를 바꾸어 반복한다.

관련근육

주동근육: 대둔근, 햄스트링(대퇴이두근, 반건양근, 반막양근)

이차근육: 자세를 위한 중심부 복근, 균형을 잡는 다리의 근육(대퇴사두근, 비복근, 가자미근, 장비골근, 단비골근, 제3비골근 등)

축구 포커스

볼을 던지거나 차는 움직임에는 일종의 와인드업 동작이 필요하다. 와인드업 동작이 길수록 볼은 더 멀리 또는 더 빠르게 간다. 고관절의 해부구조와 아울러 이 관절의 앞쪽에서 장골과 대퇴골을 이어주는 장골대퇴인대(iliofemoral ligament, Y 인대)는 킥의 백스윙을 제한한다. 키킹은 차는 다리의 전방 스윙인 것만은 아니다. 고관절 신근의 근력을 증가시켜 와인드업 동작에 가능한 한 많이 사용한다면 파워를 증가시킬 수 있다.

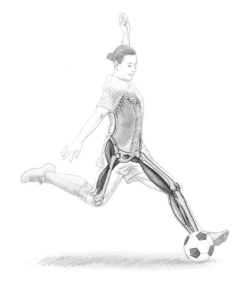

응용운동 짐볼 고관절 신전
Stability Ball Hip Extension

고관절 신전 응용운동은 짐볼로 할 수 있다. 바닥에 바로 누워 한쪽 다리가 위쪽을 가리키게 하고 다른 쪽 다리의 발뒤꿈치를 짐볼의 꼭대기에 놓는다. 바닥과 짐볼을 내리눌러 고관절을 신전시킨다. 짐볼은 운동에 균형 요소를 추가해 난이도를 증가시킨다.

벽에 기대어 앉아 등척성 운동
Isometric Wall Sit

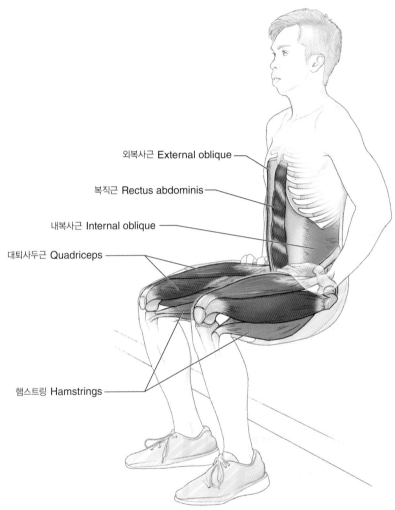

외복사근 External oblique

복직근 Rectus abdominis

내복사근 Internal oblique

대퇴사두근 Quadriceps

햄스트링 Hamstrings

운동 방법

1. 등을 벽에 대며 양발을 어깨너비로 벌리고 벽에서 약 60cm 떨어트린 채 시작한다.
2. 복근을 동원하고 천천히 등을 벽을 따라 밀어 내려 넓적다리가 지면과 평행하도록 한다.
3. 양발을 조정해 무릎이 발목 바로 위에 있도록 한다.
4. 등을 벽에 평평하게 댄 상태를 유지한다.
5. 이러한 자세를 20~60초간 유지한다.
6. 천천히 등을 벽을 따라 밀어 올려 시작 자세로 되돌아간다.

관련근육

주동근육: 대퇴사두근(내측/외측/중간광근, 대퇴직근), 복근

이차근육: 복사근, 햄스트링(대퇴이두근, 반건양근, 반막양근)

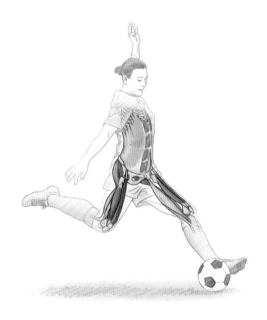

축구 포커스

대퇴사두근(내측/외측/중간광근과 대퇴직근으로 이루어짐)은 고관절의 굴곡과 슬관절의 신전을 일으키는 근육이므로, 볼을 차는 데 사용된다. 테크닉의 관점에서 볼을 '차는 것'은 많은 서로 다른 형태를 취할 수 있다. 발의 내측으로 패스하는 것, 발등으로 볼을 모는 것, 볼을 높이 차올리거나 휘게 하는 것, 강력한 슛을 하는 것, 주로 볼 배급과 정확도에 초점을 두어 슛을 하는 것, 발뒤꿈치로 볼을 뒤쪽으로 차는 것, 발리볼을 차는 것 등등으로 많다. 이러한 테크닉 중 몇몇은 파워의 생성과 궁극적으로 경기가 진행되면서 그러한 파워를 빈번히 재생하는 능력을 요한다. 이들 테크닉은 모두 슬관절 신전과 고관절 굴곡을 요한다. 이 운동은 대퇴사두근을 강화해 부상 위험을 감소시키고 근육이 파워를 생성하는 능력을 향상시킨다. 이는 정적 운동이므로, 근력과 스피드를 결합해 결국 파워(스피드 곱하기 근력)를 생성하는 근육의 능력을 향상시키는 대퇴사두근 강화 운동과 병행해야 한다.

짐볼 레그 컬
Stability Ball Leg Curl

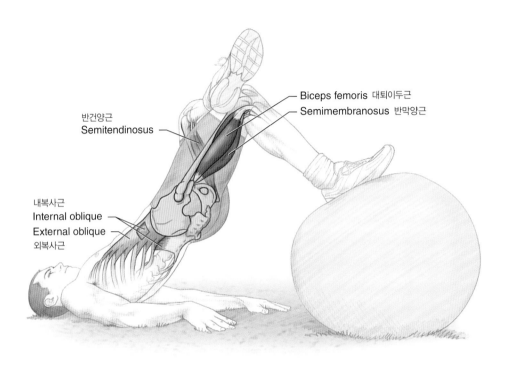

Semitendinosus 반건양근

Biceps femoris 대퇴이두근
Semimembranosus 반막양근

내복사근
Internal oblique
External oblique
외복사근

운동 방법

1. 지면에 바로 누워 한쪽 발의 발뒤꿈치를 짐볼 위에 얹는다. 다른 쪽 다리를 무릎 위에서 교차시킨다. 몸통을 지면에서 올리고 체중을 어깨에 싣는다.
2. 무릎을 굴곡시키고, 볼을 발뒤꿈치 아래에서 발바닥으로 가능한 한 멀리 굴린다. 멈춘 다음 천천히 시작 자세로 되돌아간다.

관련근육

주동근육: 햄스트링(대퇴이두근, 반건양근, 반막양근)
이차근육: 균형을 위한 중심부 복근

축구 포커스

엎드려 파트너와 함께 하는 레그 컬의 축구 포커스 부분(165페이지)에서 햄스트링의 좌상을 방지하기 위해 햄스트링을 강화하는 것이 중요하다고 설명했다. 또한 햄스트링은 전방십자인대(ACL) 파열의 방지에 있어서도 중요하다.

이미 설명한 대로 ACL은 경골의 평평한 표면 앞쪽에서 시작하여 뒤로 주행해 대퇴골 말단부의 큰 절흔(notch, 패임) 내 외측면에서 정지하므로, 대각선 방향으로 주행한다. 그 배열을 생각해볼 필요가 있다. 우측 경골을 시계 방향으로 비틀면 인대는 느슨해지나, 우측 경골을 반시계 방향으로 비틀면 인대가 팽팽해진다. 게다가 경골이 대퇴골 아래에서 뒤쪽으로 밀리면 인대는 느슨해지나, 경골이 앞쪽으로 밀리면 인대가 팽팽해진다. 점프에서 착지하거나 발을 디디면서 커트할 때는 언제나 경골이 앞쪽으로 밀린다. 경골이 앞쪽으로 밀리기 시작하면서 햄스트링이 수축되어 있을 경우를 상상해보라. 어떤 일이 일어날까? 경골은 그리 멀리 앞쪽으로 밀리지 않을 것이다. 따라서 강한 햄스트링의 수축을 통해 그리고 착지하고 커트하는 법을 배운 후 적기에 햄스트링을 동원함으로써 ACL이 늘어나는 것을 방지할 수 있을 것이다. 강한 햄스트링은 축구와 같은 팀 스포츠에서 아주 중요하다.

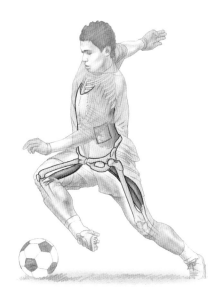

7 어깨와 목 SHOULDERS AND NECK

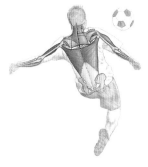

축구와 같은 스포츠에서는 관심을 하지, 즉 다리에 기울인다. 축구 선수는 하지로 볼을 다루면서 움직이고 기술의 대부분을 수행한다. 자신의 프로그램에 저항 훈련을 추가하기로 결정하는 선수들은 흔히 다리에만 집중하나, 이는 근시안적인 태도이다. 플레이 중에는 다리 위로 신체의 모든 부위가 동원되어 부상을 방지하고, 균형을 유지하고, 속도를 증가시키고, 파워를 생성해 전달하고, 간격을 유지하고, 스로인을 수행하고, 또 한층 더 많은 일을 한다.

볼 훈련을 보완하기로 하였다면 다리뿐만 아니라 전신을 단련시켜야 한다는 점을 깨달아야 한다. 신체의 다양한 부위들 내 또는 사이에서 불균형은 경기력을 저해하고 부상 위험을 증가시킬 수 있다. 전반적으로 체력이 더 좋은 선수는 피로를 지연시키고 경기에서 더 분발할 수 있어, 경기 결과에 영향을 미칠 가능성이 높을 것이다. 또한 체력이 좋은 선수는 부상에 높은 내성을 보인다. 대체 선수가 거의 없는 팀에서 훈련을 보완하는 주요 이유는 선수들의 체력 유지를 위함이다.

어깨관절의 해부구조

관절은 뼈와 뼈가 만나는 곳이다. 관절에는 움직이지 못하는(immovable) 부동관절,

약간 움직이는(slightly movable) 반가동관절, 자유로이 움직이는(freely movable) 가동관절 등 3가지 주요 유형이 있다. 예를 들어 부동관절로는 성인 두개골의 봉합(suture)이 대표적이다. 반가동관절의 예로는 1번 늑골과 흉골의 결합, 이웃한 추골 사이에 있는 추간판(intervertebral disc), 양쪽 치골을 연결하는 치골결합(pubic symphysis) 등이 있다. 가동관절은 관절을 상상할 때 대부분의 사람이 생각하는 것으로(팔꿈치, 어깨, 무릎, 발목과 기타) 여러 종류가 있다. 축구 선수들이 당하는 가장 흔한 부상 2가지가 발목이나 무릎의 관절 동합성을 손상시킨나.

전형적인 가동관절은 '활액낭(synovial capsule)'이란 주머니 모양의 결합조직 내측에 둘러싸여 있다. 이 낭이 특정 지점들에서 두꺼워져 인대를 형성한다. 인대는 뼈와 뼈를 연결하며, 건은 근육을 뼈에 연결한다. 대부분의 인대는 관절 외로, 즉 두 뼈를 감싸는 관절낭(joint capsule) 외측에 있다. 주목할 만한 예외는 전방 및 후방십자인대로, 이들은 관절 내로 있고 무릎의 관절낭 내에 존재한다. (무릎에 대해서는 제6장에서 자세히 설명한다.)

상완골(위팔뼈)은 골격의 중심부분, 즉 중축골격(axial skeleton)과 연결된다. 중축골격은 골격계에서 종축을 따라 수직으로 정렬되어 있는 뼈들로, 두개골, 척주, 늑골과 흉골로 되어 있다. 이러한 중축골격과의 연결은 아주 단순해 보이지만 전반적으로 복잡한 기능을 하는 배열을 통해 이루어진다.

상완골은 견갑골(scapula, 어깨뼈)의 관절와(glenoid, 관절오목)와 관절을 이루는데, 이 관절와는 거의 평평한 표면이지만 관절와순(glenoid labrum, 관절오목 테두리)이란 연골 컵에 의해 더 깊어진다. 견갑골은 흉곽 주위로 상승(elevation)과 하강(depression), 외전(abduction)과 내전(adduction), 그리고 상방 회전(upward rotation)과 하방 회전(downward rotation)을 할 수 있다(표 7-1).

견갑골이 중축골격과 연결되는 유일한 경로는 쇄골(clavicle, 빗장뼈)을 통해 흉골(sternum, 복장뼈)로 이어지는 것이다. 따라서 상완골은 견갑골과 쇄골로 이루어진 견갑대(shoulder girdle)를 통해 중축골격에 연결되며, 이러한 3개의 뼈가 견관절 복합체

표 7-1. 견갑골의 움직임과 관련 근육

움직임	설명	주동근육	이차근육
상승	귀 쪽으로 들리는 것	상승모근 견갑거근 능형근	해당 없음
하강	허리 쪽으로 내려가는 것	하승모근 전거근(하부 섬유)	소흉근
외전(전인)	척주에서 멀어지는 것	전거근	소흉근
내전(후인)	척주 쪽으로 가까워지는 것	승모근 능형근	견갑거근
상방 회전	견갑골의 상부 외측 부분이 위쪽으로 움직이도록 견갑골이 회전하는 것	전거근 승모근	해당 없음
하방 회전	상방 회전의 반대 움직임	능형근	견갑거근 소흉근

(shoulder complex)를 구성한다. 견관절 복합체의 3개 뼈를 이어주는 관절은 흉쇄관절(sternoclavicular joint, 쇄골을 흉골로), 견쇄관절(acromioclavicular joint, 쇄골을 견갑골의 견봉[acromion]으로) 그리고 상완와관절(glenohumeral joint, 견갑골의 관절와를 상완골의 골두로)이다. 비록 견갑골과 늑골 사이에는 직접적인 골관절 연결이 없지만, 견갑골과 늑골 사이에 있는 견흉관절(scapulothoracic joint)에 대하여 들을 수 있을 것이다.

흉쇄관절의 인대는 아주 강해 축구에서 이 관절이 빈번히 부상을 입지는 않는다. 견쇄관절에는 안정성과 가동성을 위한 여러 인대가 있는데, 이들 인대는 축구 경기에서 대부분 어깨 꼭대기에 직접 타박을 입어 부상을 당할 수 있다(예를 들어 넘어지거나 땅에 떨어져 어깨 끝을 부딪칠 경우). 상완와관절은 신체에서 가동성이 가장 좋은 관절로 생체공학으로 보면 놀라운 위업이라 할 수 있다. 그 관절낭은 두터워져 여러 상완와인대가 된다. 이 관절은 흔히 팔이 펴져 또 다른 방향, 대개 뒤쪽으로 꺾일 때 탈구되어 상완골을 앞쪽으로 탈골시킨다.

'어깨 탈구(shoulder dislocation)'는 상완와관절에서 일어나는 반면, '어깨 분리(shoulder separation)'는 견쇄관절에서 발생한다.

신체는 3가지 면으로 나뉜다. 전두면(frontal plane, 관상면[coronal plane] 이라고도 함)은 신체를 앞쪽과 뒤쪽 부분으로 나누고, 시상면(sagittal plane, 정중면[median plane] 이라고도 함)은 신체를 오른쪽과 왼쪽 부분으로 나누며, 횡단면(transverse plane, 수평면)은 신체를 위쪽과 아래쪽 부분으로 나눈다. 어깨의 모든 움직임은 움직임이 일어나는 면에 따라 설명한다. 가동성이 아주 좋은 어깨는 전두면에서 굴곡과 신전, 시상면에서 외전과 내전, 횡단면에서 외회전과 내회전 및 수평 외전과 수평 내전 등의 움직임을 일으킨다(표 7-2 참조).

가동성은 좋은 것이나, 부상 가능성도 증가시킨다. 축구에서 상지와 견갑대의 부상은 대부분 충돌과 넘어짐으로 인해 일어난다. 어깨 근육이 강한 선수는 충격에 반응하고 충격을 견뎌내 어깨를 보호할 수 있을 것이다.

표 7-2. 어깨관절의 움직임

면	동작	설명
전두면	굴곡	팔을 몸 앞쪽으로 올리는 동작
	신전	팔을 몸 앞쪽에서 내려 계속 몸통을 지나가게 하는 동작
시상면	외전	팔을 측면으로 올리는 동작
	내전	팔을 다시 측면으로 내리는 동작
횡단면	내회전	상완골을 몸의 정중선 쪽으로 회전시키는 동작(먼저 팔꿈치를 굴곡시킴)
	외회전	상완골을 몸의 정중선 반대쪽으로 회전시키는 동작(먼저 팔꿈치를 굴곡시킴)
	수평 내전	먼저 팔을 측면으로 외전시킨 다음 수평으로 정중선 쪽으로 움직이는 동작
	수평 외전	팔을 몸 앞쪽으로 올린 다음 수평으로 정중선 반대쪽으로 움직이는 동작
다중면	회선(휘돌림)	팔을 바닥과 평행하게 위치한 후 팔을 넓게 원을 그리며 휘돌리는 동작

어깨 근육

대부분의 어깨 근육은 견갑골에 부착되어 있다. 근육은 두 곳에 부착된다. 일반적으로 '기시부(origin)'는 움직이지 않는 말단부인 반면, '정지부(insertion)'는 움직이는 말단부이다. 대다수의 상황에서 근육이 자극을 받아 수축하면 정지부를 기시부 쪽으로 당긴다. 대부분의 근육은 하나의 관절을 지나가므로 그러한 근육은 그 하나의 관절에 작용하나, 근육이 두 관절을 지나가면 그 두 관절에 영향을 미친다. 근육의 기시와 정지를 마음속에 그려볼 수 있다면 그 작용을 추정할 수 있다.

삼각근

삼각근(deltoid)은 어깨관절의 상부를 모자처럼 덮고 있는 근육으로, 앞쪽의 전삼각근, 옆쪽의 중삼각근, 뒤쪽의 후삼각근 등 세 부분으로 나뉜다(그림 7-1). 전삼각근은 쇄골에서 기시하고, 중삼각근은 견갑골의 견봉(acromion, 어깨 꼭대기의 볼록한 부분)에서 기시하며, 후삼각근은 견갑골의 후방 면에 있는 견갑극(scapular spine)에서 기시한다. 이들 세 근육은 합쳐져 하나의 공통 건을 통해 상완골 외측에 부착된다.

이들 3개의 근육은 함께 팔을 외전시킨다. 개별적으로 보면 전삼각근은 어깨 굴곡을, 후삼각근은 어깨 신전을 담당한다. 한손을 삼각근에 올려놓고 각각의 동작을 해본다. 마치 질문에 답하는 것처럼 팔을 올리면(어깨 굴곡) 후삼각근이 아니라 전삼각근이 수축하는 것을 느낄 것이다.

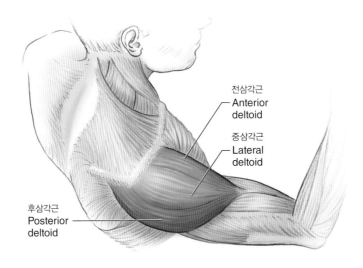

그림 7-1. **삼각근**

회전근개

회전근개(rotator cuff)는 관절와에서 상완골을 회전시키는 데 필요하지만 어깨의 안정
성에도 중요한 근육이다. 엉덩이와 달리 어깨는 구조적 제한이라고 할 만한 것이 많지
않으므로, 근육들이 지지를 제공해야 한다.

회전근개는 4개의 근육으로 이루어져 있다(그림 7-2). 견갑하근(subscapularis)은
견갑골의 앞쪽에서 기시하여 팔 아래를 지나 상완골두에서 정지한다. 이는 관절와
에서 상완골의 내회전을 담당하는 주요 근육이고 야구에서 투수가 회전근개가 파열
될 때 대개 손상되는 근육이다. 회전근개의 기타 3개 근육은 대부분 견갑골의 뒤쪽에
서 기시하여 상완골두에서 정지한다. 그 이름이 의미하듯이 극상근(supraspinatus)은
견갑극의 위에 있고, 극하근(infraspinatus)은 견갑극의 아래에 있으며, 소원근(teres
minor)은 밧줄 같은(teres) 두 근육 중 작은(minor) 근육이다. 이들 3개의 근육은 함
께 관절와에서 상완골의 외회전을 수행하고 외전(극상근)과 수평 외전(극하근, 소원근)
도 일으킨다.

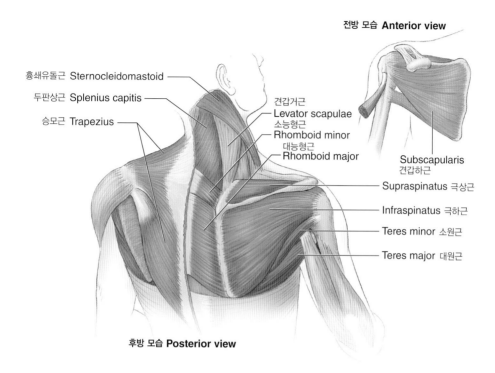

전방 모습 **Anterior view**

흉쇄유돌근 Sternocleidomastoid

두판상근 Splenius capitis

승모근 Trapezius

견갑거근
Levator scapulae
소능형근
Rhomboid minor
대능형근
Rhomboid major

Subscapularis
견갑하근

Supraspinatus 극상근

Infraspinatus 극하근

Teres minor 소원근

Teres major 대원근

후방 모습 **Posterior view**

그림 7-2. 회전근개와 목의 근육

기타 어깨 근육

기타 많은 어깨 근육이 어깨의 가동성과 안정성을 돕는다.

- **대능형근과 소능형근.** 대능형근과 소능형근(rhomboid major and minor)은 대부분 상부 흉추(극돌기)에서 기시하여 비스듬히 내려가 견갑골의 내측연에서 정지한다. 능형근은 견갑골을 내전시키고, 상승시키며, 근섬유가 대각선 방향으로 주기 때문에 견갑골을 하방 회전시킨다.

- **견갑거근.** 견갑거근(levator scapulae)은 상부 경추(횡돌기)에서 기시하여 견갑골의 상부 모서리에서 정지한다. 그 이름이 의미하듯이 이 근육은 견갑골을 상승

어깨와 목 **183**

(거상)시키나, 견갑골의 하방 회전뿐만 아니라 내전도 보조한다.

- **전거근.** 전거근(serratus anterior)은 보기가 어려울 수 있다. 이 근육은 상위 9개 늑골의 외측면에서 기시하여 흉곽을 감싸면서 뒤로 가 능형근이 정지하는 견갑골의 내측연을 따라 부착된다. 활성화되면 전거근은 견갑골을 외전시키고 흉곽으로 (앞으로) 당긴다. 이는 복싱에서 잽을 날릴 때 일어나는 견갑골의 움직임과 비슷해 때로 '복서의 근육(boxer's muscle)'이라고도 한다. 이 근육은 제8장에서 자세히 설명한다.

- **승모근.** 승모근(trapezius)은 등 상부의 넓고 편평한 근육으로 피부 바로 밑에 있다. 이 근육은 모두 경추 및 흉추를 따라 기시하여 쇄골 외측, 견봉 상부와 견갑극에서 정지한다. 기능적으로 승모근은 상승모근, 중승모근, 하승모근 등 세 부위로 나뉜다. 상승모근은 견갑골의 상승과 상방 회전, 중승모근은 견갑골의 내전, 하승모근은 견갑골의 하강과 하방 회진을 담당한다.

목 근육

목은 가동성이 아주 좋지만 신체에서 연약한 부위이기도 하다. 목 근육은 축구에서 헤더 때문에 아주 중요하다. 목의 동작에는 굴곡(턱을 내리는 것), 신전(턱을 올리는 것), 측면 굴곡(머리를 어깨 쪽으로 기울이는 것)과 회전(머리를 돌리는 것)이 있다. 이 동작들이 혼합된 것이 원을 그리는 동작이다.

주요 목 굴근은 흉쇄유돌근(sternocleidomastoid)으로, 이 근육은 쇄골과 흉골에서 기시하여 두개골의 유양돌기(mastoid process, 귀 뒤의 융기)에서 정지한다. 또한 흉쇄유돌근은 머리를 오른쪽이나 왼쪽으로 돌리는데, 오른쪽 근육의 수축은 얼굴을 왼쪽으로 돌리고 왼쪽 근육의 수축은 얼굴을 오른쪽으로 돌린다. 주요 목 신근은 두판상근(splenius capitis)으로, 이 근육은 경추와 상부 흉추에서 기시하여 두개골의 바닥에서 정지한다. 견갑거근과 상승모근은 목의 신전을 보조한다. 측면 굴곡은 오른쪽이나 왼쪽에 있는 이러한 근육들을 수축시켜 머리를 적절한 방향으로 움직여 이루어진다.

목적이 있는 헤더 기술에서 목 근육은 2가지 기능을 한다. 하나는 헤더의 기본 기술인 볼 궤적의 정확한 방향 변화에 필요한 머리 움직임을 조절하는 것이다. 보다 중요한 다른 하나는 헤더 중 머리를 몸통에 안정화하는 것이다. 그렇게 하면 볼과 만나는 결합된 질량(머리와 몸통 그리고 일부 경우에는 신체의 나머지 부위가 추가됨)이 다가오는 볼의 질량을 훨씬 초과한다. 이렇게 되면 뇌진탕 부상을 일으키는 2가지 주요 원인, 즉 선 및 각가속도로부터 머리를 보호하게 된다. 목 근육이 수축하지 않으면(선수가 무심코 볼을 맞는 우연한 머리 대 볼 충돌에서처럼) 볼의 속도와 질량에서 오는 충격이 머리의 현저한 가속을 초래하고 뇌진탕을 일으킬 가능성이 있다. 목 근육은 강화될 수 있는 것으로 알려져 있지만, 목 근육 강화가 뇌진탕을 방지하는지에 관한 무작위 임상시험은 아직 실시된 바 없다.

베어 크롤
Bear Crawll

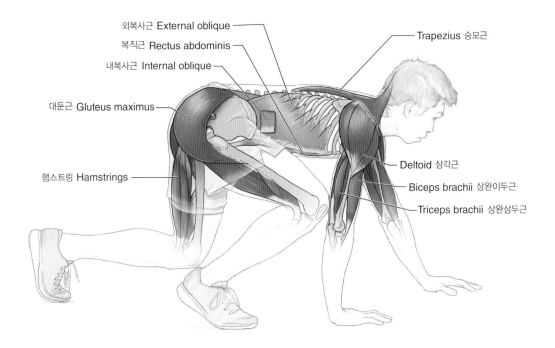

외복사근 External oblique

복직근 Rectus abdominis

내복사근 Internal oblique

대둔근 Gluteus maximus

햄스트링 Hamstrings

Trapezius 승모근

Deltoid 삼각근

Biceps brachii 상완이두근

Triceps brachii 상완삼두근

운동 방법

1. 몸을 바닥으로 기어가는 자세로 낮추고 팔을 펴며 손을 어깨너비로 벌려 앞쪽으로 둔다. 발은 뒤로 두어야 하며, 엉덩이는 들고 시선은 앞을 바라본다.
2. 먼저 왼손과 오른발, 다음 오른손과 왼발을 사용해 앞으로 기어간다. 속도에 따라 4발짝 또는 그 이상을 기어간 다음 돌아서 곰 걸음으로 기어 돌아온다.

관련근육

주동근육: 상완이두근, 상완삼두근, 어깨 근육, 승모근, 둔근, 햄스트링(대퇴이두근, 반건양근, 반막양근)
이차근육: 복근, 복사근

축구 포커스

베어 크롤 운동은 중심부의 근력과 안정성을 향상시킨다. 그러나 운동의 특성과 관련 가동성을 감안하면, 개념상 축구에서 일어나는 복합적인 활동 중 중심부 근육의 안정화에 강조점을 두어야 한다. 신체는 볼을 받고 패스하며 슛하고 드리블하며, 상대를 물리치고, 접촉과 상대의 압박이 있거나 없이 그리고 볼 점유가 있거나 없이 방향을 바꾸는 동안 효율적으로 안정되어야 한다.

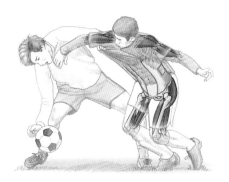

응용운동 손수레 운동
Wheelbarrow

손수레 운동을 하려면 파트너가 필요하다. 동작을 수행하면서 움직임의 속도를 제공하는 것은 파트너가 아니라 자신이다. 자신이 당기는 것이지 파트너가 미는 것이 아니다. 등이 곧은 상태를 유지한다. 이러한 상태를 유지하기가 곤란하면, 파트너에게 넓적다리 쪽으로 더 높이 다리를 잡아달라고 한다.

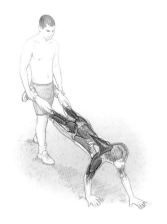

⚠ **안전수칙:** 손수레 운동을 할 때에는 등이 곧은 상태를 유지하도록 한다. 베어 크롤 운동과 손수레 운동은 잔디나 마루처럼 안전한 표면에서 하는 것이 가장 좋다. 손에 자상 혹은 부상을 당할지도 모르는 작은 파편이 흩어져 있는 표면은 피한다.

팔 레슬링
Arm Wrestling

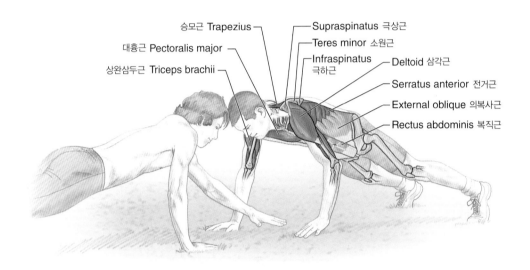

승모근 Trapezius
대흉근 Pectoralis major
상완삼두근 Triceps brachii
Supraspinatus 극상근
Teres minor 소원근
Infraspinatus 극하근
Deltoid 삼각근
Serratus anterior 전거근
External oblique 외복사근
Rectus abdominis 복직근

운동 방법

1. 이 운동에서는 파트너가 필요하다. 파트너와 함께 지면에 엎드려 누워 서로 머리를 거의 맞닿게 한다. 전통적인 푸시업의 올린 자세를 취한다.
2. 코치의 지시에 따라, 파트너의 손을 건드리거나 살짝 치면서 자신은 파트너로부터 이러한 동작을 당하지 않도록 한다. 약간의 이동은 일어날 수 있지만, 같은 장소에 머무르도록 한다.
3. 이 운동의 지속시간은 팔과 복부 근력에 따라 다양할 것이다. 우선은 운동을 15초 동안 하며, 체력이 향상되면서 시간을 늘린다.

관련근육

주동근육: 상완삼두근, 대흉근, 삼각근, 전거근, 승모근
이차근육: 회전근개, 척추 신근, 중심부 복근

축구 포커스

이는 아주 다양한 근육, 즉 자세를 위한 복근 및 등 근육, 상완골에 부착되어 있어 한쪽 손을 지면에서 떼었을 때 바람직한 자세와 균형을 유지하는 근육, 그리고 견갑골에 부착되어 있어 서로 겨룰 때 어깨를 제어하는 근육을 단련시키는 데 좋은 운동이다. 이 운동은 근력, 균형, 그리고 어깨, 팔, 몸통과 등의 국소 근지구력을 향상시킨다. 이들 측면의 근육 기능 향상은 경기에서 더 분발하고 피로에 저항하도록 도울 것이다. 훈련은 다리와 심장만 대상으로 하는 것이 아니다. 축구와 같은 전신 활동을 위한 훈련은 전신을 단련시킨다는 의미이다. 오직 다리에만 집중하는 것은 훈련 시 범하는 가장 흔한 잘못이다.

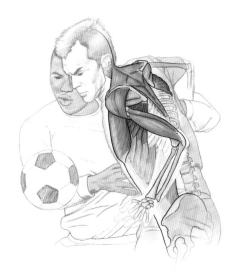

응용운동 비우성편 팔 레슬링
Arm Wrestling With Nondominant Arm

파트너와 서로 오른손을 잡고 각자 왼팔로 균형을 유지한다(아니면 둘 다 왼손잡이라면 서로 왼손을 잡는다). 목표는 파트너가 균형을 잃도록 하면서 자신의 균형은 유지하는 것이다. 우선은 그저 서로 손을 잡고 이러한 자세를 유지하는 것으로 시작한다. 일단 둘 다 균형을 유지할 수 있다면, 공격적인 요소를 추가한다. 비우성편 팔을 사용하는 수준으로 나아가려면 어느 정도 연습이 필요할 것이나, 그것이 목표이다. 우성편 팔에만 집중해서는 안 된다.

머리에 볼 맞대고 등척성 운동
Head-Ball-Head Isometrics

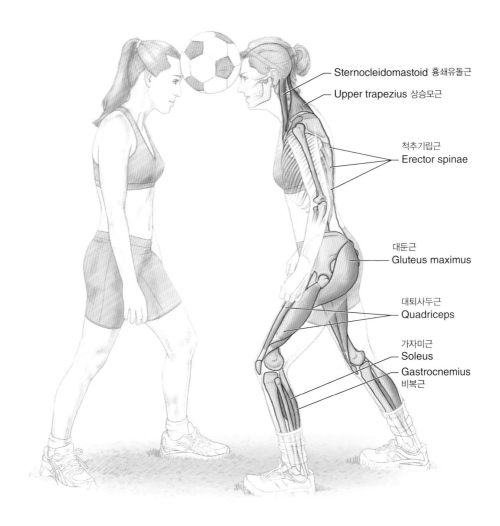

Sternocleidomastoid 흉쇄유돌근

Upper trapezius 상승모근

척추기립근
Erector spinae

대둔근
Gluteus maximus

대퇴사두근
Quadriceps

가자미근
Soleus

Gastrocnemius
비복근

⚠️**안전수칙:** 파트너가 볼을 치밀고 그로 인해 자신이 머리를 맞부딪칠 수 있도록 한다. 조심하라. 이 운동은 이기려는 것이 아니다.

운동 방법

1. 신장과 체중이 비슷한 파트너를 찾는다. 한쪽 다리를 뒤로 뻗어 엇갈린 자세로 서고 서로 마주본다. 볼을 이마 사이에 끼어 밀어붙인다. 서로의 상완을 잡으면 도움이 될 것이다.

2. 다리로 몸통, 목과 볼을 통해 밀어, 파트너를 뒤로 밀면서 파트너가 자신을 뒤로 밀도록 한다. 볼이 머리 사이에 끼어 있는 상태를 유지한다. '이는 경쟁 운동이 아니다.' 파트너를 이기려는 것이 아니다. 주안점은 볼을 압착하는 것이다.
3. 우선은 각각 10초간 지속되는 운동을 몇 회 반복한다. 근력이 향상되면서 반복 횟수 및 지속시간을 늘린다.

관련근육

주동근육: 흉쇄유돌근, 상승모근
이차근육: 비복근, 가자미근, 대퇴사두근(내측/외측/중간광근, 대퇴직근), 대둔근, 척추 신근

축구 포커스

아주 어린 선수들에게는 대개 튀기거나 던져진 볼에 헤더를 하는 동작이 신기한 편이다. 이러한 선수들은 대부분 공중 볼을 일관되게 받거나 혹은 볼의 적절한 헤더에 필요한 움직임을 터득할 수 없어, 헤더가 비교적 희귀한 기술이 된다. 선수들이 나이가 들고 성장하면서 헤더는 경기에서 필수적인 역할을 하므로, 목의 근력을 기르는 방안을 강구할 필요가 있다. 목의 근력은 헤더를 위해서뿐만 아니라 충돌 시 머리를 보호하기 위해서도 중요하다. 머리는 목 근육이 수축하여 머리를 훨씬 더 무거운 몸통에 고정할 때 보호된다. 목 근육이 충분히 강하지 않으면 머리가 갑자기 흔들려, 머리에 직접 타격이 가해지지 않아도 편타(whiplash) 또는 뇌진탕(concussion) 손상을 일으킬 수 있다.

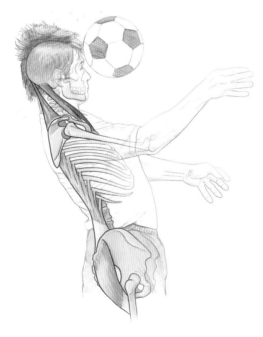

파트너 보조 목 저항 운동
Partner-Assisted Neck Resistance

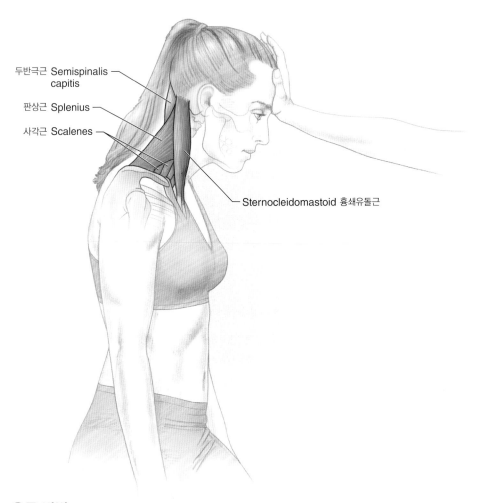

두반극근 Semispinalis
capitis

판상근 Splenius

사각근 Scalenes

Sternocleidomastoid 흉쇄유돌근

운동 방법

1. 신장과 체중이 비슷한 파트너를 찾는다. 운동을 하면서 파트너가 자신에게 저항을 제공한다. 파트너를 자신의 앞에 서게 하고 파트너가 팔을 뻗어 손바닥이 자신의 이마에 닿도록 한다.

2. 파트너가 제공하는 저항에 맞서 목을 앞쪽으로 굴곡시킨다. 파트너는 저항을 제공하되 여전히 상대가 완전한 운동범위로 움직일 수 있도록 해야 한다. 이러한 움직임의 힘은 몸통이 아니라 목에서 온다.

3. 목을 사방으로 움직이면서 운동을 반복한다. 즉 목 신전(파트너가 손을 자신의 뒤통수에 댄다)과 양측 측면 굴곡(파트너가 손을 자신의 머리 한쪽에 댄 다음 다른 쪽으로 옮긴다)을 위해 반복할 수 있다.

관련근육

주동근육: 흉쇄유돌근(전방 굴곡, 측면 굴곡), 판상근(신전), 상승모근(후방 신전, 측면 굴곡)
이차근육: 목 안정근(판상근, 두반극근, 사각근 등)

축구 포커스

헤더는 복잡한 기술로 자연적으로 생기지 않는다. 왜 누군가
가 빨리 움직이는 물체의 경로에 자발적으로 머리를 들이
밀겠는가? 대부분의 팀에는 마다않고 볼에 머리를
맞추려는 선수들과 애써 볼의 헤더를 피하려는
선수들이 있다.

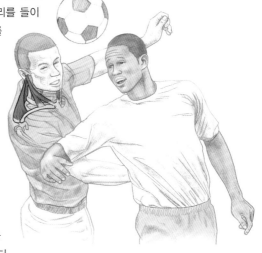

헤더의 어려움을 생각해보자. 볼이 공중에 있
을 때 선수는 경기장의 어디에서 헤더를 해야
하고 어떤 속도와 방향으로 그곳에 가야 하는
지를 결정해야 한다. 헤더를 할 때에는 서 있어
야 할까 혹은 달려야 할까, 그리고 달린다면
어느 방향으로? 점프를 해야 할까? 얼마나 높이?
한쪽 다리로 혹은 양쪽 다리로? 볼을 어디로 돌릴
까? 공중이나 지면으로 혹은 팀 동료에게? 팀 동
료에게라면, 그가 달리는 동선에서 그의 발로 볼을
향하게 해야 하는가 혹은 다른 어딘가로? 유효 헤더
를 하려면 골키퍼를 피해야 하는데, 골키퍼는 어디 있는지? 이들 결정에 상대가 개입되는 경우는 거의 없으며,
모든 결정은 볼 또는 상대와의 임팩트 훨씬 이전에 내려야 한다. 누군가가 정말로 헤더를 하고자 하는 것이 의
아스러울 따름이다. 그러나 잘만 하면 헤더는 선수와 관중을 모두 열광시킬 수 있는 짜릿한 기술이다.

응용운동 　파트너 보조 목 저항 응용운동
Options for the Partner-Assisted Neck Resistance

앞의 운동에는 몇몇 응용운동이 있다. 하나는 타월이 필요하다. 파트너가 앞에 서서 당신의 뒤통수에 타월을
두르고, 타월의 양끝을 잡는다. 당신은 타월의 저항에 맞서 목을 신전시킨다. 파트너는 앞의 운동에서처럼 당
신이 움직이는 방향으로가 아니라, 당신의 움직임과 반대 방향으로 선다. 파트너가 없다면, 또 다른 응용운동
은 다양한 목 동작으로 볼을 벽에 압착함으로써 등척성 운동을 수행하는 것이다.

풀업
Pull-Up

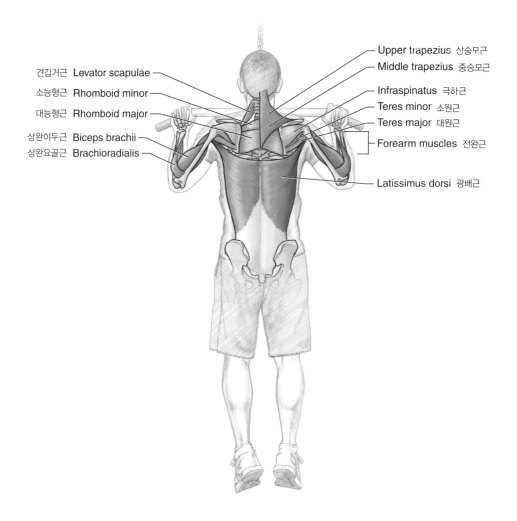

견갑거근 Levator scapulae
소능형근 Rhomboid minor
대능형근 Rhomboid major
상완이두근 Biceps brachii
상완요골근 Brachioradialis

Upper trapezius 상승모근
Middle trapezius 중승모근
Infraspinatus 극하근
Teres minor 소원근
Teres major 대원근
Forearm muscles 전완근
Latissimus dorsi 광배근

⚠️ 안전수칙: 몸을 천천히 내리고 내린 자세에서 너무 오래 매달리지 않음으로써, 어깨를 과도하게 긴장시키지 않도록 한다.

운동 방법

1. 양손을 어깨너비보다 다소 더 벌린 채 머리 위 수평 바 또는 풀업 랙의 손잡이를 잡고 손바닥을 자신의 반대 쪽으로 향하게 한다.

2. 숨을 들이쉬고 배꼽을 들이 당긴다. 체중을 당겨 올려 턱이 바 위로 오도록 한다. 가장 힘든 시점에서 숨을 내쉰다.

3. 천천히 시작 자세로 되돌아가 반복한다. 가능한 한 많이 한다.

관련근육

주동근육: 광배근, 상승모근, 중승모근, 상완이두근, 상완요골근

이차근육: 견갑거근, 대능형근, 소능형근, 대원근, 소원근, 극하근, 바를 잡게 하는 전완 근육(요측/척측수근굴근, 장장근, 천지/심지굴근, 장무지굴근 등 대부분 손목 및 손가락 굴근들)

축구 포커스

이 책의 많은 운동이 체질량을 저항으로 이용한다. 전통적인 풀업은 다관절 운동으로 체질량을 저항으로 사용하며 여전히 그만한 운동이 없다. 어깨에 대한 일반적이고 종합적인 운동을 위해서는 푸시업, 풀업과 딥을 하면 견갑골과 상완골에 부착되어 있는 거의 모든 근육을 단련시킬 수 있다. 풀업은 근력을 증가시키지만 국소 근지구력도 향상시키는데, 그 향상이 일반적으로 반복 횟수의 증가로 나타나기 때문이다. 근력을 더 키우기 위해 일부 선수는 덤벨이나 바벨 같은 프리 웨이트를 벨트에 매달아 허리에 참으로써 저항과 강도를 증가시킨다.

응용운동 랫 풀다운
Lat Pull-Down

랫 풀다운 머신에 앉아 자신의 체격에 맞게 시트를 설정한다. 패드가 넓적다리를 고정하도록 시트를 조정하여 운동 내내 앉은 자세를 유지한다. 바의 양끝을 오버핸드 그립으로 잡는다. 팔꿈치로 주도하면서, 팔꿈치 굴곡을 수행하여 견갑골을 서로 조이면서 바를 턱 높이 아래로 당기기 시작한다. 계속해서 바를 당겨 내린다. 천천히 웨이트를 시작 자세로 되돌린다.

엎드려 덤벨 플라이
Prone Dumbbell Fly

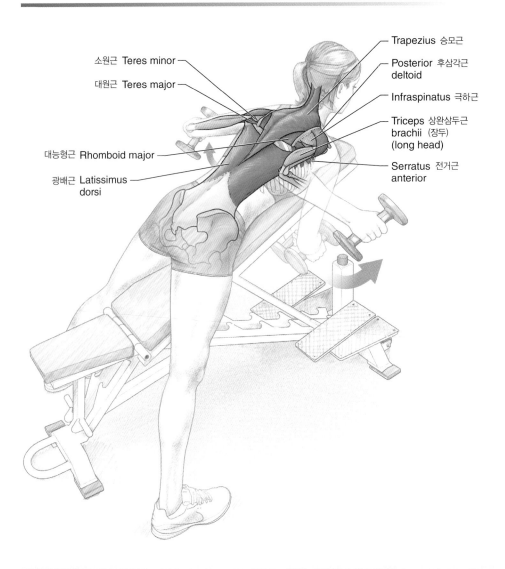

소원근 Teres minor

대원근 Teres major

대능형근 Rhomboid major

광배근 Latissimus dorsi

Trapezius 승모근

Posterior 후삼각근 deltoid

Infraspinatus 극하근

Triceps 상완삼두근 brachii (장두) (long head)

Serratus 전거근 anterior

⚠ **안전수칙:** 이 운동은 아주 어려울 수 있으므로, 너무 큰 저항을 사용하지 않도록 한다.

운동 방법

1. 패드 벤치에 엎드려 눕는다. 머리나 목은 벤치의 끝부분에서 들어도 된다. 벤치는 지면에 확고하게 자리해 안정되도록 한다. 덤벨 2개를 벤치 양측의 바닥에 둔다.

2. 웨이트를 잡는다. 팔꿈치를 약간 구부린 상태에서 숨을 들이쉬고 팔을 올려 웨이트를 들어 올리되, 팔이 바닥과 수평을 이루도록 한다.
3. 숨을 내쉬면서 천천히 웨이트를 내린다.

관련근육

주동근육: 승모근, 대능형근, 소능형근, 전거근, 후삼각근, 대원근, 광배근
이차근육: 상완삼두근(장두), 척추기립근, 회전근개

축구 포커스

프로 경기의 페널티 지역에서 선수들이 코너킥을 받으려 준비하면서 무슨 일이 벌어지는지 보라. 실제 킥이 이루어지기 불과 몇 초 전에 위치를 잡기 위해 밀고, 떠밀고, 잡고, 물리치고, 다투는 장면을 보게 된다. 코너킥은 성공 확률이 충분한 득점 기회이므로, 선수들은 다가오는 볼의 방향을 바꾸거나 볼을 방어하기 위해 위치를 잡을 때 아주 공격적이다. (흥미롭게도 코너킥의 득점 확률은 기대만큼 높지는 않다. 코너킥의 약 2%만이 골로 이어진다. 한 코치는 내게 자신의 팀이 한 시즌에 100여개 당 1개꼴로 성공시킨다고 말했다.) 이러한 기회에 유리한 위치를 잡으리라 기대되는 스트라이커는 밀집된 페널티 지역에서 자기 위치를 유지하기 위해 경기 규칙 내에서 자기 팔을 사용할 수 없다면 그리 효과적이지 못할 것이다.

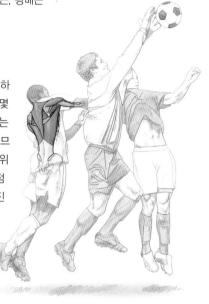

응용운동 벤트오버 로우
Bent-Over Row

벤트오버 로우는 엎드려 덤벨 플라이의 좋은 대체운동이다. 벤트오버 로우를 수행할 때에는 좋은 척추 자세를 유지해야 하며, 등을 구부려서는 안 된다. 이 운동은 주로 견갑골에 부착되어 있는 근육(견갑골의 적절한 움직임, 어깨 유연성 및 운동범위를 유지하도록 돕는 근육)을 단련시킨다.

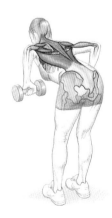

덤벨 쇼울더 프레스
Dumbbell Shoulder Press

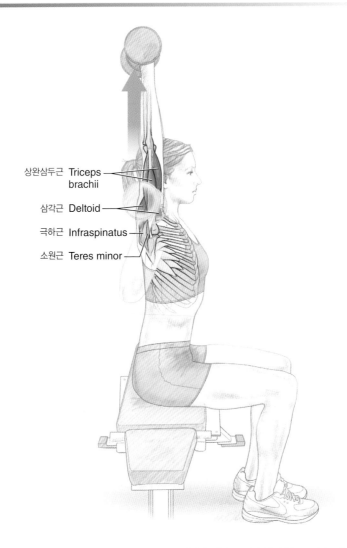

상완삼두근 Triceps brachii

삼각근 Deltoid

극하근 Infraspinatus

소원근 Teres minor

⚠️ **안전수칙:** 가벼운 웨이트로 시작한다. 어느 정도의 초기 근력이 있어야 웨이트가 머리 위에 있을 때 그것을 제어할 수 있다.

운동 방법

1. 웨이트 벤치에 앉아 등을 곧게 펴고 발을 바닥에 평평하게 댄다.
2. 오버핸드 그립을 사용해 각각의 손으로 덤벨을 잡는다. 웨이트를 어깨 높이로 든다.

3. 한쪽 팔을 수직으로 신전시킨다. 꼭대기에서 잠시 멈춘 다음, 천천히 웨이트를 어깨로 내린다. 숨을 내쉬면 서 웨이트를 올리고, 들이쉬면서 웨이트를 내린다.
4. 다른 쪽 팔로 반복하며, 양팔의 반복 횟수를 동일하게 한다.

관련근육

주동근육: 상완삼두근, 삼각근
이차근육: 어깨 안정근(대능형근, 소능형근, 승모근, 견갑거근, 회전근개)

축구 포커스

이러한 움직임을 축구에서 주요 동작이라고 상상하기는 어렵다. 팀 사진을 보면 골키퍼의 어깨가 가장 발달되어 있을 가능성을 시사할 수도 있는데, 그에게는 팔이 경기에 필수적이기 때문이다. 이렇게 말한다고 해서 골키퍼 외에 다른 선수들이 이런 움직임 및 이와 비슷한 운동을 무시해도 좋다는 의미는 아니다. 균형이 잡힌 보완 근력 훈련 프로그램은 일부 동작이 특정 스포츠에서 사소한 역할을 하는 것처럼 보일지라도 어깨를 포함해 모든 동작을 다룰 것이다. 축구에서는 플레이의 속도와 접촉의 빈도 때문에, 모든 선수가 접촉을 위한 준비를 갖춰야 한다. 앞서 설명한 대로 덤벨 쇼울더 프레스는 일측성 운동이나(한 번에 한쪽씩), 양팔을 함께 신전시키면 양측성 운동이 될 수 있다.

응용운동 머신 쇼울더 프레스
Machine Shoulder Press

모든 프리 웨이트 운동의 경우와 마찬가지로, 덤벨 쇼울더 프레스도 올바로 수행하기 위해서는 어느 정도의 기술이 요구된다. 상용 머신의 장점들 중 하나는 운동하는 사람이 특정 동작으로 고정되고 웨이트가 지지를 받는다는 것이다. 이는 운동에 안전 조치를 제공한다.

바벨 슈러그
Barbell Shrug

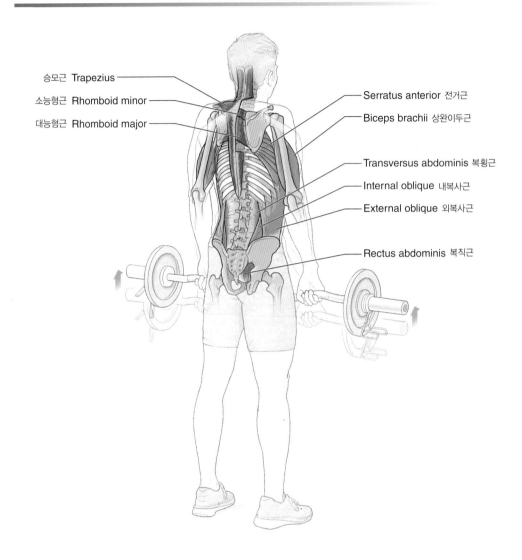

승모근 Trapezius

소능형근 Rhomboid minor

대능형근 Rhomboid major

Serratus anterior 전거근

Biceps brachii 상완이두근

Transversus abdominis 복횡근

Internal oblique 내복사근

External oblique 외복사근

Rectus abdominis 복직근

운동 방법

1. 바벨 뒤에 똑바로 서서 양발을 어깨너비로 벌린다. 회내 그립을 사용해 양손으로 바벨을 잡는다. 양손은 어깨너비보다 약간 더 넓게 해도 된다.
2. 숨을 내쉬면서 어깨를 가능한 한 멀리 올리고, 그러한 수축을 1초간 유지한다.
3. 숨을 들이쉬면서 천천히 시작 자세로 되돌아간다.

관련근육

주동근육: 승모근, 능형근

이차근육: 상완이두근, 전거근, 복직근, 복횡근, 복사근

축구 포커스

바벨 슈러그는 척추를 따라 주행하는 근육인 승모근의 강화에 효과적인 운동이다. 승모근은 주로 머리, 목과 어깨의 움직임을 제어하고 아울러 팔을 비트는 움직임을 일으킨다. 테크닉의 관점에서 헤더는 많은 형태를 취할 수 있다. 예를 들어 골문 지역 밖으로 볼을 내보내는 수비형 헤더는 파워, 높이와 거리를 요한다. 공격형 헤더는 파워와 함께 골키퍼를 피하기 위해 정확도와 방향을 요한다. 완충하는 헤더는 파워의 흡수를 요하는 반면, 볼을 뒤로 흘리는 헤더(flicked header)는 팀 동료를 돕기 위해 볼의 방향 변화를 요한다. 팔은 경기 중 빈번히 사용된다. 분명히 스로인하는 것 외에도, 팔은 균형, 보호, 힘, 가속과 방향 변화를 위해 사용된다. 이러한 축구 특이적 테크닉 및 동작은 모두 승모근의 강화와 유연성 증가를 통해 향상될 수 있다.

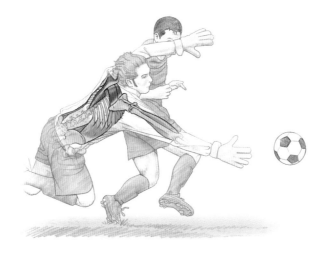

응용운동 **덤벨 슈러그**
Dumbbell Shrug

바벨 대신 적절한 웨이트의 덤벨 2개를 각각의 손에 쥐고 손가락을 외측 대퇴와 평행하게 한다. 그런 다음 동일한 운동 단계를 밟는다.

8 가슴

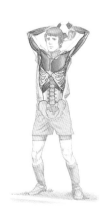

CHEST

축구 선수들은 여러 가지 이유, 즉 이해 부족, 전통, 근육이 커지면 플레이에 부정적인 영향을 미칠지 모른다는 우려 등으로 근력 훈련 프로그램에 참여하기를 주저할 수 있다. 한 가지는 그저 가용한 장비가 없다는 이유일 것이다. 이 책의 목적 가운데 일부는 경기장에서나 체력 단련실에서 할 수 있는 운동들을 소개하는 것이다. 일부 근력 훈련을 시도하는 선수는 다리에만 집중할 수 있는데, 그러면 전신에 불균형을 초래하여 부상 위험을 높일 수 있다. 선수와 코치들은 근력 훈련 프로그램이 다리만이 아니라 전신을 위한 것이라는 사실을 깨달아야 한다. 가슴을 포함해 신체의 모든 부위를 단련시켜야 한다.

많은 선수가 가슴을 발달시킨다고 하면 벤치 프레스를 생각한다. 대흉근이 가장 크고 가장 뚜렷한 가슴 근육이지만, 기타 근육들도 견갑대와 상지가 작용하는 방식에 중요한 역할을 한다.

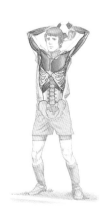

가슴의 뼈, 인대와 관절

몸통에는 뒤에서 척주에 그리고 앞에서 흉골에 붙어 있는 10쌍의 늑골과 뒤에서는 척주에 붙어 있지만 앞에서는 흉골에 붙어 있지 않은 2쌍의 늑골이 있다. 1번, 11번 및 12번 늑골은 해당하는 추골에 1:1로 붙어 있으나, 2번에서 10번까지의 늑골은 2개의 추골 사이에 붙어 있다.

각각의 늑골 뼈는 대략 유두 높이 정도에서(nipple level) 끝난 다음 늑연골(costal cartilage, 라틴어 'costa'는 늑골을 의미한다)에 의해 흉골로 연결되어 연골관절을 형성하는데, 이 관절은 약간의 가동성만 있다. 1번에서 7번까지의 늑골은 각각 늑연골을 통해 직접 흉골에 부착되기 때문에 '진늑골(true rib)'이라 한다. 8번에서 10번까지의 늑골은 그 연골이 상위 늑골의 연골에 부착되어 간접적으로 흉골에 연결되기 때문에 '가늑골(false rib)'이라 한다. 작은 11번 및 12번 늑골은 흉골에 부착되어 있지 않기 때문에 '부유늑골(floating rib)'이라 한다.

각 쌍의 늑골들 사이에는 늑간근(intercostal)이란 한 쌍의 작은 근육이 있어 호흡을 돕는다. 흉곽의 바닥은 횡격막(diaphragm)으로 이루어져 있다. 늑골의 움직임은 들숨과 날숨에서 중요한 역할을 하며, 늑골들은 새장처럼 배열되어 있어 심장, 폐, 큰 혈관, 신경, 그리고 공기를 폐로 그리고 폐로부터 전도하는 통로를 보호한다. 가장 흔한 가슴 부상은 대개 중간 늑골에 심한 충격을 받아 일으키는 늑골 골절이다.

흉골(sternum, 복장뼈)은 성장하면서 유합되는 3개의 뼈로 이루어져 있다. 흉골을 따라 손가락을 밀어 내려가면 위로부터 1/4에서 1/3 아래 지점에서 수평으로 돌기가 만져질 것이다. 여기가 유합 지점의 하나이다. 세 번째 뼈는 흉골의 하단에서 돌출된 연약한 검상돌기(xiphoid process)이다.

흉골은 중축골격(axial skeleton)과 상완골을 연결하는 유일한 뼈 부착부이기 때문에 중요하다. 흉쇄관절(sternoclavicular joint)은 쇄골을 흉골로 연결하는 인대와 연골, 두 쇄골을 연결하는 인대, 그리고 쇄골을 1번 늑골로 연결하는 인대 때문에 아주 강하다. 이들은 모두 협력하여 흉쇄관절의 통합성을 유지한다. 이 모든 안정화 조직에도 불구하고, 흉쇄관절은 어느 정도 움직일 수 있으므로 전형적인 가동관절의 많은 특징을 보인다. 이 관절에 부상을 입는 경우는 드물다. 대개 쇄골이 골절된 후 흉쇄관절이 탈구되나, 부상은 일어날 수 있다. 로데오 라이더가 높은 곳에서 떨어질 때 몸이 돌아가면서 팔을 편채로 땅에 떨어지는 모습을 생각해보라.

견갑골은 쇄골에 부착된다. 견갑골은 흉곽의 주위로 미끄러지지만, 견갑골과 늑골들 사이에는 실제로 골관절 연결은 없다. 그러나 흉골과 늑골에서 기시하는 근육들은 견갑골에도 부착될 수 있어 견갑골의 움직임을 어느 정도 제어할 수 있다.

가슴 근육

대부분의 사람은 가슴 근육과 대흉근(pectoralis major, 라틴어 'pectus'는 가슴을 의미한다)을 동의어로 생각한다. 대흉근(그림 8-1)은 가장 큰 근육이지만 가슴의 유일한 근육은 아니다. 이 근육은 기시부가 넓어서 쇄골과 흉골 위쪽 끝에서 기시하는 쇄골두(clavicular head, 상부) 그리고 흉골과 2번에서 6번까지의 늑연골에서 기시하는 흉골두(sternal head, 하부)로 나뉜다. 이러한 대흉근은 어깨 쪽으로 기울어져 상완골 상부의 가슴 쪽에서 정지한다.

일반적으로 근육은 정지부를 기시부 쪽으로 당긴다는 사실을 기억하라. 고도의 가동성을 지닌 뼈에 부착되기 때문에 대흉근은 상완골에 여러 일차 및 이차 작용을 한다. 일차 작용은 상완골 수평 내전(측면으로 뻗은 팔을 바닥에 대해 수평으로 정중선 쪽으로 움직이는 것), 어깨 내전, 상완골 내회전과 어깨 신전(흉골두) 및 굴곡(쇄골두)이다. 대흉근에 손을 얹고 이러한 동작을 해보면 이 근육이 수축하는 것을 느낄 수 있다. 상완골에 부착되어 있기 때문에 상완골의 견갑골 관절와의 연결을 통해 대흉근은 견갑골의 하강(흉골두) 등 일부 움직임도 보조한다.

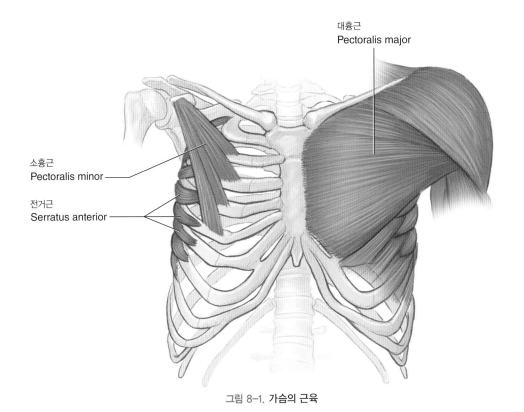

대흉근
Pectoralis major

소흉근
Pectoralis minor

전거근
Serratus anterior

그림 8-1. 가슴의 근육

소흉근(pectoralis minor)은 대흉근에 완전히 덮여 있다. 이 근육은 3번에서 5번까지 늑골의 상연에서 기시하여 이두근의 단두와 함께 견갑골의 오훼돌기(coracoid process)에 부착된다. 견갑골을 외전시키고, 하강시키며, 견갑골의 하방 회전을 보조한다.

가슴의 마지막 주요 근육은 전거근(serratus anterior)이며, 영어명은 톱니처럼(serrated) 생겼다 하여 그렇게 붙여졌다. 전거근은 상위 8개 또는 9개 늑골의 외측면에서 기시해 흉곽을 감싸면서 후방으로 주행하여 척주에 인접한 견갑골의 내측연에서 정지한다. 이 근육의 주요 작용은 견갑골을 외전시키는 것이나, 견갑골의 상방 회전과 하강(하부 섬유)도 일으킨다. 전거근은 늑골에서 기시하기 때문에 가슴 근육으로도, 견갑골에서 정지하기 때문에 견갑골 근육으로도 생각될 수 있다.

등 상부 및 어깨의 모든 근육은 불과 이상의 3개 근육에 의해 완전히 균형이 잡힌다.

상완골 및 견갑골과 관련된 거의 모든 운동이 이들 3개 근육을 필요로 하지만 특정 운동을 통해 종종 가슴의 대립근(길항근)을 구분훈련시킬 수 있다. 축구에서 팔과 어깨 동작들은 대부분 자신의 입지를 넓히고 상대의 볼 접근을 어렵게 하기 위한 것이지만, 대립하는 가슴 근육을 훈련시켜 신경근육 균형(neuromuscular balance)을 유지하는 것이 현명하다.

축구공 푸시업
Soccer Ball Push-Up

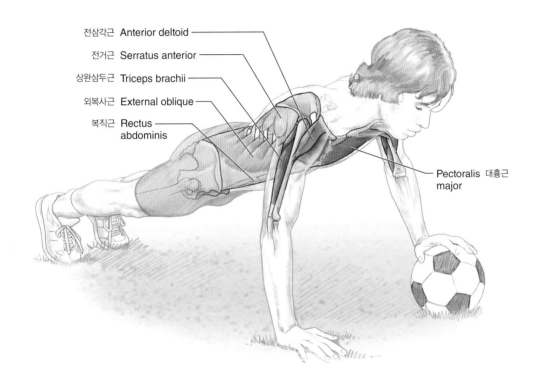

전삼각근 Anterior deltoid

전거근 Serratus anterior

상완삼두근 Triceps brachii

외복사근 External oblique

복직근 Rectus abdominis

Pectoralis 대흉근 major

운동 방법

1. 지면에 엎드려 눕는다. 전통적인 푸시업의 세운 자세를 취하고 양손을 어깨너비보다 다소 더 넓게 벌린다. 양발을 모으고 발가락으로 몸을 지지한다.
2. 주의해서 한손을 축구공의 꼭대기로 옮긴다.
3. 일상적인 푸시업을 한다.
4. 한쪽 손을 볼에 얹은 채 몇 회 푸시업을 한 후 멈추고 손을 바꿔 계속한다. 손을 교대로 볼에 얹은 채 푸시업을 한다.

관련근육

주동근육: 대흉근, 상완삼두근, 전삼각근

이차근육: 전거근, 적절한 자세를 위한 중심부 복근(외복사근, 내복사근, 복횡근, 복직근)과 척추 신근(척추기립근, 다열근)

축구 포커스

현대의 경기는 이전 세대들이 한 경기보다 훨씬 더 육체적이다. 현대 선수의 속도와 운동능력은 수비수가 눈 깜짝할 사이에 스트라이커를 마크할 수 있다는 의미이며, 이는 접촉을 의미한다. 코너킥을 할 때 밀집된 페널티 지역에서 일어나는 밀고 떠미는 정도를 선수가 아닌 사람들이 보면 아마도 대부분 놀랄 것이다. 직관적으로 보아도 선수가 강할수록 경기에서 접촉을 풀어나가는 데 더 적합할 것이다. 여기에 필요한 근력은 대부분 다리에서 시작되지만, 연쇄적인 작용은 계속해서 몸통을 올라가 신체의 나머지 부분으로 간다. 이 운동에서는 볼에 의해 높이가 증가되어 양손을 지면에 대는 경우보다 몸이 더 멀리 내려갈 수 있다. 아울러 볼이 움직일 수 있기 때문에 약간의 반응적 균형(reactive balance)이 요구된다.

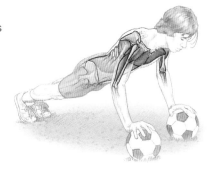

응용운동　두 볼 축구공 푸시업
Soccer Ball Push-Up With Two Balls

반복 횟수를 늘려 푸시업을 하면 기술을 향상시킬 수 있다. 일부 선수는 저항을 늘리기 위해 등에 웨이트를 얹는 안전한 방법을 고안하기도 한다. 혹은 몸을 더 내림으로써 운동을 보다 어렵게 한다. 양손을 두 개의 축구공에 얹으면 몸이 더 멀리 내려갈 수 있어 근력이 향상된다. 두 볼을 사용할 때 요구되는 균형은 상당한 정도이다.

⚠ **안전수칙:** 일반 푸시업으로 시작해 근력을 향상시킨 후 이들 운동을 시도한다. 푸시업에서 한손이나 양손을 올린다는 것은 몸이 더 내려갈 수 있다는 의미이다. 이와 같이 몸을 내릴수록 어깨에 가해지는 스트레스는 커진다. 몸에 귀를 기울이도록 한다. 균형이 요구되기 때문에, 좀 더 근력과 확신이 생길 때까지 무릎을 지면에 대어야 할 수도 있다.

짐볼 푸시업
Stability Ball Push-Up

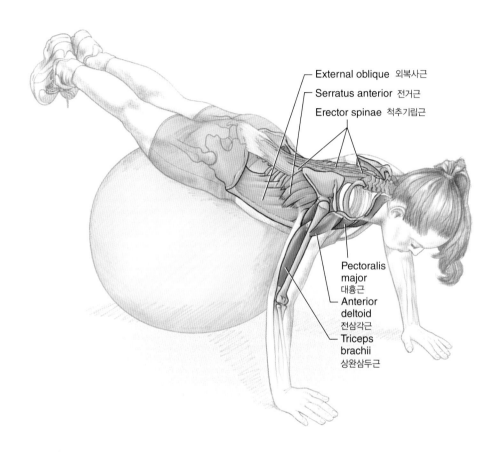

External oblique 외복사근
Serratus anterior 전거근
Erector spinae 척추기립근

Pectoralis major 대흉근
Anterior deltoid 전삼각근
Triceps brachii 상완삼두근

운동 방법

1. 짐볼 위에 엎드린다. 몸을 앞쪽으로 기울여 양손을 바닥에 댄다.
2. 손을 앞쪽으로 내딛어 볼이 몸통, 넓적다리 또는 발 밑에 오도록 한다. 운동은 볼이 손에서 멀어질수록 어려워진다.
3. 양손을 바닥에 댄 채 푸시업의 세운 자세를 취하고, 일상적인 푸시업을 한다.

관련근육

주동근육: 대흉근(특히 쇄골두 부분), 상완삼두근, 전삼각근
이차근육: 전거근, 적절한 자세를 위한 중심부 복근과 척추 신근

체력관리 코치들은 어느 근육이든 거의 모든 부분을 단련시킬 수 있도록 하는 많은 훈련법을 알고 있다. 표준적인 방법은 저항이 이동하는 방향에 대해 몸의 정렬을 변화시키는 것이다. 이 운동에서 선수는 몸을 다른 방식으로 기울인다. 다리를 올리면 사실상 대흉근이 사용되는 방법이 변화한다. 일상적인 푸시업에서는 대흉근의 하위 2/3에서 3/4 부분이 단련된다. 반면 다리를 올릴 경우에는 대흉근의 나머지 상위 부분이 주동근육으로 운동에 동원된다.

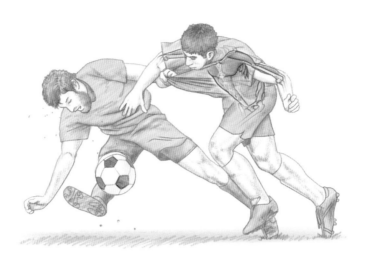

응용운동

다수의 응용운동
Multiple Options

이 간단한 운동에는 많은 응용운동이 있다. 짐볼을 사용하면서 양발을 바닥에 대고 양손으로 볼의 위쪽과 측면을 압착한 채 일상적인 푸시업을 해도 된다. 또는 양손을 볼 위로 유지하고, 짐볼과 같은 높이의 벤치로 양발을 받친다. 또는 양발을 바닥에 놔두고, 2개의 짐볼에 양손을 얹은 채 푸시업을 한다. 또한 이를 볼 높이 벤치를 사용하여 해본다. 진짜 도전을 원한다면, 양발을 하나의 볼 위에 그리고 양손을 다른 볼 위에 얹은 채 푸시업을 한다. 아니면 볼들은 치우고 벤치만 남겨, 양발을 벤치에 올려놓고 양손을 바닥에 댄 채 푸시업을 한다.

벤치 프레스
Bench Press

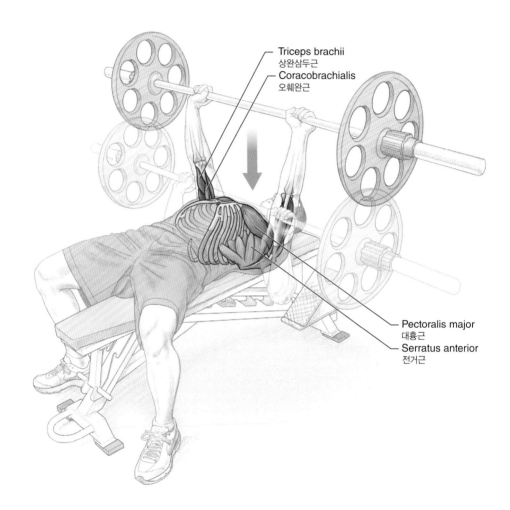

Triceps brachii
상완삼두근

Coracobrachialis
오훼완근

Pectoralis major
대흉근

Serratus anterior
전거근

⚠️ **안전수칙:** 이 운동 중에는 안전을 위해 주의 깊은 보조자가 있어야 한다. 엄지손가락을 바 주위에 고정한다. 바를 제어하지 못하거나 제어를 잃으면 웨이트가 손에서 빠질 수 있다.

운동 방법

1. 둔부에서 어깨까지 몸을 지지하기에 충분한 길이의 웨이트 벤치에 바로 누워 양발을 바닥에 평평하게 댄다. 랙의 바벨은 유두 높이 정도로 오게 한다.

2. 오버핸드 그립으로 바를 잡고 양팔을 어깨너비 정도로 벌린다.

3. 팔을 신전시키되 팔꿈치를 완전히 신전시키지 않으면서, 바를 랙에서 들어 올리고 웨이트를 안정시킨다. 이 시점에서 등이 조금 아치를 이룰 수도 있다.

4. 웨이트를 가슴으로 내리고 잠시 멈춘 다음, 팔을 신전시켜 웨이트를 다시 들어 올린다. 팔을 안정되게 유지하여 웨이트를 지지하되, 팔꿈치를 완전히 신전시켜서는 안 된다. 숨을 들이쉬면서 바를 내리고, 내쉬면서 바를 들어 올린다.

관련근육

주동근육: 대흉근, 상완삼두근, 전삼각근
이차근육: 전거근, 오훼완근

축구 포커스

밀집된 페널티 지역에서 코너킥을 받기 위한 위치 잡기는 상대를 자기 쪽으로 당기는 것이라기보다는 상대를 밀어제쳐 주위 공간을 넓히는 것이다. 푸시업과 벤치 프레스 같은 운동은 아주 도움이 된다. 본질적으로 벤치 프레스는 거꾸로 하는 푸시업이고 많은 동일 근육을 동원한다. 주요 차이점은 바벨 벤치 프레스에서는 바에 웨이트가 추가되기 때문에 과부하가 걸린다는 것이다. 푸시업을 위해 이런 식으로 점증적으로 저항을 증가시키는 것은 그리 간단하지 않다.

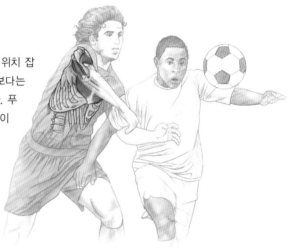

응용운동 인클라인 벤치 프레스
Incline Bench Press

경사진 인클라인 벤치에 앉아 양발을 바닥에 평평하게 댄다. 등이 아치를 이루게 하고 견갑골을 뒤로 당긴다(후인). 양손을 어깨너비보다 약간 더 넓게 벌려 회내 그립으로 바를 잡는다. 바를 랙에서 들어 올리고, 팔을 편 채 웨이트를 가슴 위로 든다. 팔꿈치를 구부려 바를 흉골로 내린다. 광배근은 긴장을 유지해야 하며, 팔꿈치는 약간 안으로 당겨야 한다. 바가 몸통에 닿게 하고, 팔꿈치를 펴서 바를 시작 자세로 되돌린다.

덤벨 풀오버
Dumbbell Pullover

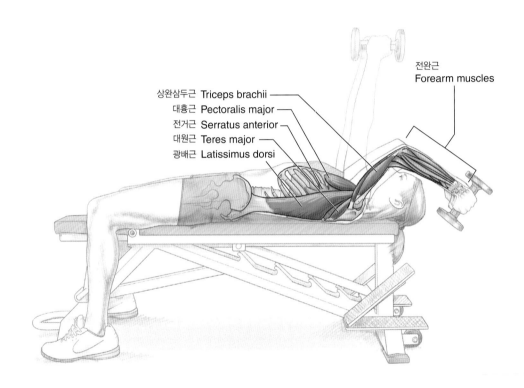

상완삼두근 Triceps brachii
대흉근 Pectoralis major
전거근 Serratus anterior
대원근 Teres major
광배근 Latissimus dorsi

전완근
Forearm muscles

⚠ **안전수칙**: 벤치에 누운 후 파트너가 덤벨을 양손에 쥐어주도록 한다.

운동 방법

1. 둔부에서 어깨까지 몸을 지지하기에 충분한 길이의 웨이트 벤치에 바로 누워 양발을 바닥에 평평하게 댄다.
2. 양손으로 덤벨의 내측 웨이트를 감싼다. 팔을 신전시키고 바닥과 직각으로 만든다.
3. 덤벨을 머리 위와 아래로 내리면서 팔꿈치를 약간 구부린다.
4. 약간 멈춘 후 동작을 거꾸로 하여 시작 자세로 되돌아간다.

관련근육

주동근육: 광배근, 대흉근, 상완삼두근, 대원근

이차근육: 견갑골 안정근(대능형근, 소능형근, 승모근, 전거근),
덤벨을 잡게 하는 전완 근육(요측/척측수근굴근,
장장근, 천지/심지굴근, 장무지굴근 등 대부분 손목 및
손가락 굴근들)

축구 포커스

그간 축구 선수들은 더 커지고 운동능력이 보다 향상됐다. 이에 따라 경기가
여러 면에서 변모됐다. 예를 들어 현대의 골키퍼가 볼을 차면 한 번 튀겨
상대 골키퍼에 이르는 경우가 빈번하며, 프로 남자 선수가 64m 골킥을
하는 경우는 흔하다. 변모된 또 다른 면은 스로인이다. 이전 세대들에서는
수비수가 코너킥을 내주기보다는 볼을 터치라인(사이드라인)으로
보내려곤 하였는데, 골문 지역을 향해 스로인을 하는 것은 매우 드물었던
반면 코너킥은 훨씬 더 위험하였기 때문이다. 오늘날 대부분의 팀에는
엔드라인 근처에서 롱 스로인을 전담하는 선수가 한두 명 지정되어
있다. 이들 전담 선수는 코너킥과 비슷하게 스로인을 할 수 있어, 팀에
또 다른 공격무기가 된다. 덤벨 풀오버의 움직임은 스로인과 아주
비슷하며, 팀의 롱 스로인 전담 선수는 틀림없이 이 운동을 할
것이다.

응용운동 머신 풀오버
Machine Pullover

대부분의 프리 웨이트 운동처럼, 여기서도 고정되고 안전한 자세를 취하게 하는 머신을 사용하는 대안이 있다.
이러한 머신들은 대부분 여러 관절에 걸친 동작들을 가능하게 하는 복합적인 것이 아니라, 풀오버 동작처럼
단일 동작으로 고립시키는 단순한 것이다.

케이블 크로스오버 플라이
Cable Crossover Fly

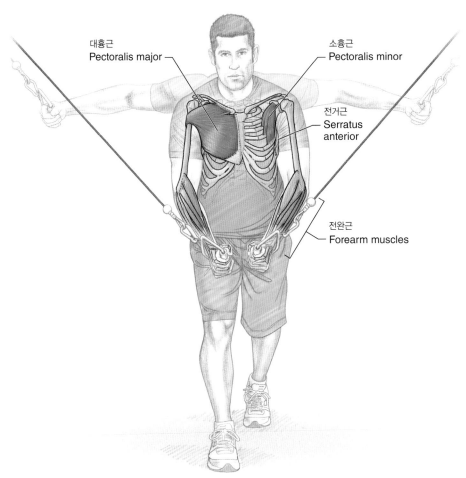

대흉근
Pectoralis major

소흉근
Pectoralis minor

전거근
Serratus anterior

전완근
Forearm muscles

운동 방법

1. 이 운동에서는 대개 이 특정한 리프트에 요구되는 준비가 필요하다. 등이 웨이트를 향하게 선다. 한쪽 다리를 뒤로 뻗어 스태거드 스탠스로 서고, 몸통을 조금 앞쪽으로 기울인다.

2. 양팔을 몸통 뒤로 뻗어 올려 케이블 머신의 손잡이를 오버핸드 그립으로 잡는다. 양팔은 팔꿈치가 조금 구부러진 채 몸통 뒤에서 신전될 것이다. 새가 날개를 펼치는 모습을 연상한다.

3. 숨을 들이쉬면서 양팔을 서로 함께 조여 양손이 닿도록 한다. 양손이 닿으면 숨을 내쉰다. 움직이는 도중 팔꿈치 굴곡의 각도를 변화시키지 않도록 한다.

4. 천천히 양팔이 시작 자세로 되돌아가게 한다. 양팔이 들리는 동안 제어를 유지하도록 한다. 당기는 머신의 힘에 맡기기가 쉽기 때문이다.

관련근육

주동근육: 대흉근, 소흉근

이차근육: 손잡이를 잡게 하는 전완 근육, 견갑골 안정근(전거근, 대능형근, 소능형근, 중승모근)

축구 포커스

축구 선수들은 근력 훈련을 전적으로 축구 전문 훈련을 보완하기 위해 사용한다고 주장할 수도 있다. 이러한 경우에 선수는 어깨와 팔에서 대부분의 근육을 훈련시키는 몇몇 복합적인 운동으로 그럭저럭 해나갈 수 있다. 그러나 단지 한 근육이 특정 동작을 수행하기 때문에 그 근육 전체가 훈련된다고 말할 수는 없다. 예를 들어 흔한 벤치 프레스는 상부 대흉근의 상당 부분을 훈련시키지 못한다. 따라서 보완 근력 훈련 프로그램에는 가능한 한 많은 근섬유에 영향을 미치는 다양한 운동을 포함시켜야 완벽해진다.

케이블 크로스오버 플라이는 대흉근의 대부분을 동원할 뿐만 아니라 소흉근도 활성화하는 아주 좋은 대안이다. 소흉근은 대흉근 밑에 있고 삼각근이 기시하는 넓은 부위 밑의 견갑골에서 정지한다. 이 근육은 움직임 도중 견갑골을 안정화한다. 안정된 견갑골은 최적의 어깨 기능을 위해서뿐만 아니라 넘어진 후 땅에 부딪힐 때 어깨를 보호하기 위해서도 중요하다. 이 운동은 견갑골을 흉곽 주위로 움직이며, 이는 소흉근 특이적 작용이다.

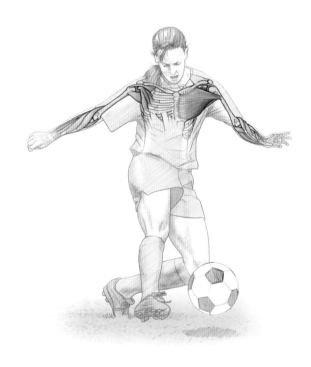

벤치 플라이
Bench Fly

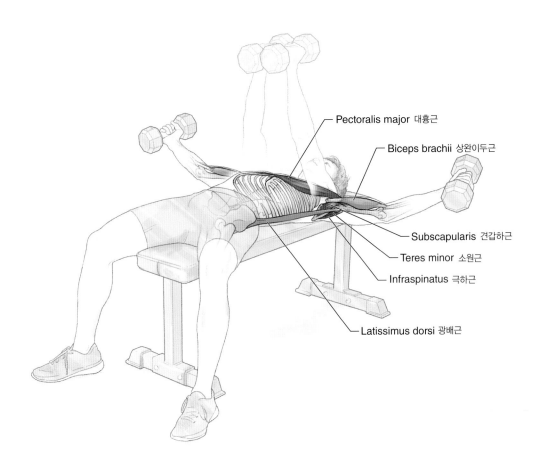

Pectoralis major 대흉근

Biceps brachii 상완이두근

Subscapularis 견갑하근

Teres minor 소원근

Infraspinatus 극하근

Latissimus dorsi 광배근

운동 방법

1. 벤치에 평평하게 누워 양발을 바닥에 평평하게 댄다.
2. 각각의 손으로 덤벨을 쥔다. 가슴 바로 위로 덤벨을 모은 채 시작한다. 팔꿈치는 약간 구부려야 하며, 손바닥은 마주보게 한다.
3. 팔의 움직임을 제어하면서, 웨이트를 몸의 양옆으로 내린다. 손바닥이 안으로 향하고 팔꿈치가 약간 구부러진 상태를 유지한다. 덤벨이 벤치와 나란하게 될 때 잠시 멈춘다.
4. 자세를 유지하고, 1~2초간 근육을 수축시킨다. 동일한 호를 그리면서 팔을 다시 꼭대기로 올린다.

관련근육

주동근육: 대흉근, 극상근, 극하근, 소원근, 견갑하근
이차근육: 광배근, 상완이두근

축구 포커스

상체 근력은 축구 경기력의 다양한 '접전' 측면에 중요하다. 예를 들어 압박 하에서 볼을 컨트롤하거나, 볼을 지연시켜 다른 선수들이 플레이에 임하게 하거나, 혹은 밀집 지역에서 지원군이 도착할 때까지 볼을 가리는 데 상체 근력이 필요하다. 또한 상대와 나란히 달리거나 전력 질주하면서 반칙 없이 상대를 물리쳐 볼에 먼저 도달함으로써 유리한 입지를 점할 때, 상체 근력은 결정적일 수 있다. 이 동작은 그에 따라 볼을 방어하거나 점유하도록 이끌 것이다.

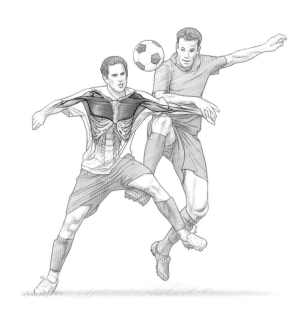

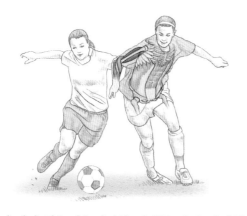

대부분의 체력관리 전문가는 '축구는 다리로 하는 경기'라는 말을 이전에 들어본 적이 있을 것이다. 골키퍼를 제외하고 축구 선수가 왜 팔에 많은 관심을 기울여야 하는가? 이러한 견해를 가진 사람들은 축구 잡지 또는 웹사이트에서 경기 사진을 주의해서 살펴보고 몸통, 어깨와 팔이 축구에서 어떻게 사용되는지에 주목해야 한다. 비록 팔은 축구에서 분명한 스로인 외에는 많은 주요 역할을 하지 않지만, 오늘날 플레이의 속도와 선수들의 운동능력으로 인해 선수들은 아주 근접하여 플레이를 펼칠 수밖에 없어 그러한 접전을 헤쳐 나갈 수 있어야 한다. 신체 접촉은 능숙한 균형을 요하며, 팔은 균형의 유지에 깊이 관여한다.

현대의 전술은 볼을 멈추지 않는 다이렉트 플레이와 볼 점유의 결합이다. 점유를 유지하기 위해서는 선수가 볼로부터 상대를 차단할 수 있어야 한다. 경기 규칙이 허용하는 한에서 팔을 사용하면 선수가 더 커 보이고 볼을 빼앗길 가능성이 보다 적으므로, 점유를 유지하는 데 도움이 된다. 인기를 얻고 있는 포메이션이 4-5-1인데, 이 전술에서 싱글 스트라이커의 중요한 특성은 다가오는 미드필드 팀 동료들에게 볼을 건네주기 위해 볼의 점유를 유지하는 능력이다. 수비 압박 하에서도 믿을 만하게 점유를 유지할 수 있는 선수는 상당한 시간을 벌게 될 것이다.

이렇게 설명해도 납득이 가지 않는다면, TV에서 일부 선수가 시합 후 윗옷을 벗을 때 그들의 근육 발달을 살펴보라. (골을 넣은 후 기뻐서 이러한 행위를 하면 옐로우 카드를 각오해야 한다.) 그러한 수준의 플레이를 염원한다면, 향후 상체 저항 훈련을 해야 할 것이다.

상지의 해부구조

상지는 세 부분으로 나뉜다. 상완에서 유일한 뼈는 상완골(humerus, 위팔뼈)이며, 이 뼈는 어깨관절에서 팔꿈치관절까지 이어진다. 전완은 팔꿈치에서 손목까지 이어지며, 요골(radius)과 척골(ulna)이란 나란한 2개의 뼈로 되어 있다. 손과 손목이 세 번째 부분을 이룬다. 손목에는 8개의 뼈, 손에는 19개의 뼈(5개의 중수골과 14개의 수지골)가 있다.

뼈, 인대와 관절

상완골은 상완의 유일한 뼈이다. 이 뼈의 근위 말단부(근위[proximal]란 몸통에 가까운 쪽이므로 이 경우에는 어깨 쪽 말단부)에는 둥근 상완골두(humeral head)가 있고 이 골두는 견갑골(scapula)의 관절와(glenoid, 관절오목)와 관절을 이룬다. 이 골두가 볼-소켓관절(ball-and-socket joint)인 어깨관절의 볼 부분이다. 이 골두 주위가 가슴과 등 상부에서 오는 근육들이 부착되는 부위이다. 팔꿈치 쪽으로 상완을 따라 내려가면 뼈가 대부분 매끄러우며, 3개의 삼각근(deltoid)과 기타 근육의 공통 건이 부착되는 부위들이 있고 그 후 넓어져 팔꿈치의 상부를 형성한다.

전완의 2개 뼈는 척골과 요골이다. 척골은 새끼손가락 쪽에 있으며, 요골은 엄지손가락 쪽에 있다. 팔꿈치, 즉 척골의 근위 말단부는 크게 움푹 패어 있고 상완골과 관절을 이룬다. (팔꿈치를 가리킬 때 이 관절 뒤의 융기를 만지게 되는데, 이 융기가 척골이다.) 요골의 근위 말단부에는 납작하고 오목한 디스크가 있어 상완골의 둥글고 볼록한 말단부와 관절을 이룬다. 이 두 뼈는 함께 상완골 주위로 움직여 팔꿈치의 굴곡(flexion, 팔꿈치관절의 각도를 감소시키는 것)과 신전(extension, 팔꿈치관절의 각도를 증가시키는 것)을 일으킨다.

전완의 독특한 특징은 회내(pronation, 손바닥을 아래로 회전시키는 것)와 회외(supination, 손바닥을 위로 회전시키는 것)가 가능하다는 것이다. 전완이 회외되었을 때에는 척골과 요골이 평행하며, 전완이 회내되었을 때에는 요골이 척골을 넘어간다. 회내는 요골의 디스크 같은 말단부가 척골 위로 회전해 손바닥을 엎친 자세가 될 때 일어난다. 엄밀히 말하면 회내와 회외는 팔꿈치가 아니라 전완을 따라 일어난다.

전완에서는 여러 인대가 관절의 통합성을 유지하고 이들 인대는 테니스 엘보와 리틀 리그 엘보(little league elbow, 특히 오버핸드 스로로 던지는 스포츠를 하는 유소년에서 반복해서 던지는 동작으로 인해 일어나는 부상) 같은 부상과 관련이 있다. 요골과 척골 사이에 있는 질긴 인대는 이들 뼈가 평행을 유지하도록 돕고 전완을 따라 근육 부착을 위한 면적을 넓힌다.

손목과 손은 매우 복잡하며 해부학적 자세(anatomical position, 양발과 손바닥을 앞으로 향하게 하여 선 자세), 즉 손바닥이 앞쪽으로 향해 요골과 척골이 평행한 상태에서 가장 잘 볼 수 있다. 손목은 2줄로 나란히 있는 수근골(carpal, 손목뼈)로 이루어져 있으며, 각각에는 4개의 작은 뼈가 있고 이웃한 뼈들의 양측을 연결하는 작은 인대들이 있다. 근위에 있는 줄의 뼈들은 요골과 척골의 원위 말단부와 관절을 이루는데, 더 큰 요골이 대부분의 접촉을 이룬다.

손목은 굴곡 및 신전과 함께 독특한 동작인 척측 편위(ulnar deviation) 및 요측 편위(radial deviation) 작용을 한다. 척측 편위에서는 손이 척골 쪽으로 굴곡되고(새끼손가락과 척골 사이의 각도가 감소함) 요측 편위에서는 손이 요골 쪽으로 굴곡된다(엄지손가락과 요골 사이의 각도가 감소함).

원위에 있는 줄의 수근골들은 손바닥을 구성하는 5개의 중수골(metacarpal, 손허리뼈)과 관절을 이룬다. 엄지 측에서 시작해 제1에서 제5까지 번호가 매겨져 있는 이들 중수골 각각에는 손가락이 부착되어 있다. 4개의 손가락은 3개의 수지골(phalange, 손가락뼈)로 이루어진 반면(근위, 중간 및 원위), 엄지손가락에는 수지골이 2개뿐이다 (근위 및 원위).

근육

모든 근육에는 2곳의 부착부가 있다. '기시부(origin)'는 움직이지 않는 말단부이고 '정지부(insertion)'는 움직이는 말단부이다. 일반적으로 근육의 활성화는 정지부를 기시부 쪽으로 당기는 수축을 일으킨다. 골격의 해부구조와 근육의 기시 및 정지를 알면 근육의 작용, 즉 뼈가 어떻게 특정 관절 주위로 움직이는지를 이해할 수 있다. 상지의 근육들은 주로 팔꿈치, 전완, 손목과 손가락에 영향을 주나, 몇몇 경우에 어깨에도 어느 정도 영향을 미친다.

팔꿈치에 작용하는 근육

팔꿈치는 굴곡하고 신전한다. 상완의 상완삼두근(triceps brachii, 그림 9-1)이 전완 신전을 수행한다. '트라이셉스(triceps)'란 단어는 이 근육의 3가지 갈래(head)를 말하며, '브레키(brachii)'는 상완 부위를 이른다. 장두(long head)는 중간 근육으로 상완의 뒤쪽을 따라 내려간다. 이 근육은 견갑골의 관절와 바로 아래에서 기시한다. 내측두(medial head)와 외측두(lateral head)는 상완골의 긴 골간(뼈 몸통)을 따라 기시한다. 이들 세 근육은 합쳐져 하나의 공통 건을 통해 팔꿈치라고 하는 척골의 융기에 부착된다. 삼두근이 그 정지부를 그 기시부 쪽으로 당기면, 근육이 척골을 당겨 결과적으로 전완의 신전이 일어난다(표 9-1). 또한 삼두근의 장두는 어깨를 가로질러 어깨 신전을 보조한다.

　전완 신전의 반대 작용은 전완 굴곡이다. 상완의 상완이두근(biceps brachii, 그림 9-2)이 전완 굴곡을 수행한다. '바이셉스(biceps)'란 단어는 이 근육의 2가지 갈래(head)를 말한다. 두 갈래 모두 견갑골에서 기시한다. 장두(long head)는 상완삼두근의 장두 반대쪽인 관절와 위에서 시작되는 반면, 단두(short head)는 견갑골의 돌출된 오훼돌기(coracoid process)에서 기시한다. 장두와 단두는 합쳐져 상완이두근의 근복

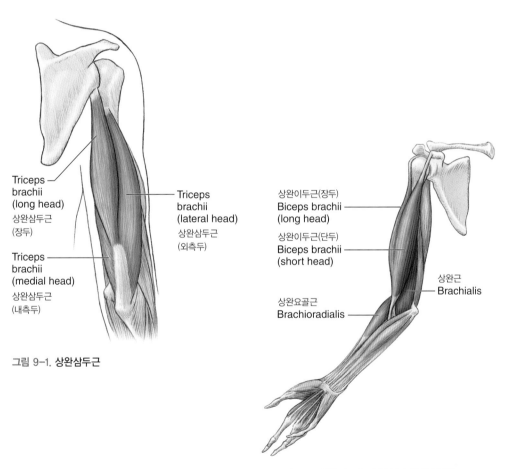

Triceps
brachii
(long head)
상완삼두근
(장두)

Triceps
brachii
(medial head)
상완삼두근
(내측두)

Triceps
brachii
(lateral head)
상완삼두근
(외측두)

그림 9-1. 상완삼두근

상완이두근(장두)
Biceps brachii
(long head)

상완이두근(단두)
Biceps brachii
(short head)

상완요골근
Brachioradialis

상완근
Brachialis

그림 9-2. 상완이두근, 상완근과 상완요골근

(belly)을 형성하고 이는 단일의 건을 통해 요골에 부착되는데, 이 건은 보고 느끼기 쉽다.

상완이두근 밑에 있는 두 번째 전완 굴근이 상완근(brachialis)이다. 이 근육은 상완골의 전방 골간을 따라 기시하여 척골의 근위 말단부 바로 너머 척골의 전방에서 정지한다. 세 번째 굴근인 상완요골근(brachioradialis)은 상완골의 골간 상당히 아래 외측에서 기시하여 엄지손가락의 기저부 쪽으로 내려가 요골에서 정지한다. 이들 세 근육은 협력하여 전완을 굴곡시킨다.

표 9-1. 팔꿈치관절의 움직임과 관련 근육

동작	설명	주동근육	이차근육
굴곡	전완을 상완 쪽으로 구부리는 동작	상완이두근, 상완근	상완요골근, 원회내근
신전	구부린 전완을 펴는 동작	상완삼두근	주근

상완이두근은 요골의 근위부에서 정지한다. 이 근육이 수축하면 그 일차 작용은 전완을 회외시키는 것이다. 전완 굴곡은 이차 작용이다. 전완이 회외되었을 때 이두근은 굴곡에 모든 노력을 기울일 수 있다. 그러나 전완이 회내되었을 때에는 이두근건이 요골에 감기므로, 그 첫 번째 작용은 회외를 수행하는 것이다. 오른손을 회내시키고 왼손을 상완이두근에 대어, 전완을 회외시킬 때 이두근이 수축하는 것을 느껴보라.

근육들은 서로 반대로 작용하도록 가지런히 배열되어 있다는 점에 주목한다. 즉 하나의 근육군이 수축하면 다른 하나의 근육군은 이완한다. 수축하여 관절에서 원하는 움직임을 일으키는 근육이 '작용근(agonist)'이고 작용근과 반대로 작용하는 근육이 '길항근(antagonist)'이다.

손목과 손에 작용하는 근육

손의 능숙함은 공학 기술로 보면 경이적이라 할 수 있다. 이 정도의 미세한 운동조절을 이루기 위해서 전완의 아주 많은 근육이 손목, 손과 손가락 도처에 부착된다. 많은 전완 근육(그림 9-3)은 원위 상완골의 내측이나 외측에서 오는 하나의 공통 건에서 기시한다. 이들 건은 팔꿈치의 각 측에 있는 작은 돌기이며, 사람들은 팔꿈치의 내측에 있는 건을 척골단(尺骨端, funny bone)이라고 말할 수도 있다. (척골단은 팔꿈치의 척

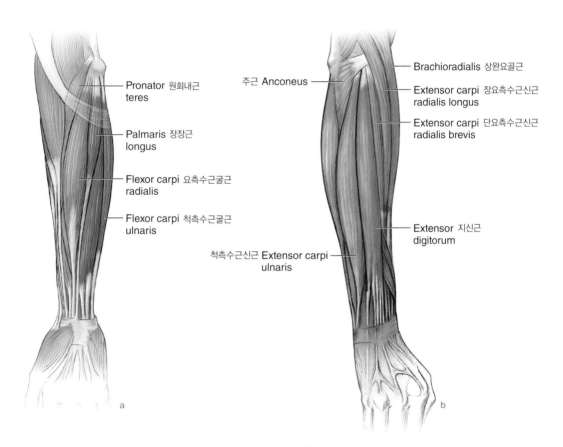

그림 9-3. 전완근: (a) 굴근. (b) 신근.

골 끝 부분으로 부딪히면 전기가 오듯 찌릿찌릿한 느낌을 주는 부위이다. 이 부위는 사실 뼈가 아니라 척골 신경이며, 이 신경이 자극을 받아 그러한 느낌이 생긴다.) 전완의 건들은 지대(지지띠, retinaculum)라는 질긴 건 조직 아래로 지나가는데, 지대는 손목 밴드를 차는 부위쯤에서 손목을 감싼다.

굴근들은 대부분 내측 돌기에서 기시하고 전완의 전방에 있다. 신근들은 외측 돌기에서 기시하고 전완의 후방을 따라 내려간다. 전완에는 여러 심부 근육이 있다. 대부분의 전완 근육은 그 작용, 위치 및 정지부에 따라 명명된다. 작용에 따라 굴근(flexor) 또는 신근(extensor), 위치에 따라 척측근(ulnaris) 또는 요측근(radialis), 그리고 정지부에 따라 수근(carpi, 손목), 지근(digitorum, 손가락), 무지근(pollicis, 엄지), 시지근(indicis, 검지) 또는 소지근(digiti minimi, 새끼손가락)으로 나뉜다(표 9–2). 근육 이름에 'radialis'가 있는 근육을 수축시키면 요측 편위를 이룬다. 근육 이름에 'ulnaris'가 있는 근육은 척측 편위를 수행한다. 손에 있는 다수의 작은 내재근(intrinsic muscles)은 이러한 모든 근육을 보조하고 아울러 손가락들을 벌리고 엄지를 움직이는 것과 같은 기타 동작도 수행한다.

표 9-2. 손목과 손에 작용하는 굴근 및 신근

손목 굴근	요측수근굴근(flexor carpi radialis), 장장근(palmaris longus), 척측수근굴근(flexor carpi ulnaris)
손가락 굴근	천지굴근(flexor digitorum superficialis), 심지굴근(flexor digitorum profundus), 장무지굴근(flexor pollicis longus)
손목 신근	장요측수근신근(extensor carpi radialis longus), 단요측수근신근(extensor carpi radialis brevis), 척측수근신근(extensor carpi ulnaris)
손가락 신근	지신근(extensor digitorum), 소지신근(extensor digiti minimi), 시지신근(extensor indicis), 장무지신근(extensor pollicis longus), 단무지신근(extensor pollicis brevis)

딥
Dip

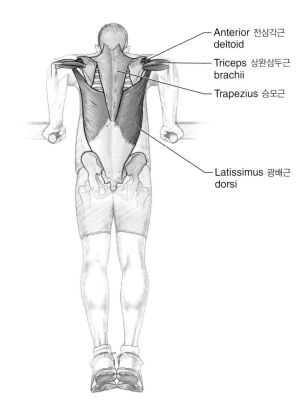

Anterior 전삼각근
deltoid

Triceps 상완삼두근
brachii

Trapezius 승모근

Latissimus 광배근
dorsi

⚠️ **안전수칙:** 상완이 바닥과 평행할 때까지만 몸을 내린다. 즉 최저 지점에서 팔꿈치가 어깨 위로 올라가지 않도록 한다. 운동을 적절히 수행하면 어깨의 앞쪽을 가로질러 조금 신장을 느낄 것이다.

운동 방법

1. 대부분의 웨이트 랙(weight rack)에는 딥 운동을 하기 위한 지지대가 있다. 하강 끝에 발이 지면에 닿지 않도록 지지대의 높이를 조절한다.
2. 그립을 잡는다. 뛰어올라 팔꿈치를 신전시켜 팔을 편다.
3. 천천히 몸을 내려 상완이 바닥과 평행하도록 한다. 올바른 자세를 유지하며, 척추를 똑바른 수직 경로로 움직인다.
4. 최저 지점에서 잠시 멈춘 다음 역순으로 움직이는데, 몸을 다시 밀어 올려 팔꿈치가 완전히 신전되도록 한다. 몸을 팔로 올리며, 발로 밀어 올려서는 안 된다. 발은 지지와 균형을 위해서만 사용한다.

관련근육

주동근육: 전삼각근, 광배근, 상완삼두근
이차근육: 대흉근, 소흉근, 승모근, 상완요골근

축구 포커스

딥 운동은 삼두근과 어깨를 단련시킨다. 비록 축구는 하지에 초점을 두지만, 상대가 해오는 거의 모든 도전은 팔과 어깨를 사용해 저항으로 맞서야 한다. 훈련 시 팔을 무시하는 선수는 신체 접촉이 일어날 때 불리한 입장에 처할 것이다. 볼을 소유한 선수는 흔히 팔을 사용하여 상대를 저지한다. 이러한 접촉 시 팔을 사용할 때에는 주의해야 한다. 팔이 수평을 향해 혹은 그 이상으로 움직이면 심판이 파울을 불 수도 있다.

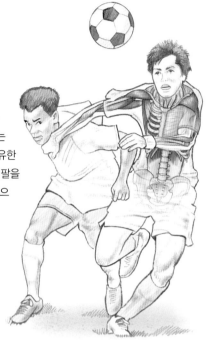

응용운동 경기장용 딥 응용운동
On-the-Field Dip Options

경기장에서는 전통적인 딥 운동을 변형시켜 할 수 있다. 안정된 벤치 2개를 사용해 하나에는 손을 그리고 다른 하나에는 발을 얹는다. 몸을 지면으로 내리면서 척추를 일직선으로 움직여 상완이 지면과 평행하도록 한다. 잠시 멈춘 다음 다시 몸을 밀어 올린다. 또한 손을 축구공 2개에 얹어 딥 운동을 해도 된다. 볼은 벤치만큼 높지 않기 때문에 딥의 깊이는 감소된다. 둥근 볼 위에서 안정성을 유지하면, 볼이 움직이므로 반응적 균형(reactive balance)의 차원이 추가된다.

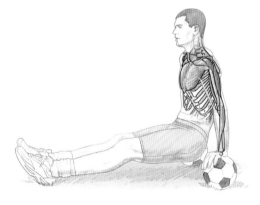

탄력 밴드 컬
Elastic Band Curl

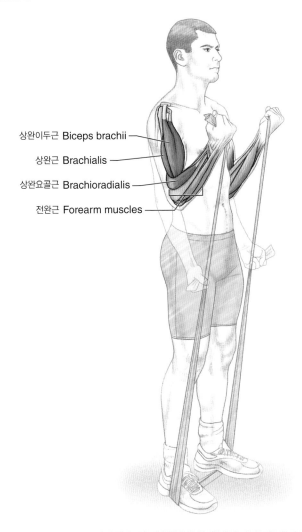

상완이두근 Biceps brachii

상완근 Brachialis

상완요골근 Brachioradialis

전완근 Forearm muscles

⚠**안전수칙:** 등이 아치를 이루거나, 양방향으로 흔들리는 동작이 나타나거나, 혹은 등을 사용하여 컬을 돕는 다면, 아마도 저항이 너무 큰 경우일 것이다. 저항의 크기를 줄인다.

운동 방법

1. 이 운동은 서거나 앉은 자세에서 할 수 있다. 자신에게 적절한 수준의 저항을 제공하는 탄력 밴드를 선택한다.
2. 똑바른 자세로 서서 양발을 어깨너비 정도로 벌린다.
3. 각각의 손으로 탄력 밴드의 끝부분을 잡고, 양발로 밴드를 밟고 선다.

4. 팔꿈치를 굴곡시켜 전통적인 컬 동작을 수행한다. 천천히 전완을 신전시켜 시작 자세로 되돌아간다. 양팔을 동시에 하거나, 한번에 한 팔만 운동해도 된다. 똑바로 선 자세를 유지한다. 운동 중 몸통, 엉덩이 혹은 무릎을 구부려서는 안 된다.

5. 근력이 증가하면서는 같은 밴드로 반복 횟수를 늘리거나, 저항을 증가시키기 위해 밴드를 단축하거나, 아니면 더 큰 저항을 제공하는 밴드로 바꾼다.

관련근육

주동근육: 상완이두근, 상완근, 상완요골근

이차근육: 밴드를 잡기 위한 전완 근육(요측/척측수근굴근, 장장근, 천지/심지굴근, 장무지굴근 등 거의 손목 및 손가락 굴근들)

축구 포커스

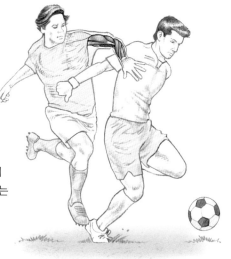

훈련 시 근력을 향상시키는 것은 어려울 수 있다. 푸시업은 전완 신근과 어깨의 강화에 아주 좋다. 전완 굴근을 단련시키는 것은 보다 어렵지만 상완에서 근육 균형을 이루기 위해서는 여전히 해야 한다. 풀업 바가 없다면 조금 창의력을 발휘해야 한다. 탄력 밴드는 아주 다양한 용도로 쓰일 수 있고 구하기 쉬우며 대부분의 주요 근육군을 단련시키는 데 사용할 수 있다. 탄력 밴드는 저항의 크기가 서로 다르며, 대개 밴드의 색깔로 표시한다. 손을 번갈아가며 신장시켜야 하는 보다 짧은 밴드를 사용하면 더욱 저항을 증가시킬 수 있다. 창의적인 코치라면 다양한 운동으로 순환되는 훈련에 이 운동을 포함시킬 것이다.

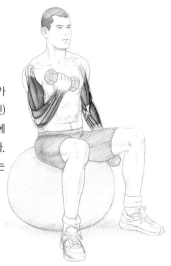

응용운동 덤벨 컬
Dumbbell Curl

덤벨 컬은 동일한 주동근육을 단련시키지만 회내 및 회외 동작을 추가한다. 덤벨은 회외(손바닥을 뒤친) 자세로 올리고 회내(손바닥을 엎친) 자세로 내려도 된다. 컬 동작 전체를 전완을 회내시킨 채 수행할 경우에는 이두근이 덜 관여해 상완근과 상완요골근이 더 작용할 수밖에 없다. 이 운동을 짐볼에 앉아 하면 안정된 벤치를 사용할 때 접하지 못하는 균형 요인이 추가된다.

앉아 삼두근 신전
Seated Triceps Extension

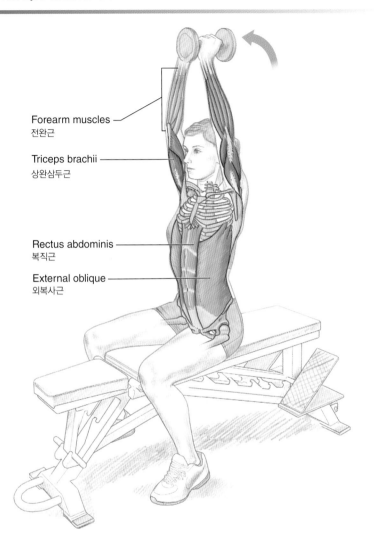

Forearm muscles
전완근

Triceps brachii
상완삼두근

Rectus abdominis
복직근

External oblique
외복사근

⚠ **안전수칙:** 자세가 중요하다. 머리가 척추와 정렬된 상태를 유지한다. 팔꿈치를 고정된 자세로 유지하며, 웨이트 들어 올리는 것을 돕기 위해 어깨가 처져서는 안 된다.

운동 방법

1. 등받이가 낮은 의자나 등받이가 없는 벤치에 앉는다. 다리를 벌리며, 무릎을 구부리고 발을 바닥에 평평하게 댄다.

2. 양손으로 덤벨을 수직으로 잡는다.
3. 팔꿈치를 천장 쪽으로 올린다. 팔꿈치를 굴곡시켜 웨이트가 머리 뒤에 오도록 한다. 팔꿈치를 귀 가까이로 유지한다.
4. 전완을 신전시켜 완전한 신전 상태가 되도록 한다.
5. 천천히 웨이트를 다시 시작 자세로 내린다. 운동 중 등을 똑바로 세우면서 좋은 자세를 유지한다.

관련근육

주동근육: 상완삼두근
이차근육: 중심부 복근(외복사근, 내복사근, 복횡근, 복직근), 척추 신근(척추기립근, 다열근), 덤벨을 잡게 하는 전완 근육

축구 포커스

축구장의 크기는 큼에도 불구하고(대개 105m×68m) 상대들은 경기장의 어디든 좁은 곳에 몰려 있을 수 있다. 접전을 펼치면서 팔을 수직으로 올리면 심판이 휘슬을 불 수도 있겠지만, 팔을 지면으로 기울이고 거의 등척성 수축(isometric contraction) 상태로 유지하면 상대가 볼을 장악하려는 정당한 시도를 하기가 더 어려울 수 있다. 축구의 초점은 하지일 수 있으나, 팔은 볼을 장악하거나 장악을 유지하는 사람에게 반복적으로 중요한 역할을 한다.

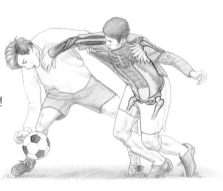

응용운동 삼두근 킥백
Triceps Kickback

하나의 응용운동이 인기 있는 덤벨 삼두근 킥백이다. 웨이트 벤치에 무릎을 꿇고, 몸을 앞쪽으로 기울여 몸통이 대략 바닥과 평행하도록 한다. 무릎 꿇은 다리의 반대쪽 팔로 덤벨을 들어 상완이 몸통과 평행하도록 한 다음, 전완을 완전히 신전시킨다. 아니면 한쪽 다리를 뒤로 뻗어 엇갈린 자세(staggered stance)로 서고 앞쪽 다리의 반대쪽 손으로 웨이트를 든다. 운동하지 않는 손을 앞쪽 무릎에 얹어 안정성을 높인다.

앉아 삼두근 신전 운동은 큰 짐볼에 앉아 하면 더 어려워질 수 있다. 이는 운동을 하면서 볼의 움직임에 반응해야 하기 때문이다. 또 다른 대안은 삼두근 신전을 케이블 머신으로 하는 것이다. 케이블 머신에서 반대쪽으로 보고, 양손으로 손잡이를 머리 위에서 잡는다. 팔꿈치를 신전시킨다.

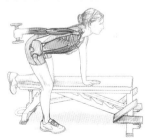

서서 푸시다운
Standing Push-Down

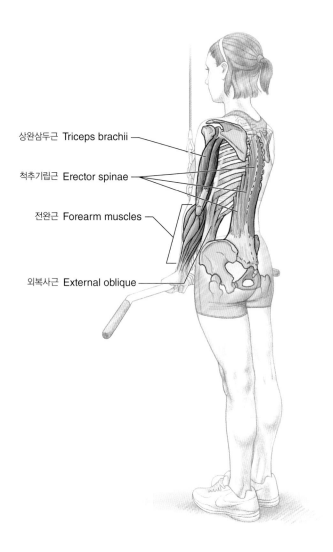

상완삼두근 Triceps brachii

척추기립근 Erector spinae

전완근 Forearm muscles

외복사근 External oblique

운동 방법

1. 서서 케이블 머신을 마주한다. 오버핸드 그립으로 바를 잡고, 양손을 어깨너비 정도로 벌린다.
2. 팔꿈치를 몸 가까이로 유지하면서 전완을 완전히 신전시킨다.
3. 완전한 신전 상태에서 바를 잠시 고정시켰다가 천천히 바를 시작 자세로 되돌린다.

관련근육

주동근육: 상완삼두근

이차근육: 중심부 복근, 척추 신근, 바를 잡게 하는 전완 근육

축구 포커스

미식축구와 같은 일부 스포츠는 근량을 선호하고 농구와 배구 같은 다른 일부는 신장을 선호한다. 축구는 경기를 하거나 즐기는 사람들에게 특정한 신체 치수를 요하지 않으므로 대중을 위한 스포츠이다. 전형적인 축구 선수는 그 연령과 성별에 평균인 신장과 체중에 더 가깝다. 특히 상체가 강하게 발달된 선수들을 보는 경우는 드물다. 그러나 상체를 무시하면 신체적 도전에 직면할 때 불리할 입장에 처할 것이다.

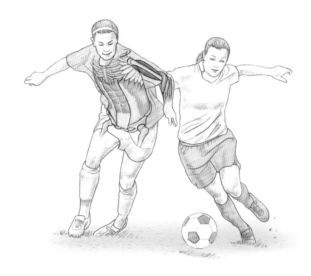

응용운동 역 그립 푸시다운
Reverse Push-Down

서서 케이블 머신을 마주한다. 손바닥이 위로 향하는 역 그립으로 바를 잡는다. 앞서와 동일한 운동을 수행한다. 이 응용운동은 동일한 근육들을 단련시키지만 근육들을 다르게 동원한다.

바벨 컬
Barbell Curl

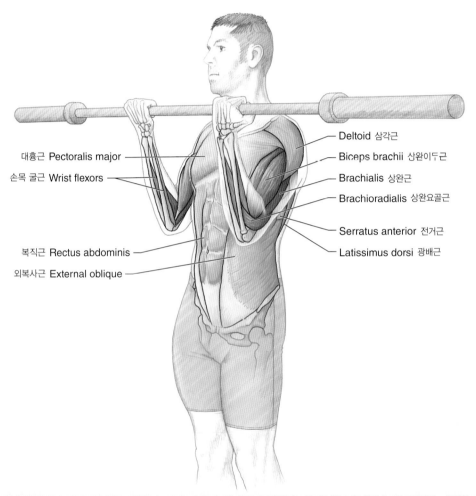

대흉근 Pectoralis major
손목 굴근 Wrist flexors

복직근 Rectus abdominis
외복사근 External oblique

Deltoid 삼각근
Biceps brachii 상완이두근
Brachialis 상완근
Brachioradialis 상완요골근
Serratus anterior 전거근
Latissimus dorsi 광배근

⚠️**안전수칙:** 몸이 정렬되고 척추가 중립 자세인 상태를 유지한다. 움직임을 제어한다. 즉 탄력이 개입하지 않도록 한다.

운동 방법

1. 똑바른 자세로 서서 양발을 어깨너비 정도로 벌리고 바벨을 앞에 둔다.
2. 회외(손바닥이 위로 향하는) 그립으로 바를 잡는다.
3. 전완 굴곡을 수행하고 웨이트를 어깨 쪽으로 움직임으로써 바를 올린다. 바를 완전한 운동범위로 들어 올린다. 잠시 멈춘 다음 천천히 바를 시작 자세로 내린다.

관련근육

주동근육: 상완이두근, 상완근, 상완요골근

이차근육: 손목 굴근(요측/척측수근굴근, 장장근), 몸통 안정근(중심부 복근, 척추기립근), 어깨 안정근(삼각근, 극상근, 극하근, 견갑하근, 소원근, 광배근, 대흉근), 견갑골 안정근(전거근, 대능형근, 소능형근, 중승모근)

축구 포커스

경기장에서 시합을 할 경우에 팔은 상대를 볼에서 멀어지게 하거나 상대와 함께 달릴 때 다소 유리한 입지를 확보하기 위해 주로 사용되는데, 물론 경기 규칙 내에서 그렇다는 것이다. 이들 동작은 일반적으로 전완 굴곡을 요하지 않는다. 그러나 근력 훈련의 초점을 오직 축구 특이적인 동작들에만 맞추고 길항근을 무시하는 것은 현명하지 못하다. 그렇게 하면 근육 불균형을 초래할 것이며, 이는 최적의 근육 및 관절 기능을 위해 권장되지 않는다.

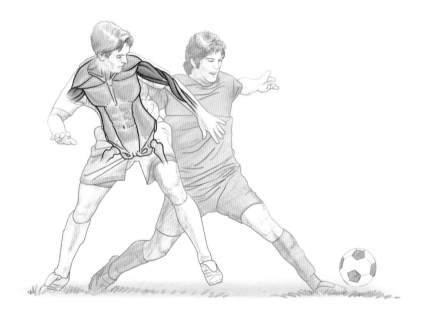

응용운동 머신 컬
Machine Curl

머신 컬은 동일한 주동근육을 단련시킨다. 컬 머신에 앉는다. 시트를 조정하여 똑바로 세운 자세를 취할 때 양손이 바에 닿을 수 있도록 하고 양발을 머신의 발판에 평평하게 댄다. 웨이트가 내려진 상태에서 바 또는 손잡이를 회외(손바닥이 위로 향하는) 그립으로 잡는다. 전완 굴곡을 수행하고 웨이트를 어깨 쪽으로 움직임으로써 웨이트를 올린다. 웨이트를 완전한 운동범위로 들어 올린다. 잠시 멈춘 다음 천천히 웨이트를 시작 자세로 내린다.

조트맨 컬
Zottman Curl

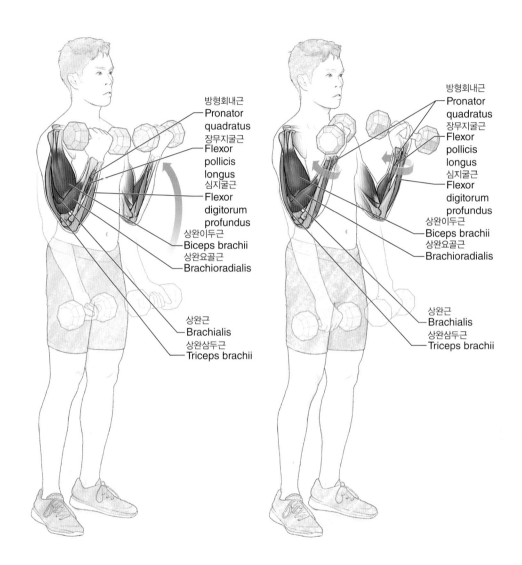

방형회내근
Pronator
quadratus
장무지굴근
Flexor
pollicis
longus
심지굴근
Flexor
digitorum
profundus
상완이두근
Biceps brachii
상완요골근
Brachioradialis

상완근
Brachialis
상완삼두근
Triceps brachii

방형회내근
Pronator
quadratus
장무지굴근
Flexor
pollicis
longus
심지굴근
Flexor
digitorum
profundus
상완이두근
Biceps brachii
상완요골근
Brachioradialis

상완근
Brachialis
상완삼두근
Triceps brachii

운동 방법

1. 각각의 손에 덤벨을 쥐고 서서 팔을 몸의 양옆으로 펴고 손바닥을 앞으로 향하게 한다(언더핸드 그립).
2. 팔꿈치를 몸에 붙여 고정시키도록 한다. 웨이트를 어깨 쪽으로 감아올린다.
3. 전완을 180도 돌려 오버핸드 그립으로 만들고, 웨이트를 내린 다음, 전완을 다시 언더핸드 그립으로 돌려 시작 자세로 되돌아간다.

관련근육

주동근육: 상완이두근, 상완근, 상완요골근
이차근육: 상완삼두근, 심지굴근, 장무지굴근, 방형회내근

축구 포커스

조트맨 컬은 일반 컬보다 팔에서 더 많은 여러 근육을 강화한다. 운동의 둘째 단계에서 전완 근육이 동원되기 때문이다. 또한 이들 근육은 볼을 가리고, 상대를 물리치며, 상대와 나란히 달리면서 상체를 사용하여 반칙 없이 우위를 점하려 할 때 활용된다. 아울러 상완과 전완의 근력이 증가하면 스로인의 거리에 긍정적인 영향을 미칠 수 있다. 골키퍼의 경우에는 볼을 잡을 때 그립 근력이 향상되어 착지 또는 다이빙 시 지면 충격을 최소화하고 다양한 스로를 배급할 때 거리가 증가할 수 있다. 조트맨 컬은 단일 관절 운동으로 팔꿈치관절 굴근을 구분해 단련시킨다. 모든 단일 관절 운동의 경우처럼, 기타 단일 관절 운동들을 포함시켜 완벽하고 균형 잡힌 운동이 되도록 하는 것이 중요하다.

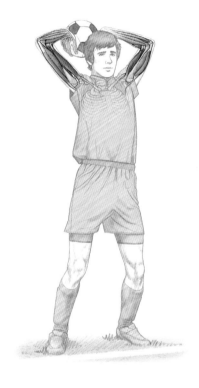

응용운동 전완 컬
Forearm Curl

전완 컬을 덤벨 로우(Dumbbell Row)와 함께 사용하면 균형을 이룰 수 있다.

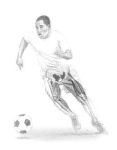

이 책에서 소개하는 많은 운동은 구분훈련(isolation) 운동이다. 이러한 운동은 움직임을 특정한 근육 또는 근육군으로 고립시키도록 고안되어 있다. 이런 운동은 그러한 특정 근육 및 근육 작용이 훈련에서 최대의 혜택을 보도록 하는 데 매우 효과적이다.

그러나 스포츠에서 근육의 작용이 고립되는 경우는 드물다. 경기에서 역동성이 있는 계획적이고 반응적인 움직임은 여러 관절 및 근육을 조화로운 패턴으로 동원하는데, 코너킥을 하려고 허리를 구부려 볼을 놓는 단순한 동작에서 발을 딛고 커트하며 볼을 원터치로 패스하면서 몸을 돌리는 아주 복잡한 동작까지가 이루어진다. 보완 운동이나 소위 기능 운동으로도 한 스포츠의 모든 작용을 흉내 내기란 거의 불가능하다. 그렇게 하면 실제 스포츠 자체보다 그러한 흉내에 시간이 더 소요될 것이다.

이 장에서 소개하는 운동들은 보다 복잡한 다관절 활동을 위해 가능한 것이 무엇인지를 잠깐 들여다본다. 이들 운동에서 특정 스포츠를 흉내 내는 것은 거의 없지만, 각각은 축구를 포함한 대부분의 스포츠에 공통적인 요소들을 요구한다. 축구에서 파워 생성은 하지에 의해 추진되기 때문에, 이들 운동은 모두 러닝, 커트, 정지와 점프를 위한 다리 파워의 향상, 정적 및 반응적 균형의 유지, 그리고 그 이상을 내용으로 한다.

신체 훈련에 복잡한 보완 작용을 포함시키는 것이 중요하다. 오른발을 딛고 왼쪽으로 커트할 계획이었지만 스터드가 예상대로 박히지 않거나 너무 많이 박혀, 약간 깡충깡충 혹은 껑충껑충 뛰어 반응하고 자세를 조정하여 균형을 유지하는 경우가 있다. 대부분의 작용과 반작용은 소뇌와 척수에 의해 처리된다. 보완 훈련의 모든 활동이 단순한 단일 관절 및 근육군의 작용을 요한다면, 신체는 능숙한 경기력을 지지하는 적응력을 훈련시킬 소중한 기회를 놓칠 것이다. 이 때문에 기능 훈련(functional training)이란 말을 많이 듣게 되는 것이다.

제1장에서 언급하였듯이 최근의 기술 발전으로 체력관리 전문가와 코치들은 경기의 다양한 측면에 의해 가해지는 신체적 부하를 더 상세히 그리고 보다 구체적으로 확인할 수 있게 되었다. 예를 들어 웨어러블 GPS 기기로 수집된 데이터는 선수가 경기 중 방향을 변화시키는 빈도와 그러한 방향 변화의 강도를 코치에게 알려줄 수 있다. 또한 이 기술은 선수가 다양한 속도 및 강도로 뛰는 거리가 얼마인지를 확인해주는 외에, 선수가 가속하고 감속하는 빈도도 알려준다. 아울러 코치는 선수가 전방만이 아니라 측방과 후방으로 뛰는 거리가 얼마인지를 알 수 있다. 이러한 움직임은 본능적이고 반응적이다. 이런 움직임을 경기 시작 후 15분 동안만큼이나 경기 종료 전 15분 동안 자주 그리고 효율적으로 수행할 수 있는 잘 훈련된 선수는 경기 결과에 더 큰 영향을 미칠 것인데, 알다시피 최종 결과는 흔히 경기 말미에 결정되기 때문이다. 이 장에서 소개하는 하체, 다관절 및 복합 운동들을 포함하는 훈련 프로그램을 설계하고 실행하면 이상과 같은 요구들을 충족시키도록 신체를 준비시켜 향상을 이룰 수 있다.

또한 데이터는 환경을 보다 더 통제할 수 있는 훈련 세션에서도 수집할 수 있다. 이러한 훈련 기반 관찰로부터 코치는 위와 같은 측정 가능한 변수들 면에서 향상되거나 감소된 경기력을 확인할 수 있다. 어느 특정한 신체적 특성에 향상이 필요한지를 알면 코치가 특정한 경기력 부족을 향상시킬 훈련 활동을 선택하고 각 선수의 성공 기회를 증진시키는 데 도움이 된다. 아울러 코치는 어느 선수들이 이미 특출한 체력을 갖추고 있는지를 알아야 구체적인 훈련 프로그램의 설계를 통해 이들 선수가 우수한 체력을 유지(또는 개선)하도록 할 수 있다.

위에서 언급한 기술은 모든 수준의 경기에서 이용 가능하지는 않지만, 아마도 덜 정확하고 보다 시간이 많이 소요될지라도 위와 같은 데이터의 수집에 사용할 수 있는 방법들이 있다. 예를 들어 트레이닝 세션 또는 경기 중 종이와 필기구를 사용하여 방향의 변화를 집계하는 것이다. 아니면 비디오 영상을 검토해 동일한 방식으로 데이터를 수집하는 것이다. 다양한 수준(프로, 세미프로, 청소년 국가대표팀, 유소년 아카데미클럽, 남자, 여자 등)에서 그러한 데이터의 공개는 훈련 프로그램의 설계를 돕는 틀을 제공하여 선수들이 경기의 신체적 부하에 대비하게 할 수 있다.

조금 단순하지만 잘 알려진 격언이 소위 10년과 1만 시간 규칙이다. 이에 따르면 진정한 정상급 선수들은 그들이 선택한 경기장에서 10년과 1만 시간 정도의 신중한 연습을 한 후 그러한 정상의 지위에 오른다고 한다. 그 기간에 하는 학습의 상당 부분은 전술적이지만, 신경근육 학습(neuromuscular learning)은 대부분 한 기술의 수행에 필요한 근육세포만을 사용하는 능력이다. 볼을 튀기는 법을 배우는 아이들을 생각해보라. 아이들은 전신, 즉 몸통, 엉덩이, 다리, 어깨와 팔을 사용한다. 모든 것이 볼의 위아래 움직임과 유사하다. 능숙해지면서 아이들은 불필요한 근육세포를 배제하는 법을 배우고 결국에는 꼭 필요한 최소한의 근육세포를 사용하게 된다.

프로 선수들의 플레이를 보면 미드필더가 달리면서 달려가는 팀 동료의 보폭 내로 패스를 찔러주는 모습을 보게 된다. 패스하는 선수는 자신의 속도와 팀 동료의 속도를 가늠해야 하고, 볼을 어떻게 패스해야 하는지를 결정해야 하며(회전을 넣을지, 땅으로, 공중으로, 발의 어느 부위로 등), 볼을 얼마나 세게 차야 하는지를 결정해야 한다(볼 받는 선수를 앞지를 정도로 강하지 않게 그리고 볼 받는 선수가 볼을 지나쳐 달릴 정도로 약하지 않게). 이러한 결정들 중 그 어느 것도 의식적으로 이루어지지 않는다. 모두가 잠재의식에 맡겨지고 선수는 어려운 패스를 단순해보이게 하는 데 필요한 근육세포만을 사용한다.

10년과 1만 시간 규칙의 한 부분은 운동 기술이 거의 기계적이고 무의식적인 것이되므로 의식적인 뇌는 계획, 예측, 반응, 조정, 그리고 전술의 집행 기능에 속하는 기타 어느 것에 집중할 수 있다는 것이다. 미드필더가 의식적으로 하는 것은 누구에게 패스할지를 선택하는 전술적 결정뿐이다. 나머지는 무의식적이다.

등 맞대고 스쿼트
Back-to-Back Squat

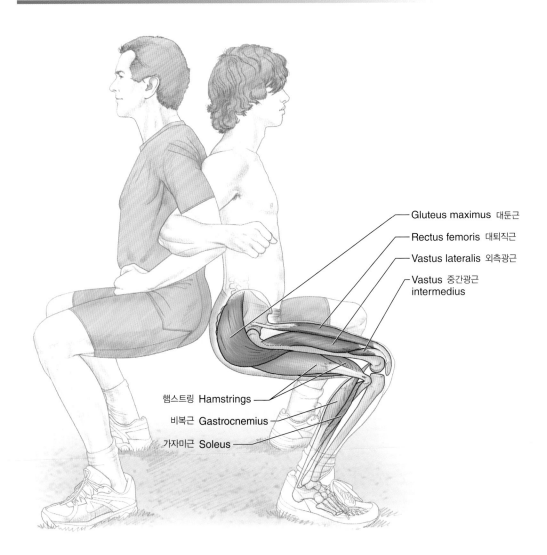

Gluteus maximus 대둔근
Rectus femoris 대퇴직근
Vastus lateralis 외측광근
Vastus 중간광근
intermedius

햄스트링 Hamstrings
비복근 Gastrocnemius
가자미근 Soleus

운동 방법

1. 이 운동에서는 신장과 체중이 비슷한 파트너가 필요하다. 파트너와 등을 맞대고 서서 양발을 어깨너비 정도로 벌린다.
2. 파트너와 팔짱을 끼고, 마치 벽에 기대는 것처럼 서로 몸을 뒤로 기울인다. 자신의 발뒤꿈치와 파트너의 발뒤꿈치 사이는 약 60cm가 되어야 한다.
3. 일체로 스쿼트를 하여 무릎이 90도의 각도를 이루도록 한다. 시작 자세로 되돌아간다.

관련근육

주동근육: 대퇴사두근(내측/외측/중간광근, 대퇴직근), 대둔근

이차근육: 햄스트링(대퇴이두근, 반건양근, 반막양근), 내전근(장/단/대내전근, 치골근, 박근), 척추기립근, 비복근, 가자미근

축구 포커스

축구는 순식간에 폭발적인 움직임을 요한다. 즉 골키퍼는 지면으로 세차게 몸을 던져 골문 입구를 가로질러 다이빙하여 득점을 저지하고, 수비수는 높이 점프하여 크로스를 처리하며, 스트라이커는 뛰어올라 슛에 헤더를 한다. 이 모든 움직임은 고관절 신근, 슬관절 신근과 발목관절 족저굴근에서 고도의 파워 생성을 필요로 한다. 점프를 최대의 높이와 거리로 하려면 강한 근육들로부터 조화로운 패턴의 움직임이 나와야 한다. 강화된 근력과 파워가 시합에서 빈번히 사용되기 때문에 모든 선수는 이 운동과 같은 스쿼트를 하는 것이 현명할 것이다. 각각의 근육군을 별도로 훈련시킬 수 있지만, 스쿼트와 같은 복합적인 움직임이 시합에서 직면하는 상황과 더 비슷하다.

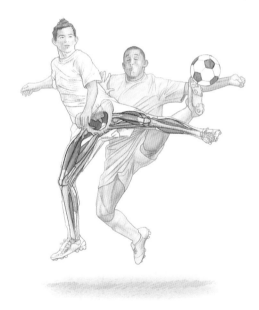

응용운동 랙 스쿼트
Racked Squat

바벨을 사용하여 전통적인 스쿼트를 세이프티 랙(safety rack)에서 한다. 랙은 바를 지지한다. 바 아래로 가서 적절한 자세가 되도록 바를 적절히 위치시킨 다음 선다. 바를 어깨에 올려놓고 운동을 시작한다. 세이프티 스톱은 무릎을 약 90도로 구부렸을 때 어깨 높이 조금 아래가 되게 위치시킨다.

파트너 업고 스쿼트
Partner Carry Squat

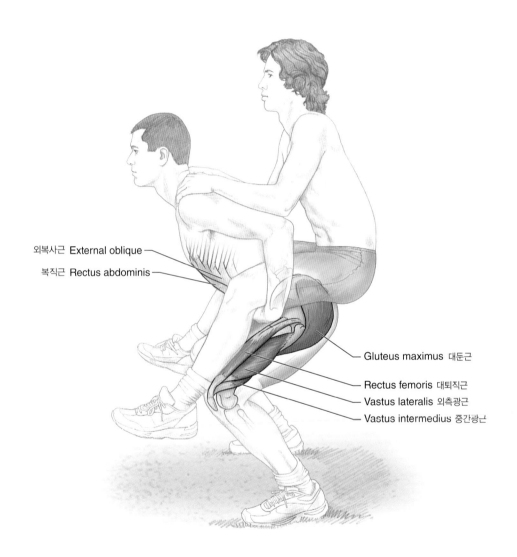

외복사근 External oblique

복직근 Rectus abdominis

Gluteus maximus 대둔근

Rectus femoris 대퇴직근

Vastus lateralis 외측광근

Vastus intermedius 중간광근

운동 방법

1. 파트너 업고 발뒤꿈치 올리기(제6장)에서처럼, 신장과 체중이 비슷한 파트너를 선택한다. 이 운동에서는 무릎이 힘들 수 있기 때문에 파트너의 선택에 주의해야 한다. 이 운동은 위아래로 움직이게 하는 근력뿐만 아니라 균형도 기른다. 파트너를 등에 업는다.

2. 다리를 편안히 벌리고 파트너를 등의 중심에 둔 채(자신은 아마도 조금 앞쪽으로 기울어질 것이다), 부분 스쿼트를 수행하여 무릎이 약 45도 각도를 이루도록 한다. 무릎을 90도 이상으로 구부리는 스쿼트를 해서는 안 된다.

3. 천천히 스쿼트를 한다. 스쿼트의 맨 아래에서 잠시 멈춘 후 시작 자세로 되돌아가 반복한다. 자신의 반복 횟수를 마친 후 파트너와 교대한다.

관련근육

주동근육: 대퇴사두근(내측/외측/중간광근, 대퇴직근), 대둔근
이차근육: 내전근, 자세를 위한 척추기립근과 중심부 복근(외복사근, 내복사근, 복횡근, 복직근)

축구 포커스

전통적인 스쿼트 운동에는 다양한 응용운동이 있다. 스쿼트 운동을 흔히 스포츠를 위한 보완 훈련 프로그램에 포함시키는 한 가지 이유는 이러한 운동이 움직임을 일으키고 균형을 유지하는 여러 근육 및 관절을 활성화하기 때문이다. 스쿼트 운동에서 주동근육은 슬관절 신전을 위한 대퇴사두근과 고관절 신전을 위한 대둔근이다. 스쿼트의 수행에서 가장 중요한 측면의 하나는 자세이다. 올바른 자세는 스쿼트 중 중심부 복근과 척추기립근을 활성화한다. 스탠스를 넓히면 내전근의 동원이 증가한다. 플레이에서 접전을 벌일 때 이러한 근육들이 생성하는 힘의 중요성을 무시해서는 결코 안 된다. 엉덩이, 등, 중심부와 대퇴사두근이 더 강한 선수가 태클을 하고 선수끼리 접전을 벌일 때 뚜렷한 우위를 점할 것이다.

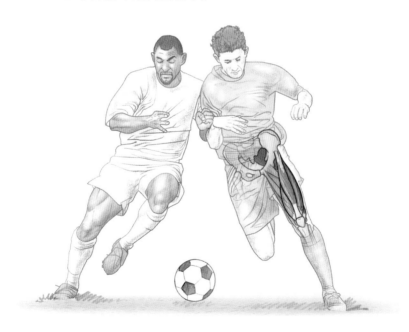

보디웨이트 스쿼트
Bodyweight Squat

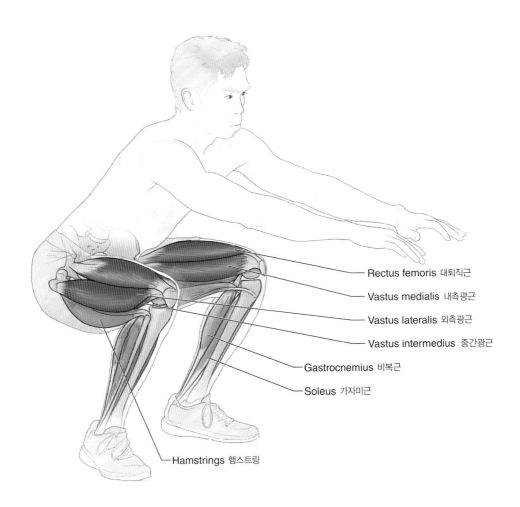

- Rectus femoris 대퇴직근
- Vastus medialis 내측광근
- Vastus lateralis 외측광근
- Vastus intermedius 중간광근
- Gastrocnemius 비복근
- Soleus 가자미근
- Hamstrings 햄스트링

운동 방법

1. 양발을 어깨너비로 벌리고 발가락을 약간 바깥으로 돌린 채 시작한다. 복근을 수축시킨다. 머리는 위로 유지하고 시선은 앞쪽을 바라본다.
2. 무릎을 구부리고 엉덩이를 앉혀 몸을 내리되, 발뒤꿈치를 바닥에 평평하게 댄 상태를 유지한다.
3. 스쿼트의 바닥 자세에서 잠시 머문 다음, 발뒤꿈치로 밀어 올려 시작 자세로 되돌아간다.
4. 운동 내내 등을 가능한 한 곧게 유지한다.
5. 원하는 횟수만큼 반복한다.

관련근육

주동근육: 대퇴사두근(내측/외측/중간광근, 대퇴직근)

이차근육: 종아리 근육, 햄스트링(대퇴이두근, 반건양근, 반막양근)

축구 포커스

보디웨이트 스쿼트는 여러 가지 장점이 있다. 운동하기가 간단하고 어린 선수들에게 안전하며, 선수가 성장하면서 체중이 증가하기에 테크닉을 세련되게 한다. 체중을 이용하는 운동은 장비가 없는 경우에 유용하다. 반복을 늘리면 근력을 증가시킬 수 있다. 하지 근력과 중심부 안정성을 증가시키는 것은 경기력의 향상 및 유지와 부상 방지에 중요하다. 체력 면에서는 가속, 감속, 점프, 착지와 방향 변화가 모두 보다 효율적으로 그리고 더 자주 수행될 수 있다. 테크닉 면에서는 슛, 패스의 범위, 발리킥과 볼 간직도 향상될 수 있다.

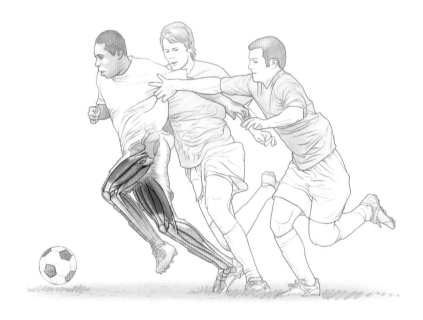

스플릿 레그 스쿼트
Split-Leg Squat

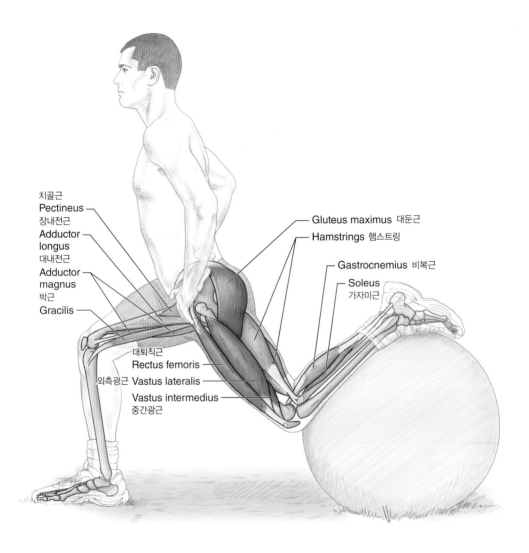

치골근
Pectineus
장내전근
Adductor longus
대내전근
Adductor magnus
박근
Gracilis
대퇴직근
Rectus femoris
외측광근 Vastus lateralis
Vastus intermedius
중간광근

Gluteus maximus 대둔근
Hamstrings 햄스트링
Gastrocnemius 비복근
Soleus
가자미근

운동 방법

1. 짐볼 앞쪽에서 한쪽 다리로 선다. 다른 쪽 다리를 뒤로 뻗어 발목이나 정강이를 짐볼의 꼭대기에 얹는다.
2. 앞쪽 무릎을 약 90도 각도로 구부리면서 뒤쪽 다리로 볼을 뒤로 조금 굴려 앞쪽 무릎이 발을 넘어가지 않도록 한다.
3. 시작 자세로 되돌아간다.

관련근육

주동근육: 대퇴사두근(내측/외측/중간광근, 대퇴직근), 대둔근

이차근육: 햄스트링(대퇴이두근, 반건양근, 반막양근), 내전근, 척추기립근, 비복근, 가자미근

축구 포커스

축구에서는 무릎의 운동조절을 반복해서 강조하며, 이 운동은 기능적 움직임 중에 무릎을 제어하는 능력을 시험하는 데 좋다. 무릎은 오른쪽이나 왼쪽으로 흔들리지 않아야 하며, 발을 넘어가서도 안 된다. 이와 같은 운동에 의해 요구되는 근력과 균형은 점프 후 착지와 커트 같은 폭발적이고 반응적인 동작을 할 때 하체의 제어에 도움을 주며, 무릎을 한층 더 보호한다. 시작 자세를 취할 때 필요하다면 운동 보조자를 두거나 지지대를 사용한다. 이 운동을 위해서는 균형과 대퇴사두근의 근력이 좋아야 하므로, 어느 하나가 부족하다면 둘 다 향상될 때까지 이는 최선의 초기 운동이 아닐 수도 있다. 양손에 덤벨을 들거나, 혹은 웨이트를 끼우지 않은 바벨을 어깨에 얹고 근력이 향상되면서 웨이트를 추가하면, 이 운동의 난이도가 한층 더 올라갈 수 있다.

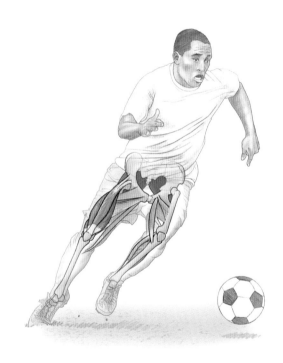

낮은 허들
Low Hurdle

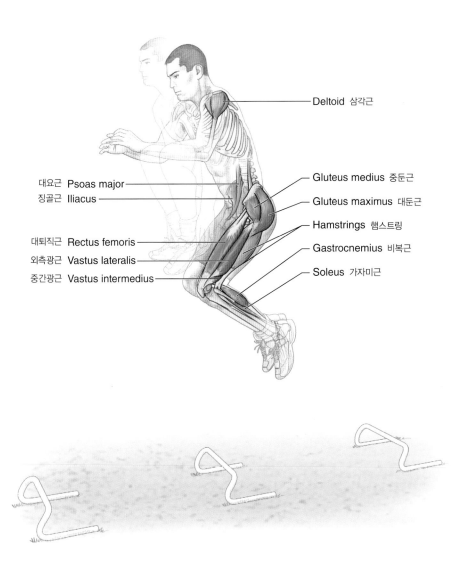

Deltoid 삼각근

대요근 Psoas major
징골근 Iliacus

Gluteus medius 중둔근
Gluteus maximus 대둔근
Hamstrings 햄스트링

대퇴직근 Rectus femoris
외측광근 Vastus lateralis
중간광근 Vastus intermedius

Gastrocnemius 비복근
Soleus 가자미근

운동 방법

1. 일련의 낮은 허들을 일직선으로 약 1~1.5m 간격을 두고 배열한다.
2. 한두 걸음으로 첫째 허들에 접근하여 허들을 뛰어넘는다. 양발 도약 및 착지로 한다. 다리를 접어 가슴으로 올려 허들을 뛰어넘어야 할 것이다.

3. 허들 사이의 지면에 지체하는 시간을 가능한 한 줄이면서 후속 허들을 뛰어넘는다. 이를 끊어지는 점프라기보다는 일련의 반동 운동이라고 생각한다.

관련근육

주동근육: 대둔근, 중둔근, 대퇴사두근(내측/외측/중간광근, 대퇴직근), 비복근, 가자미근
이차근육: 고관절 굴근(대퇴직근, 대요근, 소요근, 장골근, 봉공근), 척추기립근, 삼각근, 햄스트링(대퇴이두근, 반건양근, 반막양근)

축구 포커스

반복 점프는 대대로 축구 선수들에게 흔한 훈련 과제였고 여러 면에서 선수들에게 유익하다. 예를 들어 각각의 도약은 점프를 위한 다리 근력의 향상에 도움이 된다. 각각의 착지는 코치가 지켜보면서 착지 자세에 대해 조언을 해주면 선수가 안전하게 착지하는 법을 배우도록 해준다. 운동 내내 기능적 및 반응적 균형이 요구된다. 다리의 길이와 각각의 허들을 뛰어넘는 데 필요한 힘을 이해하면 선수가 넘어지거나 지나치게 힘들이지 않는다.

이 운동에는 플라이오메트릭 측면이 있어 점프 능력의 향상에 아주 좋은 기능 운동들 중 하나가 된다. (플라이오메트릭 운동은 근육을 수축시키기 바로 전에 신장시킨다. 이에 따라 후속 점프가 더 높아진다. 스쿼트를 하고 자세를 멈춘 다음 점프하면 스쿼트를 하고 멈춤 없이 즉시 점프하는 경우만큼 높이 점프하지 못할 것이다. 멈추면 스쿼트 중 신장으로 인한 효과가 사라진다.) 이 운동은 허들을 넘는 반복 점프로 되어 있으나, 동일한 개념을 육상 사다리(speed ladder) 또는 라인을 전후 혹은 좌우로 넘는 움직임에 적용할 수 있다.

일부 코치는 여전히 선수들에게 볼을 뛰어넘도록 요구하나, 혹여 볼에 착지라도 하면 부상을 당할 수 있기 때문에 이는 권하지 않는다.

스텝업
Step-Up

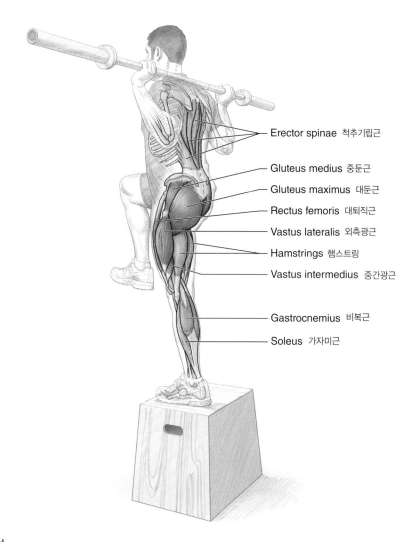

Erector spinae 척추기립근

Gluteus medius 중둔근

Gluteus maximus 대둔근

Rectus femoris 대퇴직근

Vastus lateralis 외측광근

Hamstrings 햄스트링

Vastus intermedius 중간광근

Gastrocnemius 비복근

Soleus 가자미근

운동 방법

1. 높이가 정강이와 무릎 사이 정도인 벤치 또는 박스 앞에 선다. 오버핸드 그립으로 웨이트를 끼우지 않은 바를 어깨 위에서 잡는다.

2. 먼저 올릴 다리(앞쪽 다리)로 벤치 또는 박스에 올라간다. 계속 올라가 앞쪽 다리가 펴지도록 하되, 뒤쪽 다리를 계속 올려서 무릎이 구부러지게 하여 넓적다리가 지면과 평행하도록 한다. 뒤쪽 다리가 벤치 또는 박스에 닿지 않게 한다.

3. 구부린 다리를 내리면서 다시 내려간다.

4. 다리를 바꾸어 반대쪽 다리로 올라가면서 반복한다. 각각의 반복에서 다리를 교대한다.

관련근육

주동근육: 대퇴사두근(내측/외측/중간광근, 대퇴직근), 대둔근, 중둔근

이차근육: 척추기립근, 햄스트링(대퇴이두근, 반건양근, 반막양근), 비복근, 가자미근, 내전근

축구 포커스

우성편 손은 글을 쓰는 손이다. 그러나 우성편 다리는 어느 쪽일까? 가장 강한 골킥을 위해 사용하는 다리인가 혹은 긴 점프를 위한 도약에 사용하는 다리인가? 대부분의 사람에서는 양쪽 다리가 동시에 활성화될 때 비우성편 다리보다 더 많이 작용하는 우성편 다리가 있다. 한 다리 운동은 양쪽 다리를 동시에 단련시키는 운동에 비해 일부 장점이 있다. 다리가 하나씩 작용하여 모든 힘을 제공할 경우에는 전체 운동에 시간이 조금 더 걸리겠지만 각각의 다리가 반대쪽의 느슨한 부분을 떠맡지 않으면서 균등하게 작용한다. 그리고 그 효과는 근력만을 위한 것이 아니다. 각각의 다리는 무릎의 운동조절과 전신의 균형에 필요한데, 이들 두 요인은 부상, 특히 무릎 부상의 방지에 중요하다. 중심부 안정은 물론 안전을 위해 자세에 면밀한 주의를 기울여야 한다.

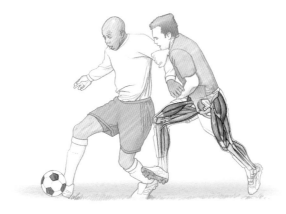

응용운동 측면 스텝업
Lateral Step-Up

적절한/다양한 높이의 박스 또는 벤치를 왼쪽으로 둔 채 시작하며, 오른쪽 다리로 균형을 잡는다. 왼발로 박스에 측면으로 올라간다. 체중을 왼쪽 다리로 옮기고, 왼쪽 발뒤꿈치로 민다. 왼쪽 무릎이 왼쪽 발목 위로 중심이 잡힌 상태를 유지하면서 오른쪽 무릎을 엉덩이 높이로 들어 올린다. 오른발을 바닥으로 되돌리고, 체중과 몸을 다시 시작 자세로 옮긴다. 또한 측면 스텝업은 덤벨을 추가해 진행할 수 있다.

전방 런지
Forward Lunge

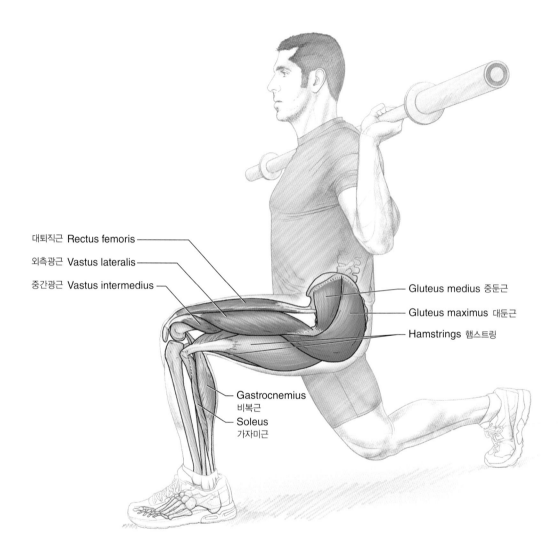

대퇴직근 Rectus femoris

외측광근 Vastus lateralis

중간광근 Vastus intermedius

Gluteus medius 중둔근

Gluteus maximus 대둔근

Hamstrings 햄스트링

Gastrocnemius
비복근
Soleus
가자미근

운동 방법

1. 오버핸드 그립으로 바벨을 잡는다. 서서 바벨을 어깨에 얹는다.
2. 앞쪽으로 멀찌감치 내딛어 런지가 완료되었을 때 앞쪽 무릎이 90도 각도를 이루고 넓적다리가 바닥과 평행하도록 한다. 뒤쪽 무릎은 바닥 바로 위에 있을 것이다.
3. 물러나 시작 자세로 되돌아간다. 반대쪽 다리로 반복한다. 각각의 런지에서 다리를 교대한다.

관련근육

주동근육: 대둔근, 중둔근, 대퇴사두근(내측/외측/중간광근, 대퇴직근)

이차근육: 척추기립근, 햄스트링(대퇴이두근, 반건양근, 반막양근), 비복근, 가자미근, 내전근

축구 포커스

이 운동은 제3장에서 소개한 런지, 즉 엉덩이와 서혜부의
동적 유연성을 위한 런지와 약간 다르다. 이 운동에서는 한 자리
에 머물고 바를 사용한다. 이 응용운동은 오히려 근력 운동이
며, 많은 서로 다른 스포츠에서 요구되는 신장성 및 단축성 수축
(eccentric and concentric contraction)과 균형을 위해 프로그
램을 만드는 체력관리 전문가들이 높이 평가하는 운동이다.
등을 곧게 펴고 머리를 들며 앞쪽을 바라보는 상태를
유지한다. 런지 말미에 앞쪽 무릎이 발가락을
넘어가거나 발의 장축을 가로질러 흔들
리지 않도록 한다. 근력이 약하거나 피
로하면 운동의 적절한 수행에 영향을
미칠 수 있다. 런지를 올바로 수행하기
가 힘들다면 바벨의 중량을 낮추거나, 런지의 길이를 단축하거나, 혹은 런지 사이에 회복 시간을 더 가져 피로
를 방지한다.

응용운동 | 측면 런지
Side Lunge

방향을 변화시킬 때 무릎을 제어하는 능력은 무릎 부상의 방지에 중요하다. 측면 런지를 할 때에는 앞쪽 다리
의 무릎이 지지하는 발 위에 있어야 하고 좌우로 흔들리지 않아야 한다.

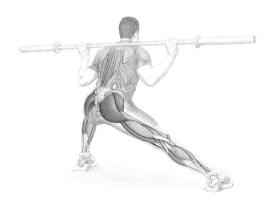

골리즈
Goalies

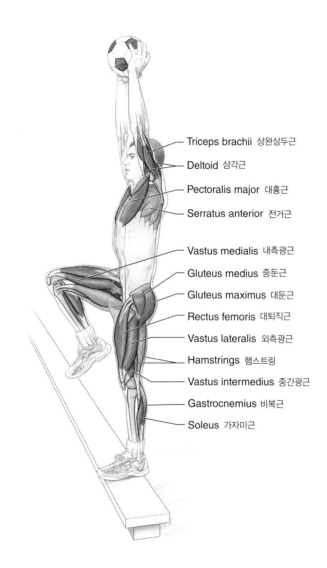

Triceps brachii 상완삼두근

Deltoid 삼각근

Pectoralis major 대흉근

Serratus anterior 전거근

Vastus medialis 내측광근

Gluteus medius 중둔근

Gluteus maximus 대둔근

Rectus femoris 대퇴직근

Vastus lateralis 외측광근

Hamstrings 햄스트링

Vastus intermedius 중간광근

Gastrocnemius 비복근

Soleus 가자미근

운동 방법

1. 낮은 벤치 앞에 선다. 양손으로 축구공을 잡는다.
2. 부드러운 동작으로, 먼저 올릴 다리(앞쪽 다리)로 벤치에 올라간다. 계속 올라가 앞쪽 다리의 무릎이 완전히 펴지도록 한다. 뒤쪽 다리의 구부린 무릎을 가능한 한 높이 올리면서 양팔을 머리 위로 완전히 편다.
3. 이러한 부드러운 움직임을 역순으로 하여 시작 자세로 되돌아간다.
4. 다리를 바꾸어 반대쪽 다리로 올라가면서 반복한다. 각각의 반복에서 다리를 교대한다.

관련근육

주동근육: 대퇴사두근(내측/외측/중간광근, 대퇴직근), 둔근(대/중/소둔근), 비복근, 가자미근, 삼각근, 상완삼
두근, 대흉근

이차근육: 햄스트링(대퇴이두근, 반건양근, 반막양근), 척추기립근, 승모근, 전거근

축구 포커스

골리(goalie)는 골키퍼를 의미하므로 이 운동은 골키퍼에게
아주 좋으나, 모든 선수에게 유용하다. 공중 볼을 차지하기
위해 달리고 점프하는 데 필요한 모든 주요 움직임을 생각
해보라. 필드 플레이어와 골키퍼 간의 주요 차이점은 골키
퍼는 팔과 손을 뻗어 올린다는 것뿐이다. 필드 플레이어와
골키퍼는 모두 볼 지역에 접근하고, 타이밍을 계획하고, 도
약할 다리로 어느 쪽이 좋을지를 결정하고, 점프를 위해 힘
을 내고, 몸을 뻗으면서 지면을 밀어내고 공중으로 솟아올
라 점프의 꼭대기에서 볼과 접촉한 다음, 안전하게 착지한
다. 이 운동이 강조하는 바는 도약까지의 모든 것이고, 이
는 다양한 개별 하지 운동들을 하나의 기능 운동에 통합하
는 효율적인 방법이다.

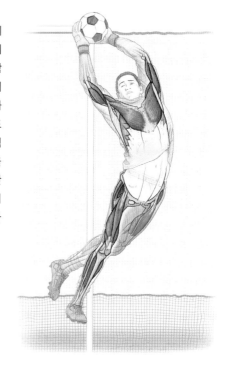

응용운동 **경기장 계단 골리즈**
Stadium Stair Goalies

적절한 대안은 경기장 또는 관중석의 계단을 이용하고, 또 볼 대신 덤벨을 드는 것이다. 다리를 교대하여 올라
가면서 먼저 올린 다리의 반대쪽 손으로 덤벨을 밀어 올린다. 한 계단 올라갈 때마다 양팔 다 올려도 좋다.

리바운드 점프
Rebound Jump

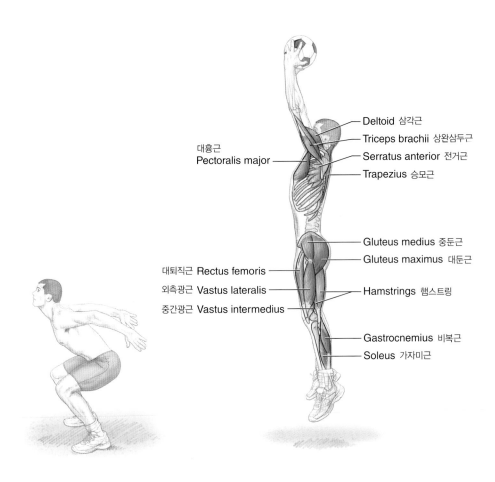

대흉근
Pectoralis major

대퇴직근 Rectus femoris
외측광근 Vastus lateralis
중간광근 Vastus intermedius

Deltoid 삼각근
Triceps brachii 상완삼두근
Serratus anterior 전거근
Trapezius 승모근

Gluteus medius 중둔근
Gluteus maximus 대둔근

Hamstrings 햄스트링

Gastrocnemius 비복근
Soleus 가자미근

운동 방법

1. 이 운동에서는 파트너가 필요하다. 축구공을 잡고 있는 파트너를 향해 선다.
2. 파트너가 힘차게 공을 지면에 튀긴다. 두 다리로 도약하는 점프를 하여 점프의 꼭대기에서 볼을 받는다.
3. 착지는 달라붙듯 해야 한다. 지면에 닿을 때 무릎이 발 위에서 좌우로 흔들리게 해서는 안 된다.
4. 빈번히 최대한으로 점프하여 피곤해지는 것을 방지하려면 파트너와 교대로 점프하는 것이 좋다.

관련근육

주동근육: 대퇴사두근(내측/외측/중간광근, 대퇴직근), 둔근, 비복근, 가자미근, 삼각근, 상완삼두근, 대흉근

이차근육: 햄스트링(대퇴이두근, 반건양근, 반막양근), 척추기립근, 승모근, 전거근

축구 포커스

리바운드 점프 운동은 앞서 소개한 골리즈 운동의 기능적 확장이라고 생각할 수도 있다. 골리즈에서는 몸이 지면에서 떨어지지 않는다. 리바운드 점프 운동에서는 타이밍이 중요한데, 골키퍼가 시합에서 하듯이 도약 시점을 잡고 점프하여 점프의 정점에서 볼을 받아야 하기 때문이다. 이는 대개 점프하는 사람에게 어느 정도의 움직임을 요하고(볼은 거의 똑바로 튀겨 오르지 않는다) 볼의 하강과 자신의 도약을 일치시켜 볼을 가능한 한 높이 받을 수 있으려면 정확한 타이밍도 요구된다. 그러나 여기에 그쳐서는 안 되는데, 안전하게 착지도 해야 하기 때문이다. 이 책에서 소개하는 많은 운동이 착지할 때 무릎을 구부리고 발 위에 위치하게 해 무릎이 좌우로 흔들리지 않도록 하라고 요구한다. 온통 점프와 캐치에 주의를 기울이겠지만, 착지를 잊어서는 안 된다. 사뿐히 착지해 충돌의 충격을 흡수하도록 한다. 대부분의 선수가 이 운동이 제기하는 과제(볼 튀기기, 점프와 착지)를 좋아한다.

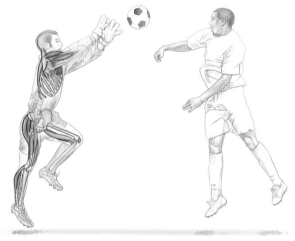

![응용운동] 한 다리 리바운드 점프
Single-Leg Rebound Jump

간단한 응용운동은 한 다리로 도약을 하는 것이다. 볼이 거의 똑바로 튀겨 오를 때에는 대부분의 경우에 두 다리 리바운드 점프가 이루어진다. 이 응용운동에서는 볼을 받는 사람이 조금 달려가 한 다리로 도약해 받아내도록 볼을 지면으로 던져주어야 하고, 볼을 받은 후에는 양발로 착지해야 한다.

우드초퍼
Woodchopper

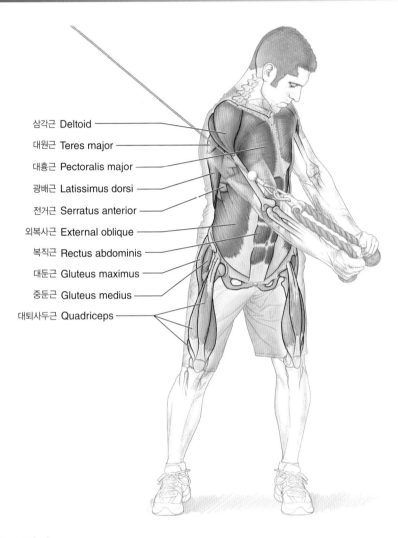

삼각근 Deltoid

대원근 Teres major

대흉근 Pectoralis major

광배근 Latissimus dorsi

전거근 Serratus anterior

외복사근 External oblique

복직근 Rectus abdominis

대둔근 Gluteus maximus

중둔근 Gluteus medius

대퇴사두근 Quadriceps

운동 방법

1. 하이 풀리(high pulley) 옆으로 약간의 거리를 두고 선다. 양팔을 들어 올려 양손으로 로프, 줄 혹은 손잡이를 잡는다.

2. 로프를 아래로 몸을 가로질러 당겨 시작한다. 양손이 어깨를 지나면서 몸통을 비틀고 복근을 크런치 한다. 이렇게 대각선으로 계속 반대 측 무릎 쪽으로 당기면서 양 무릎을 약간 구부린다.

3. 천천히 절제된 동작으로 움직임을 역순으로 하여 시작 자세로 되돌아간다. 원하는 반복 횟수를 완료한 후 뒤로 돌아 반대 방향으로 운동을 반복한다.

관련근육

주동근육: 복직근, 외복사근, 내복사근, 삼각근, 광배근, 대흉근
이차근육: 대퇴사두근(내측/외측/중간광근, 대퇴직근), 둔근, 대원근, 전거근

축구 포커스

이 전신 운동은 많은 점에서 유익하다. 그 동작은 팔, 몸통, 둔근과 대퇴사두근을 단계적이고 조화로운 움직임을 통해 동원한다. 하나의 동작이 다음 동작 이전에 일어나야 하므로 지름길은 없다. 겉으로 보면 팔과 복근이 초점인 듯하나, 다리도 동작들이 일어나는 기반으로서 중요한 역할을 한다. 무릎이 발 위에 위치하도록 주의를 기울여야 하며, 무릎이 좌우로 흔들리게 해서는 안 된다. 이 기능적 운동은 여러 근육과 동작을 동원한다. 이와 같은 다관절 운동은 축구처럼 전신을 요하는 팀 스포츠에 아주 유용한 보완 운동이다. 일부 지침에는 몸통 굴곡과 스쿼트가 포함되어 있지 않은데, 그러면 팔 신전과 몸통 회전 운동이 된다.

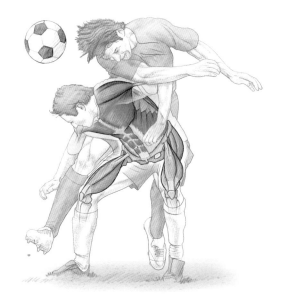

응용운동 역 방향과 앉은 자세 응용운동
Reverse Direction and Seated Options

대부분의 머신에서 풀리 장치는 거꾸로 해 동작이 아래에서 위로 이루어지도록 할 수 있다. 또한 앞의 운동은 앉아서 풀리 장치 대신 메디신 볼을 사용해 할 수도 있다.

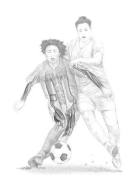

11 축구를 위한 전신 훈련

지금까지 이 책에서 소개한 근력 훈련의 초점은 움직임과 그러한 움직임에 동원되는 근육을 구분훈련시키는 데 있었다. 서점이나 도서관에서 근력 훈련 파트에 가보면 근육을 구분훈련시키는 방법을 소개하는 책이 많이 진열되어 있을 것이다. 이러한 개념은 모든 근육이 완전히 활성화되도록 하고 새로이 부과되는 신체적 부하에 적용될 것이다.

다음 단계는 근육이 전체 시스템의 일부로 기능하도록 동원하는 것으로, 전체는 부분의 합보다 크다는 말을 선수에게 적용하는 경우이다. 선수의 경기력은 구분훈련으로 이루어지지 않는다. 전체 경기력은 신경근육 부분들의 합보다 크다. 스포츠에서 경기력은 그 스포츠에 요구되는 테크닉, 그 스포츠에 특이적인 체력과 정신력, 그리고 승리를 위한 독특한 전술이 결합된 것이다. 이들의 일부는 계획되고 일부는 상대에 대한 반응이지만, 세월이 흐르면서 진보가 이루어져 어쩔 수 없이 스포츠가 변화함에 따라 이들은 모두 진화한다.

전체 시스템의 많은 부분을 동원할 기회를 가지면 선수는 해당 스포츠에 대한 코치의 비전을 실행하는 능력에 보다 가까워질 것이다. 이는 특히 팀 스포츠에서 중요하다. 왜냐하면 팀 스포츠에서 결과는 각각의 개별 선수, 소그룹 및 대그룹 플레이의 상호작용, 플레이 스타일, 상대의 스타일, 심판, 환경, 관중 등 수많은 요인의 영향을 받기 때문이다.

이 장에서 소개하는 운동들은 하나의 공통점이 있는데, 모두 다수의 관절, 근육 및 근육 작용을 요한다는 것이다. 어느 운동도 구분훈련으로 이루어지지 않는다. 초기의 훈련법을 경험하였거나 그러한 훈련법을 접해본 코치들은 이와 비슷한 필드 운동들이 1960년대와 그 이전으로 거슬러 올라가는 코칭 서적들에서 운동 순환의 핵심을 이루었다는 사실을 인식할 것이다.

옛날 선수들은 고국에서 실시한 훈련 프로그램에서 이와 비슷한 운동들을 기억해낼지도 모르겠지만, 그러한 프로그램에는 빈도, 강도, 지속시간과 진행 같은 훈련의 기본 원칙이 결여되어 있다. 그들은 상응하는 운동들을 하였을 수 있으나, 현재 유행하는 운동들만큼 빈번히 혹은 강도 높게 혹은 오래 하였는지는 기억하지 못한다. 그리고 그들의 훈련은 긴 시합 일정에 걸쳐 주기화되어 있지 않다. 오늘날의 추세는 초기의 훈련 방식을 현대의 훈련 원칙에 다시 도입하는 것이다.

이들 운동과 기타 전신 운동들의 목표는 득점이나 골 방어를 성공시켜 줄 전략적 동작을 위해 선수들을 준비시키는 것이다. 그러한 동작은 종종 점프나 전력 질주를 위해 고도의 파워 생성을 요한다. 반복 점프는 플라이오메트릭 운동이며, 신장-단축주기(stretch-shortening cycle, SSC)를 이용하기 위해 다양한 형태가 사용되고 있다. SSC는 근육을 능동적으로 신장시킨(신장성 수축) 후 동일한 근육을 즉시 단축시키는(단축성 수축) 것으로, 점프뿐만이 아니라 전력 질주에서도 파워 생성을 향상시키는 것으로 알려져 있다. 전력 질주의 향상이 목표인 경우에(그리고 그래야 한다), 트랙 단거리 주자들이 무엇을 하는지를 살펴보면 많은 운동이 반복 점프를 지향한다는 사실을 알게 될 것이다.

전신 훈련 운동을 포함시키면 축구 경기에서 몇 초마다 일어나는 임의적인 동작을 할 때 신체의 조화에 도움이 된다. 선수들은 작용이나 반작용 시 흔히 의식적인 생각 없이 순식간에 점프하고, 껑충껑충 혹은 깡충깡충 뛰고, 도약하고, 또 커트한다. 정말로 상대방과 마주할 때(훈련에서 팀 동료가 아니라) 실제로 일어나는 작용을 흉내 내도록 훈련을 계획하기는 어렵지만, 시합에서 예기치 않은 상황에 급속한 반작용을 보이도록 각 선수의 신경근육계를 준비시키는 것은 어렵지 않다. 그리고 각 선수가 가능한 한 준비가 되도록 하는 것은 코치의 책임이다. 이 때문에 오늘날에는 선수들이 코치의 지도하에 겉으로는 경기와 무관해 보이는 운동을 하는 것이 보통이다. 이러한 운동은 벤치, 후프, 허들, 육상 사다리와 기타 도구를 요할 수 있으며, 이들 도구는 선수에게 가능한 한 불필요한 움직임은 거의 없이 신체를 효율적으로 사용하는 법을 가르쳐 준다.

축구 선수의 러닝 폼을 단거리 주자의 부드럽고 효율적인 폼과 혼동하는 경우는 거의 없겠지만, 몇 십 년 전의 축구 비디오 클립을 오늘날의 경기와 비교해보면 훈련, 신체 협응(coordination)과 운동능력이 상당히 발전되었다는 사실을 잘 알 수 있다.

훈련 면에서 지난 25년간의 모든 발전에도 불구하고, 코치와 선수들이 경기력의 기타 보완적 측면에서 전문가들의 교훈에 주의를 기울이지 않는다면 그러한 발전의 어느 것도 원하는 효과를 거두어주지 못할 것이다. 다음을 고려한다.

- 연구에 따르면 적게는 2%만 탈수되어도 경기력을 저하시킬 수 있다. 축구에서 시간은 계속 흐르기 때문에 시합 중 물을 마실 수 없다고 해서는 안 된다. 경기가 정지되어 물을 마실 기회는 많다. 정말로 더운 날에는 심판이 재량으로 플레이를 정지시켜 수분 섭취를 위한 휴식(water break)을 줄 수 있다. 수분 섭취 휴식은 많은 유소년 리그에서 규칙의 일부이고 덥고 습한 날씨에 하며, FIFA는 2014년 브라질 월드컵 중 특히 무더운 날씨에서 진행된 경기들에서 수분 섭취 휴식을 취하기 시작했다.
- 축구 선수들의 25~40%가 훈련 또는 시합을 위해 경기장에 들어서기 전에 이미 탈수 상태인 것으로 보고되었는데, 전날의 훈련 또는 시합 후 다시 충분히 수분을 공급하지 않았기 때문이다.
- 근육은 연료를 필요로 하며, 축구와 같은 스포츠에서 주요 연료는 탄수화물이다. 탄수화물을 제한하면 경기력만 저해할 것이다. 연료 저장고가 최적에 못 미치는

상태로 경기에 임하는 선수는 걷는 시간이 더 많고 달리는 시간은 더 적을 것이며, 특히 시합에서 대부분의 골이 나는 늦은 시간에 그럴 것이다. 어떤 까닭인지, 팀 스포츠 선수들은 개인 스포츠 선수들만큼 식품 선택에 공을 들이지 않는다.

- 부상은 전후반 각각 시간이 흐르면서 증가해 부상 방지에 있어 체력적 요소가 관련되어 있음을 시사한다. 부상 방지에서 하나의 측면은 각 선수의 체력을 향상시키는 것이다. 선수들은 적정한 체력 수준을 갖춘 채 캠프에 도착해, 코치가 시즌 전 훈련을 통해 선수들의 체력을 안전하게 한층 더 끌어올릴 수 있게 하여야 한다. 많은 팀이 아주 빡빡한 경기 일정을 가지고 있어, 시즌 중에 체력을 더 끌어올리기는 어렵다. 시합이 빡빡한 시즌 중에 매주 너무 많은 고강도 운동으로 체력을 향상시키려 하는 선수들은 급성 및 과사용 부상, 경기력 저하, 느린 회복, 과다 훈련 가능성 등의 위험이 있다.

- 일부 연구 보고서는 기술이 떨어지는 선수들이 보다 높은 기술을 갖춘 선수들의 경우보다 더 부상을 당한다고 시사한다. 그러므로 부상을 방지하는 또 다른 방법은 기술을 향상시키는 것이다.

- 시간을 내어 제3장(65페이지)에서 설명한 The 11+와 같은 워밍업을 충분히 한다. 워밍업을 훈련의 규칙적인 부분으로 포함시키면 확실한 보상이 실현될 것이며, 가끔씩 시행하면 그러한 보장은 없다. 대부분의 코치는 훈련 세션을 계획하는 데는 능숙하나, 팀을 좋은 워밍업으로 이끄는 것은 무시한다. 그리고 후반전을 위해 다시 워밍업을 하는 것을 잊어서는 안 된다. 다시 워밍업을 하지 않는 팀은 후반전 시작 5~15분 사이에 다소 지친 플레이를 하는 경향이 있다. 팀이 후반전 시작 전에 5분 정도 시간을 내어 워밍업을 하면, 상대보다 플레이를 할 준비가 더 잘 갖추어질 것이다. 다시 워밍업을 하지 않는 팀은 후반전 시작 후 10분 또는 그 이상을 나머지 경기를 위해 워밍업을 하는 시간으로 보내며, 이는 상대에게 기회를 제공한다.

- 축구에서 가장 위험한 부분이 태클이다. 연구에 따르면 가장 위험한 태클은 스터

드를 노출시킨 채 한발이나 양발을 내밀어 전면이나 측면에서 들어오는 점프이다. (머리 대 머리 접촉도 위험하다. 다음 항목을 참조한다.) 기억해야 할 간단한 원칙은 발이 땅에 붙어 있지 않을 때 나쁜 일이 일어난다는 것이다. 선수들은 발을 땅에 붙이고 있어야 하며 프로 게임에서 보는 행동을 흉내 내서는 안 된다.

● 머리 부상을 가볍게 받아들여서는 안 된다. 머리 대 머리, 팔꿈치 대 머리, 지면 대 머리, 골대 대 머리, 혹은 돌발적인 볼 대 머리 충돌은 위험하다. 뇌진탕을 발목 염좌를 보듯 보아서는 안 된다. 이러한 머리 접촉을 경험한 선수는 즉시 경기에서 빼주고 모든 이가 그의 안전을 확신할 때까지 플레이를 재개할 수 없도록 해야 한다. 최선의 조언은 의심스러우면 제외하라는 것이다. 미국의 많은 주는 뇌진탕에서 회복된 선수에게 플레이의 재개를 허용하기 전에 의사의 서면 허가를 요구하는 법률을 통과시킨 워싱턴 주의 선례를 따르고 있다. 머리 부상을 놓고 꾸물거려서는 안 된다. 어떤 경기도 그만큼 중요하지는 않다. 그리고 미국 축구에서의 헤더에 관한 연령별 제한 지침을 따르도록 한다.

● 훈련에 관한 한 어느 정도 상식적으로 접근해야 한다. 예를 들어 선수 연령에 적절한 볼을 사용해야 한다. 나이든 선수들은 어린 선수들과 훈련해서는 안 된다. 어린 선수들은 빠른 속도의 패스와 숏에 휘청거리거나 맞을 수 있다. 부상 재발에 대한 최선의 예측인자는 부상 병력이므로 부상을 당한 적이 있는 선수는 완전히 회복한 후에 플레이를 재개해야 한다. 불완전하게 치유된 경미한 부상은 흔히 한층 더 심각한 부상으로 이어진다. 골네트를 치거나 거둘 때는 의자나 사다리를 이용한다. 점프, 중력, 링과 네트 고리가 어우러지면 꽤 심각한 열상을 초래한다. 마지막으로, 그 누구도 절대 골대에 올라가지 못하도록 해야 한다. 아이들이 고정되지 않은 골대 위에서 놀다가 심각한 부상과 심지어 사망을 일으킨 적이 있기 때문이다 .

무릎 접는 점프
Knee Tuck Jump

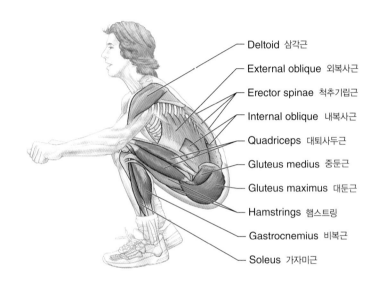

Deltoid 삼각근

External oblique 외복사근

Erector spinae 척추기립근

Internal oblique 내복사근

Quadriceps 대퇴사두근

Gluteus medius 중둔근

Gluteus maximus 대둔근

Hamstrings 햄스트링

Gastrocnemius 비복근

Soleus 가자미근

운동 방법

1. 쿠션이 좋은 신발을 선택하며, 부드러운 표면에서 점프한다.
2. 양발 도약으로 가능한 한 높이 점프한다. 무릎을 가능한 한 몸통 가까이 가져간다. 비상 중 양팔을 사용하여 균형을 잡는다.
3. 부드럽게 착지하여 충격을 흡수한 다음, 신속히 다시 도약한다. 지면에 있는 시간을 가능한 한 적게 한다. 이 운동은 그저 왕복하는 수직 점프일 뿐이다.

관련근육

주동근육: 대퇴사두근(내측/외측/중간광근, 대퇴직근), 비복근, 가자미근, 대둔근, 중둔근, 고관절 굴근(대요근, 소요근, 장골근, 대퇴직근, 봉공근)

이차근육: 중심부 복근(외복사근, 내복사근, 복횡근, 복직근), 척추기립근, 햄스트링(대퇴이두근, 반건양근, 반막양근), 삼각근

축구 포커스

대부분의 책은 축구가 지구력 운동이라고 설명한다. 시계는 90분 내내 돌아가고(볼은 기껏해야 70분 정도만인 플레이 상태에 있긴 하지만) 경기가 정지 없이 이루어져, 축구에는 현저한 지구력 요소가 있다. 그러나 강력한 파워를 분출하는 활동에 의해 경기의 승패가 갈린다. 예를 들어 볼을 향해 짧은 10~20m 대쉬하거나 코너킥을 받기 위해 상대보다 더 높이 점프한다. 이러한 기회는 아주 빈번히 일어나지는 않지만, 선수들은 기회가 오면 시합에서 여러 번 강력한 파워를 생성할 준비를 갖춰야 한다. 많은 운동이 강력한 파워 생성을 위한 훈련을 시킨다. 일부는 기구를 요하며, 다른 일부는 믿기 어려울 정도로 간단하지만 매우 효과적이다. 이 책의 다른 일부 운동은 점프를 요한다.

무릎 접는 점프 운동을 효과적으로 수행하려면 가능한 한 높이 점프하고 넓적다리를 몸통으로 당겨 올린 다음 부드럽고 조용하게 착지해야 한다. 한 번의 점프는 충분히 강하게 할 수 있으나, 여러 번의 점프는 아주 힘들다. 파워가 더 길러지면서는 각각의 점프에서 더 높이 점프하게 될 것이다. 다리에 국소 지구력이 길러지면서는 반복 횟수를 늘릴 수 있을 것이다. 다음 시합 전에 이틀 이상 회복해야 할 경우, 이 운동은 삼가해야 한다.

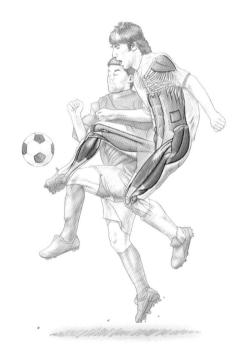

반복 점프
Repetitive Jump

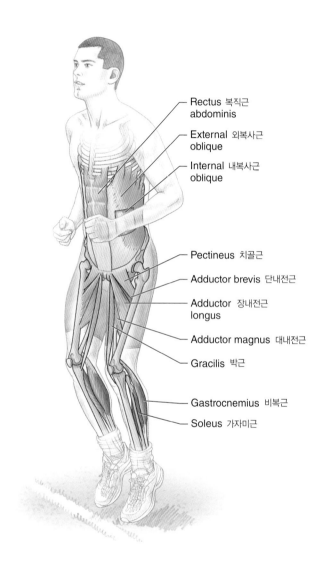

Rectus abdominis 복직근

External oblique 외복사근

Internal oblique 내복사근

Pectineus 치골근

Adductor brevis 단내전근

Adductor longus 장내전근

Adductor magnus 대내전근

Gracilis 박근

Gastrocnemius 비복근

Soleus 가자미근

운동 방법

1. 경기장의 터치라인이나 엔드라인을 마주하여 서거나 그 바로 옆에 선다.
2. 양발 도약으로 라인을 간신히 가로질러 앞뒤 또는 옆으로 점프한다.
3. 지면에 닿자마자 가능한 한 신속히 다시 점프하여 라인을 가로지른다. 이러한 움직임은 매우 급속하여, 체 공 시간이 적고 지면 접촉 시간은 최소화된다.

4. 지면 접촉의 횟수를 세기보다는 초를 정해놓고 이들 점프를 가능한 한 신속히 하며, 체력이 향상되면서 시간을 늘린다.

관련근육

주동근육: 비복근, 가자미근

이차근육: 중심부 복근, 척추기립근, 내전근(장/단/대내전근, 치골근, 박근)

축구 포커스

지구력, 파워, 스피드, 민첩성 등 축구는 체력의 전 범위에 걸쳐 거의 모든 측면을 요구한다. 빠른 풋워크는 급속히 기술 훈련 프로그램의 일부가 되고 있다. 선수는 짧은 시간에 가능한 한 많은 볼 접촉으로 광범위한 활동을 하도록 요청받는다. 반복 점프와 같은 운동을 해본 선수는 빠른 풋워크 훈련의 신체적 부하로 매우 지칠 수 있다는 사실을 안다. 아주 짧은 시간에 짧고 급속한 터치는 에너지를 급속히 생성하는 신체의 능력에 큰 부담을 준다. 한정된 공간에서 가능한 한 신속히 수행하는 활동은 이러한 종류의 운동에 대비하게 해준다.

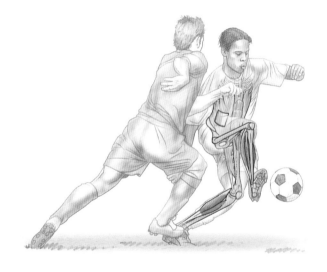

응용운동 이동 응용운동
Traveling Options

앞의 운동에서는 그저 지면에서 라인을 가로질러 이리저리 움직이기만 한다. 하지만 생각해내면 얼마든지 응용운동을 고안할 수 있다. 예를 들어 라인을 위아래로 이동하거나, 라인의 각 측에서 2번의 터치를 하거나, 혹은 지면에서 하나의 형태를 상상한 다음 각각의 코너를 앞뒤로 터치하고 반회전을 추가한다. 상상력을 활용하되, 핵심만 기억한다. 즉 체공 시간과 지면 접촉 시간을 최소화한다. 체력이 향상되면서 지속시간을 늘린다. 얼마나 신속히 향상이 나타나는지를 알면 놀랄 것이다.

뎁스 점프
Depth Jump

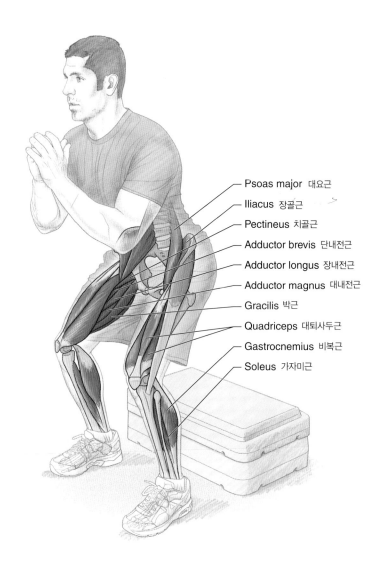

Psoas major 대요근
Iliacus 장골근
Pectineus 치골근
Adductor brevis 단내전근
Adductor longus 장내전근
Adductor magnus 대내전근
Gracilis 박근
Quadriceps 대퇴사두근
Gastrocnemius 비복근
Soleus 가자미근

운동 방법

1. 약 30cm 높이의 낮은 박스를 고른다.
2. 박스 위에 서서 다리를 어깨너비 정도로 벌리고 손과 팔을 몸의 양옆에 둔다.
3. 박스에서 바로 내려간다. 양발로 동시에 착지하면서 양손을 몸 앞으로 올린다.
4. 착지의 충격을 발목, 무릎과 엉덩이를 구부려 흡수하고, 달라붙듯 착지해 충격에 대한 조정이 없도록 한다.
5. 박스로 되돌아가 반복한다.

관련근육

주동근육: 고관절 굴근, 대퇴사두근(내측/외측/중간광근, 대퇴직근), 비복근, 가자미근, 내전근

이차근육: 척추기립근, 중심부 복근

축구 포커스

부상 방지는 이 책의 주제이다. 부상을 방지하여 계속 플레이를 하고 경기를 향상시키도록 한다. 부상 방지의 핵심은 점프에서 착지거나 커트하여 방향을 변화시키는 것과 같은 고강도 활동을 할 때 무릎과 주변 관절(발목관절, 고관절 등) 그리고 몸통에 대한 신경근육의 제어이다. 이 운동에서 목표는 착지할 때 충격을 제어하고 무릎이 좌우로 흔들리게 하지 않는 것이다. 아울러 착지 중 발목에서 충격을 흡수하기 시작하고 몸통이 흔들리게 하지 않는 것이 중요하다. 이들 주변 관절의 어느 하나가 부적절하게 이동하면, 무릎이 조정해야 하고 이러한 조정은 무릎을 나쁜 자세에 처하게 해 손상을 유발할 수 있다. 이 운동을 할 때에는 코치가 자신을 지켜봐 자세를 바로잡아주도록 해야 한다. 이 운동은 단번의 착지로 하는 운동임을 명심한다.

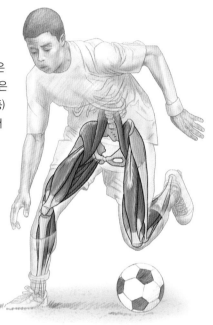

응용운동 · 뎁스 점프 후 리바운드 Rebound Depth Jump

이는 응용운동이라기보다는 오히려 뎁스 점프의 연장이다. 착지 후 즉시 비슷한 높이의 또 다른 벤치로 점프하여 올라간다. 이렇게 하면 뎁스 점프가 충격을 흡수하는 신장성 운동(eccentric exercise)에서 플라이오메트릭 운동(plyometric exercise)으로 바뀐다.

스피드 스케이터 런지
Speed Skater Lunge

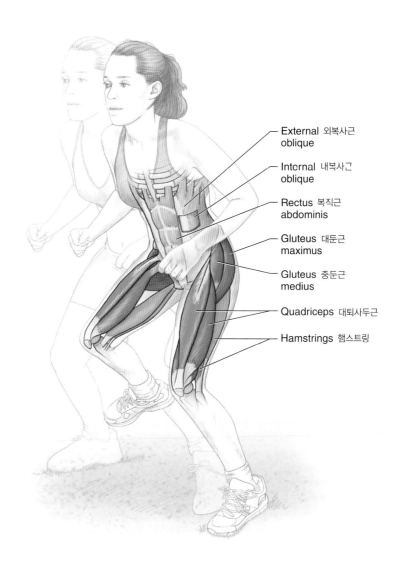

External 외복사근
oblique

Internal 내복사근
oblique

Rectus 복직근
abdominis

Gluteus 대둔근
maximus

Gluteus 중둔근
medius

Quadriceps 대퇴사두근

Hamstrings 햄스트링

운동 방법

1. 서서 다리를 어깨너비 정도로 벌리고, 양손을 엉덩이에 두거나 양옆으로 벌려 균형을 잡는다.
2. 몸통을 똑바로 세우고 편 상태를 유지하면서, 오른쪽으로 약간 점프하여 오른발로 착지하면서 런지를 한다.
   왼발은 지면에서 떼어져 있으며, 전적으로 오른발로 균형을 잡는다.
3. 잠시 멈춘 다음 반복하되, 왼쪽으로 점프하여 런지를 한다.

관련근육

주동근육: 대둔근, 중둔근, 대퇴사두근(내측/외측/중간광근, 대퇴직근)
이차근육: 척추기립근, 햄스트링(대퇴이두근, 반건양근, 반막양근), 중심부 복근

축구 포커스

이는 정말로 전신 운동이다. 왜냐하면 다리가 측면 런지를 추진하도록 하고, 중심부는 도약, 체공과 착지 중 몸통을 안정화하며, 팔과 어깨가 균형을 잡도록 하기 때문이다. 시간이 지나면서 측면 순발력 및 민첩성이 향상되는 것을 느끼게 될 것이다. 시합 중에는 자신의 움직임에 대해 의식적으로 생각하는 경우가 거의 없다. 자신이 알아채지 못한 수비수가 느닷없이 나타나 볼을 뺏으려 하면 급속도로 드리블을 할 수도 있다. 그런 경우에는 순간적으로 발을 디뎌 반대쪽 방향으로 멀리 런지를 하면서 볼의 방향을 자신의 경로로 돌리게 된다. 그러한 움직임에 대해서는 결코 실제로 생각하지 않으며, 그냥 움직임이 일어날 뿐이다. 플레이의 속도와 신속하고도 단호하게 방향을 바꾸어 상대에서 벗어나는 능력은 이와 같은 간단한 운동으로 현저히 향상될 수 있다. 근력과 신경근육 제어가 향상되면서 곧 측면 런지의 거리와 착지의 안정성이 증가하는 것을 알게 될 것이다.

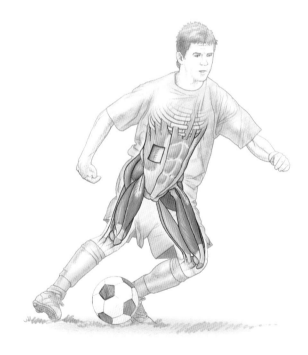

플로어 와이퍼
Floor Wiper

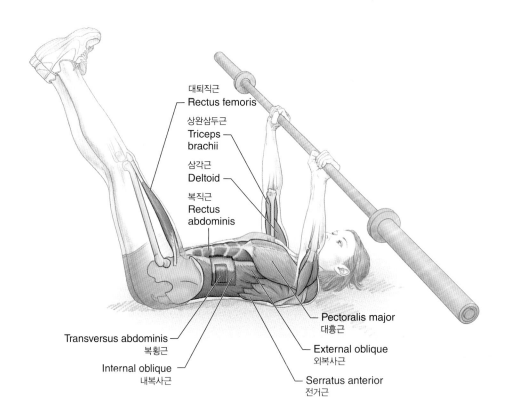

대퇴직근
Rectus femoris

상완삼두근
Triceps brachii

삼각근
Deltoid

복직근
Rectus abdominis

Transversus abdominis
복횡근

Internal oblique
내복사근

Pectoralis major
대흉근

External oblique
외복사근

Serratus anterior
전거근

운동 방법

1. 바로 누워 웨이트를 끼지 않은 바벨을 가슴 위로 잡는다. 양팔을 편다.
2. 바벨을 움직이지 않고 펴진 다리를 바벨의 한쪽 끝으로 들어 올린다.
3. 다리가 펴진 상태를 유지하면서 다리를 다시 바닥으로 내린다.
4. 다리를 바벨의 반대쪽 끝으로 들어 올리면서 반복한다. 다리를 오른쪽과 왼쪽으로 움직이는 것을 1회 반복으로 계산한다.

관련근육

주동근육: 중심부 복근, 대퇴직근, 대요근, 소요근, 장골근
이차근육: 봉공근, 대흉근, 상완삼두근, 삼각근, 전거근

축구 포커스

V자로 누워 축구공 패스의 축구 포커스 섹션(113페이지)에서 저자는 펩시 펠레 영화라고 하는 1970년대에 제작된 일련의 영화를 언급했다. 이러한 훌륭한 훈련용 영화들 속에는 브라질식 순환 훈련 프로토콜의 일부였던 일단의 복근 운동이 있었다. 앞의 운동은 아주 비슷하지만 브라질처럼 서 있는 파트너의 발목을 잡는 대신 머리 위로 바벨을 잡고 엉덩이 및 몸통 굴곡을 약간의 몸통 회전과 결합시킨다. 펩시 펠레 영화들에서 대부분의 복근 운동은 복근을 구분훈련시켰으나, 이 운동은 중심부의 여러 근육을 동원해 본전을 뽑을 만한 가치가 충분히 있는 운동이다. 이 운동을 가볍게 받아들여서는 안 된다. 이 운동은 아주 어려우며, 특히 동작의 힘든 부분이 호흡을 제한한다는 사실을 깨달을 때 그렇다. 바는 운동 내내 머리 위로 유지해야 한다는 점을 잊어서는 안 된다.

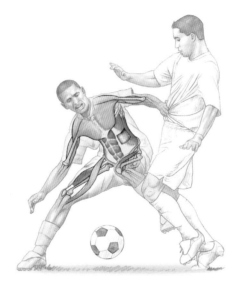

응용운동 덤벨 플로어 와이퍼
Floor Wiper With Dumbbells

이는 동일한 운동이지만 덤벨을 사용한다. 양손에 웨이트를 쥐면 팔과 어깨가 각각의 팔에 대해 개별적으로 균형을 잡아야 한다. 바벨을 사용하는 경우처럼 운동을 하면서 팔이 머리 위로 있고 팔꿈치가 펴진 상태를 유지한다.

박스 점프
Box Jump

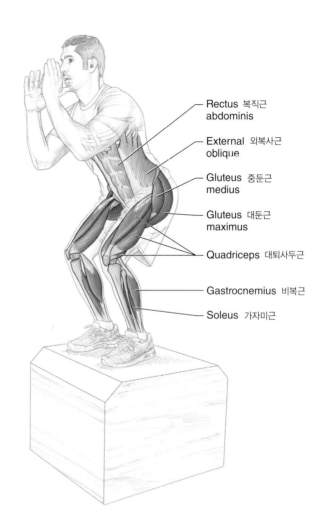

Rectus 복직근
abdominis

External 외복사근
oblique

Gluteus 중둔근
medius

Gluteus 대둔근
maximus

Quadriceps 대퇴사두근

Gastrocnemius 비복근

Soleus 가자미근

운동 방법

1. 높이가 정강이 중간에서 무릎 사이인 견고한 박스(넘어지지 않는 것) 앞에 선다.
2. 양발 도약으로 높이 점프해 박스에 올라가서 양발로 착지한다. 박스에 착지할 정도의 높이로만 점프해서는 안 된다. 더 높이 점프해 몸이 박스로 내려가도록 한다.
3. 시작 지점으로 다시 점프하면서 부드럽고 조용히 착지하여 착지의 충격을 흡수한다.
4. 연속적이고 중단 없는 동작으로 반복한다. 5~10초로 시작하며, 체력이 향상되면서 시간을 늘린다.

관련근육

주동근육: 대퇴사두근(내측/외측/중간광근, 대퇴직근), 대둔근, 중둔근, 비복근, 가자미근

이차근육: 중심부 복근, 척추기립근, 고관절 굴근

축구 포커스

현대의 축구는 보다 지구력 지향의 러닝을 배경으로 강력한 파워 생성 활동이 혼합된 형태이다. 모두가 탐내는 특성은 각각의 선수가 경기장 도처에서 압박하는 의욕과 능력이다. 볼 점유를 잃자마자 선수는 흔히 한두 명의 팀 동료와 함께 다양한 수준에서 상대를 압박할 것이다(예를 들어 즉시 점유를 되찾기 위해, 차단하여 상대를 장악하고 볼을 앞으로 유지하기 위해, 급속히 차단하여 잘못된 패스를 유도하기 위해, 혹은 선수를 차단하고 전진 움직임을 지연시켜 팀 동료가 볼을 회수할 기회를 주기 위해). 각각의 경우에 상대를 압박하려면 단기적으로 매우 강력한 파워를 생성하는 것을 특징으로 하는 빠르고도 절제된 접근이 요구된다. 이러한 종류의 활동은 강도가 아주 높으나, 상대가 실수를 하고 팀 동료가 볼을 회수할 경우에 중요하고도 거의 즉각적인 결과를 가져올 수 있다.

과제는 압박을 하기 위해 충분한 체력을 기르고 필요할 때 적절히 압박하는 것이다. 거의 모든 코치는 선수가 볼 점유를 잃었을 때 그 선수에게 압박을 주문하는 것이 얼마나 어려운지를 말할 것이다. 그 이유의 하나는 점유 상실에 대한 선수의 좌절 또는 실망, 혹은 체력 부족에 기인할 수도 있다. 박스 점프와 같은 점프 운동은 아주 강력한 파워 생성을 요하고 이를 볼로 그리고 볼 없이 하는 비슷한 운동과 함께 하면 팀을 압박에 매우 효과적인 입지로 올려놓는 데 도움이 될 것이다.

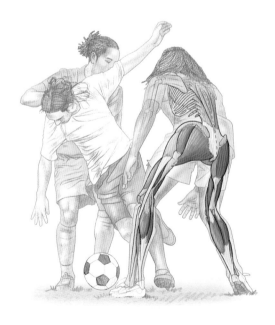

회전 박스 점프
Rotational Box Jump

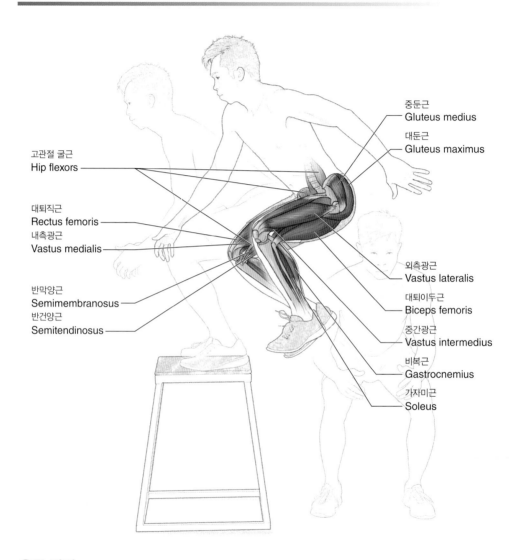

고관절 굴근
Hip flexors

대퇴직근
Rectus femoris

내측광근
Vastus medialis

반막양근
Semimembranosus

반건양근
Semitendinosus

중둔근
Gluteus medius

대둔근
Gluteus maximus

외측광근
Vastus lateralis

대퇴이두근
Biceps femoris

중간광근
Vastus intermedius

비복근
Gastrocnemius

가자미근
Soleus

운동 방법

1. 박스의 오른쪽에 옆으로 선다.
2. 양발을 떼어 위로 점프한다.
3. 공중에서 오른쪽으로 회전하고, 양발로 박스에 착지한다.
4. 박스에서 점프하고, 다시 회전해 시작 자세로 되돌아간다.
5. 반대 방향을 향하면서 반복한다.

관련근육

주동근육: 대퇴사두근(내측/외측/중간광근, 대퇴직근), 둔근, 종아리 근육, 햄스트링(대퇴이두근, 반건양근, 반막양근)

이차근육: 고관절 굴근

축구 포커스

박스 점프는 축구 특이적인(축구 특정적인, soccer-specific) 움직임을 직접 재현한다. 예를 들어 헤더를 하기 위해 점프하고 착지하는 동작, 태클을 피하기 위해 점프하는 동작, 혹은 골키퍼가 돌진하는 동작이다. 박스 점프는 양측성 운동이며, 이는 한쪽 다리가 다른 쪽에 비해 선호될 가능성이 없다는 의미이다. 박스 점프에 회전을 추가하면 축구 특이적인 활동의 범위가 더욱 증가한다. 예를 들어 헤더를 하기 위해 점프한 후 착지하는 동작 또는 다음 행동에 더 좋은 시작 자세를 갖추기 위해 공중에서 몸을 돌린 후 착지하는 동작이다. 그러나 안전이 제일이다. 착지 시 몸의 제어는 부상 위험을 최소화하는 데 중요하다. 균형을 잃은 착지는 무릎 및 발목 부상의 위험요인이다.

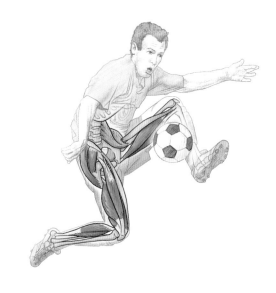

루마니아 데드리프트
Romanian Deadlift

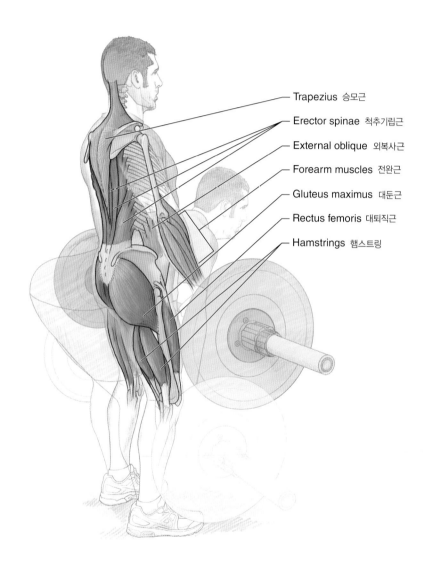

Trapezius 승모근
Erector spinae 척추기립근
External oblique 외복사근
Forearm muscles 전완근
Gluteus maximus 대둔근
Rectus femoris 대퇴직근
Hamstrings 햄스트링

운동 방법

1. 바벨을 바닥에 놓은 채 서서 양발을 바닥에 평평하게 대고 어깨너비나 그보다 약간 좁게 벌리며, 발가락을 바 아래에 두고 약간 바깥으로 향하게 한다.

2. 깊은 스쿼트 자세를 취한다. 팔을 편 채 오버핸드 그립으로 손바닥을 아래로 향하게 해 바를 잡는다. 등은 평평하거나 약간 아치를 이루게 해야 한다. 어깨는 뒤로 그리고 가슴은 앞쪽으로 당긴다.

3. 앞쪽을 보고 숨을 들이쉰다. 발뒤꿈치로 밀고 대퇴사두근과 둔근을 수축시켜 웨이트를 바닥에서 당긴다. 등이 평평하고 바가 가까이 있는 상태를 유지한다. 똑바로 서되, 무릎을 완전히 펴지 않는다. 숨을 내쉰다.
4. 숨을 들이쉬고 천천히 바를 정강이로 내린다. 똑바로 선 자세로 되돌아가 반복한다.

관련근육

주동근육: 척추기립근, 대퇴직근, 대둔근, 햄스트링(대퇴이두근, 반건양근, 반막양근)
이차근육: 견갑골 안정근(승모근 등), 복직근, 외복사근, 내복사근, 전완 근육(요측/척측수근굴근, 장장근, 천지/심지굴근, 장무지굴근 등 대부분 손목 및 손가락 굴근들), 외측광근, 내측광근, 중간광근

축구 포커스

루마니아 데드리프트는 전 스포츠에 걸쳐 거의 모든 훈련 매뉴얼에 등장하는 전신 운동이다. 이 운동은 다리, 엉덩이, 몸통과 등에서 파워 생성을 요한다. 데드리프트를 이전에 해본 적이 없다면 쉬워 보인다고 생각할지도 모르나, 바벨을 사용하므로 부드러운 동작이 더 어려워져 그 복잡성이 증가한다. 약간의 개인 지도를 받아 데드리프트를 올바로 그리고 안전하게 할 수 있도록 하는 것이 좋다. 바를 들어 올릴 때 등을 구부리면 추간판 탈출을 일으킬 가능성이 있으므로, 머리를 올린 상태를 유지한다. 바를 보면 등이 구부러지게 된다. 또한 바를 들어 올릴 때 전완을 구부리면 이두근에 불필요한 긴장을 가할 수 있기 때문에 그렇게 하지 않도록 한다. 자세가 비결이다. 데드리프트에서는 지름길을 택해서는 안 된다.

주: 한 다리 루마니아 데드리프트는 제6장에서 파트너 업고 발뒤꿈치 올리기의 응용운동으로 소개되어 있다.

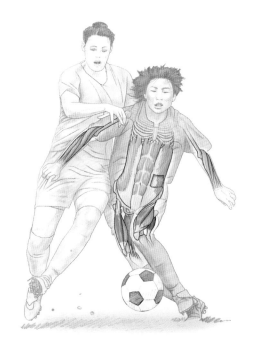

참고 문헌

Ali, A., and M. Farrally. 1991. "Recording Soccer Players' Heart Rates During Matches." *J Sports Sci* 9(2): 183–89.

Bangsbo, J., L. Norregaard, and F. Thorso. 1991. "Activity Profile of Competition Soccer." *Can J Sport Sci* 16(2): 110–16.

Ekstrand, J., A. Spreco, and M. Davison. 2018. Elite football teams that do not have a winter break lose on average 303 player–days more per season to injuries than those teams that do: A comparison among 35 professional European teams. *Br J Sports Med* 53(19): 1231–1235.

FIFA. "Health and Fitness for the Female Football Player." Retrieved from https://resources.fifa.com/image/upload/female–player–booklet–1452572.pdf?cloudid=thc79bbqdf5g6qnpcaib

FIFA. 2010. "Nutrition for football." Retrieved from https://resources.fifa.com/image/upload/practical–guide–eating–and–drinking–515515.pdf?cloudid=ukbqfkkxw2o8s–1gyjria

FIFA. 2018. "Technical Report: 2018 FIFA World Cup Russia." Retrieved from https://resources.fifa.com/image/upload/2018–fifa–world–cup–russia–technical–study–group–report.pdf?cloudid=evdvpfdkueqrdlbbrrus.

Flanagan, T., and E. Merrick. 2002. "Quantifying the Work–Load of Soccer Players." In *Science and Football IV*, edited by W. Spinks, T. Reilly, and A. Murphy, 341–49. London: Routledge.

Florida–James, G., and T. Reilly. 1995. "The Physiological Demands of Gaelic Football." *Br J Sports Med* 29(1): 41–45.

Grimm N. L., J. C. Jacobs Jr., J. Kim, A. Amendola, and K. G. Shea. 2014. "Anterior Cruciate Ligament and Knee Injury Prevention Programs for Soccer Players: A Systematic Review and Meta–Analysis." *Am J Sports Med* 48(8): 2049–56.

Grimm N. L., J. C. Jacobs Jr., J. Kim, A. Amendola, and K. G. Shea. 2016. "Ankle Injury Prevention Programs for Soccer Athletes Are Protective: A Level–I Meta–Analysis." *J Bone Joint Surg* 98(17): 1436–43.

Haroy, J., B. Clarsen, E. G. Wiger, M. G. Oyen, A. Serner, K. Thorborg, P. Holmich, T. E. Andersen, R. Bahr. 2019. "The Adductor Strengthening Programme Prevents Groin Problems Among Male Football Players: A Cluster–Randomised Controlled Trial." *Br J Sports Med* 53: 145–52.

Heidt, R. S. Jr., L. M. Sweeterman, R. L. Carlonas, J. A. Traub, and F. X. Tekulve. 2002. "Avoidance of Soccer Injuries With Preseason Conditioning." *Am J Sports Med* 28(5): 659–62.

Lagunas, V. M., and D. Scott. 2016. "Physical Analysis of the FIFA Women's World Cup Canada 2015." Retrieved from https://resources.fifa.com/image/upload/canada-2015-physical-analysis-2812487.pdf?clo udid=agoxuqlps0zbiuyudcv0.

Ogushi, T., J. Ohashi, H. Nagahama, M. Isokawa, and S. Suzuki. 1993. "Work Intensity During Soccer Match-Play (A Case Study)." In *Science and Football*, edited by T. Reilly, J. Clarys, and A. Stibbe, 121–23. London: E. & F. N. Spon.

Owusu-Akyaw, K. A., S. Y. Kim, C. E. Spritzer, A. T. Collins, Z. A. Englander, G. M. Utturkar, W. E. Garrett, and L. E. DeFrate. 2018. "Determination of the Position of the Knee at the Time of an Anterior Cruciate Ligament Rupture for Male Versus Female Patients by an Analysis of Bone Bruises." *Am J Sports Med* 46(7): 1559–65.

Pedersen, A.V., Aksdal, I.M., Stalsberg, R. 2019. "Scaling Demands of Soccer According to Anthropometric and Physiological Sex Differences: A Fairer Comparison of Men's and Women's Soccer." *Frontiers in Psychology* 10:762.

Pfeifer, C. E., P. F. Beattie, R. S. Sacko, and A. Hand. 2018. "Risk Factors Associated With Non-Contact Anterior Cruciate Ligament Injury: A Systematic Review." *Int J Sports Phys Ther* 13(4): 575–87.

Reilly, T. 1997. "Energetics of High-Intensity Exercise (Soccer) With Particular Reference to Fatigue." *J Sports Sci* 15(3): 257–63.

Sawka, M. N., L. M. Burke, E. R. Eichner, R. J. Maughan, S. J. Montain, and N. S. Stachenfeld. 2007. "American College of Sports Medicine Position Stand. Exercise and Fluid Replacement." *Med Sci Sports Exerc* 39(2): 377–90.

Soligard, T., G. Myklebust, K. Steffan, I. Holme, H. Silvers, M. Bizzini, A. Junge, J. Dvorak, R. Bahr, T.E. Andersen. 2008. "Comprehensive Warm-Up Programme to Prevent Injuries in Young Female Footballers: Cluster Randomised Controlled Trial." *BMJ* 337: a2469.

Van Gool, D., D. Van Gerven, and J. Boutmans. 1988. "The Physiological Load Imposed on Soccer Players During Real Match-Play." In *Science and Football*, edited by T. Reilly, A. Lees, K. Davids, and W. Murphy, 51–59. London: E. & F. N. Spon.

운동 색인 EXERCISE FINDER

FIFA 워밍업

조깅 운동

똑바로 조깅(Jogging Straight Ahead) 72

엉덩이 밖으로 돌리며 조깅(Jogging With Hip Out) 73

엉덩이 안으로 돌리며 조깅(Jogging With Hip In) 74

파트너 주위를 돌면서 조깅(Jogging Around Partner) 75

어깨 접촉하며 조깅과 점핑(Jogging and Jumping With Shoulder Contact) 76

앞뒤로 조깅(Jogging Forward and Backward) 77

근력, 플라이오메트릭 및 균형 운동

플랭크(Plank) 78

측면 플랭크(Sideways Plank) 80

노르딕 햄스트링 컬(Nordic Hamstring Curl) 82

한 다리 서기(Single-Leg Stance) 84

스쿼트(Squat) 86

점핑(Jumping) 88

러닝 운동

경기장 가로질러 달리기(Running Across the Pitch) 90

바운딩(Bounding) 91

딛고 방향 바꾸며 달리기(Plant and Cut) 92

코어 트레이닝

리버스 크런치(Reverse Crunch) 100

축구공 크런치(Soccer Ball Crunch) 102

바이시클 크런치(Bicycle Crunch) 104

수직 다리 크런치(Vertical Leg Crunch) 106

한 다리 복근 프레스(Single-Leg Abdominal Press) 108

짐볼 몸통 들어올리기(Stability Ball Trunk Lift) 110

V자로 누워 축구공 패스(V-Sit Soccer Ball Pass) 112

짐볼 파이크(Stability Ball Pike) 114

케이블 크런치(Cable Crunch) 116

팔로프 프레스(Pallof Press) 118

매달려 엉덩이 굴곡(Hanging Hip Flexion) 120

등과 엉덩이

엎드려 파트너와 볼 토스(Prone Partner Ball Toss) 134

앉아 파트너와 볼 트위스트(Seated Partner Ball Twist) 136

짐볼 몸통 신전(Stability Ball Trunk Extension) 138

마운틴 클라이머(Mountain Climber) 140

거꾸로 다리 신전(Reverse Leg Extension) 142

경사 요추 신전(Inclined Lumbar Extension) 144

플로어 브리지(Floor Bridge) 146

굿모닝(Good Morning) 148

한팔 덤벨 로우(One-Arm Dumbbell Row) 150

다리: 근육 구분훈련

파트너 업고 발뒤꿈치 올리기(Toe Raise Carrying Partner) 162

엎드려 파트너와 함께 하는 레그 컬(Partner Prone Leg Curl) 164

누워 내전근 운동(Lying Adduction) 166

파이어 하이드런트(Fire Hydrant) 168

케이블 킥백(Cable Kickback) 170

벽에 기대어 앉아 등척성 운동(Isometric Wall Sit) 172

짐볼 레그 컬(Stability Ball Leg Curl) 174

어깨와 목

베어 크롤(Bear Crawl) 186

팔 레슬링(Arm Wrestling) 188

머리에 볼 맞대고 등척성 운동(Head-Ball-Head Isometrics) 190

파트너 보조 목 저항 운동(Partner-Assisted Neck Resistance) 192

풀업(Pull-Up) 194

엎드려 덤벨 플라이(Prone Dumbbell Fly) 196

덤벨 쇼울더 프레스(Dumbbell Shoulder Press) 198

바벨 슈러그(Barbell Shrug) 200

가슴

축구공 푸시업(Soccer Ball Push-Up) 208

짐볼 푸시업(Stability Ball Push-Up) 210

벤치 프레스(Bench Press) 212

덤벨 풀오버(Dumbbell Pullover) 214

케이블 크로스오버 플라이(Cable Crossover Fly) 216

벤치 플라이(Bench Fly) 218

팔

딥(Dip) 230

탄력 밴드 컬(Elastic Band Curl) 232

앉아 삼두근 신전(Seated Triceps Extension) 234

서서 푸시다운(Standing Push-Down) 236

바벨 컬(Barbell Curl) 238

조트맨 컬(Zottman Curl) 240

다리: 파워 훈련

등 맞대고 스쿼트(Back-to-Back Squat) 246

파트너 업고 스쿼트(Partner Carry Squat) 248

보디웨이트 스쿼트(Bodyweight Squrat) 250

스플릿 레그 스쿼트(Split-Leg Squat) 252

낮은 허들(Low Hurdle) 254

스텝업(Step-Up) 256

전방 런지(Forward Lunge) 258

골리즈(Goalies) 260

리바운드 점프(Rebound Jump) 262

우드초퍼(Woodchopper) 264

축구를 위한 전신 훈련

　무릎 접는 점프(Knee Tuck Jump) 272

　반복 점프(Repetitive Jump) 274

　뎁스 점프(Depth Jump) 276

　스피드 스케이터 런지(Speed Skater Lunge) 278

　플로어 와이퍼(Floor Wiper) 280

　박스 점프(Box Jump) 282

　회전 박스 점프(Rotational Box Jump) 284

　루마니아 데드리프트(Romanian Deadlift) 286

근육 이름

- 주요 근육 이름을 영어, 한자어, 한글명으로 정리하였습니다.

A

Adductor brevis	단내전근	짧은모음근
Adductor longus	장내전근	긴모음근
Adductor magnus	대내전근	큰모음근
Anconeus	주근	팔꿈치근
Anterior deltoid	전삼각근	앞어깨세모근

B

Biceps brachii	상완이두근	위팔두갈래근
Biceps femoris	대퇴이두근	넙다리두갈래근
Brachialis	상완근	위팔근
Brachioradialis	상완요골근	위팔노근

C

Coracobrachialis	오훼완근	부리위팔근

D

Deltoid	삼각근	어깨세모근

E

Erector spinae	척추기립근(척주기립근)	척주세움근
Extensor carpi radialis brevis	단요측수근신근	짧은노쪽손목폄근
Extensor carpi radialis longus	장요측수근신근	긴노쪽손목폄근
Extensor carpi ulnaris	척측수근신근	자쪽손목폄근
Extensor digitorum longus	장지신근	긴발가락폄근
Extensor digitorum	지신근	손가락폄근
Extensor hallucis longus	장무지신근	긴엄지폄근
External oblique	외복사근	배바깥빗근

F

Flexor carpi radialis	요측수근굴근	요골쪽손목굽힘근(노쪽손목굽힘근)
Flexor carpi ulnaris	척측수근굴근	자쪽손목굽힘근
Flexor digitorum longus	장지굴근	긴발가락굽힘근
Flexor hallucis longus	장무지굴근	긴엄지굽힘근
Forearm muscles	전완근	아래팔근육

G

Gastrocnemius	비복근	장딴지근

Gemellus inferior	하쌍자근	아래쌍둥이근
Gemellus superior	상쌍자근	위쌍둥이근
Gluteus maximus	대둔근	큰볼기근
Gluteus medius	중둔근	중간볼기근
Gluteus minimus	소둔근	작은볼기근
Gracilis	박근	두덩정강근

H

| Hamstrings | 햄스트링(슬굴곡근) | 뒤넙다리근 |

I

Iliacus	장골근	엉덩근
Iliocostalis	장늑근	엉덩갈비근
Infraspinatus	극하근	가시아래근
Internal oblique	내복사근	배속빗근

L

Lateral deltoid	중삼각근	중간어깨세모근
Latissimus dorsi	광배근	넓은등근
Levator scapulae	견갑거근	어깨올림근
Longissimus	최장근	가장긴근

M

| Middle trapezius | 중승모근 | 중간등세모근 |

O

| Obturator internus | 내폐쇄근 | 속폐쇄근 |

P

Palmaris longus	장장근	긴손바닥근
Pectineus	치골근	두덩근
Pectoralis major	대흉근	큰가슴근
Pectoralis minor	소흉근	작은가슴근
Peroneals	비골근	종아리근
Piriformis	이상근	궁둥구멍근
Posterior deltoid	후삼각근	뒤어깨세모근
Pronator teres	원회내근	원엎침근
Psoas major	대요근	큰허리근

Q

| Quadratus femoris | 대퇴방형근 | 넙다리네모근 |
| Quadratus lumborum | 요방형근 | 허리네모근 |

Quadriceps	대퇴사두근(사두근)	네갈래근

R

Rectus abdominis	복직근	배곧은근
Rectus femoris	대퇴직근	넙다리곧은근
Rhomboid major	대능형근	큰마름모근
Rhomboid minor	소능형근	작은마름모근

S

Sartorius	봉공근	넙다리빗근
Scalenes	사각근	목갈비근
Semimembranosus	반막양근(반막상근)	반막모양근
Semispinalis capitis	두반극근	머리반가시근
Semispinalis	반극근	반가시근
Semitendinosus	반건양근(반건상근)	반힘줄모양근
Serratus anterior	전거근	앞톱니근
Soleus		가자미근(넙치근)
Spinalis	극근	가시근
Splenius capitis	두판상근	머리널판근
Splenius	판상근	널판근
Sternocleidomastoid	흉쇄유돌근	목빗근
Subscapularis	견갑하근	어깨밑근
Supraspinatus	극상근	가시위근

T

Tensor fasciae latae	대퇴근막장근	넙다리근막긴장근
Teres major	대원근	큰원근
Teres minor	소원근	작은원근
Tibialis anterior	전경골근	앞정강근
Transversus abdominis	복횡근	배가로근
Trapezius	승모근	등세모근
Triceps brachii	상완삼두근	위팔세갈래근

U

Upper trapezius	상승모근	위등세모근

V

Vastus intermedius	중간광근	중간넓은근
Vastus lateralis	외측광근	가쪽넓은근
Vastus medialis	내측광근	안쪽넓은근

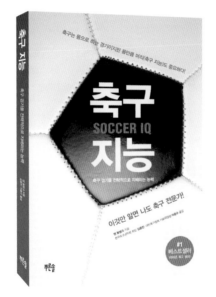
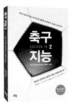

모든 운동은 신체를 아는 것으로부터!!

요가 아나토미 개정판
해부학적으로 쉽게 배우는 요가

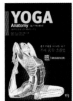

요가 아나토미는 완전히 새로운 관점에서 각각의 요가 동작을 보여준다. 즉, 정확한 요가 자세뿐만 아니라 요기 동작을 할 때 호흡의 흐름과 근육, 관절 움직임의 해부구조를 엑스레이 필름을 보듯이 투영해서 볼 수 있도록 정리한 요가 교재이다.

저자: 레슬리 카미노프 · 에이미 매튜스
역자: 한유창 이종하 오재근
가격: 24,000원

▶ 원정혜 박사 추천도서

필라테스 아나토미 개정판
해부학적으로 쉽게 배우는 필라테스

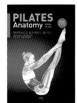

상세한 설명과 단계적인 지침, 그리고 명쾌한 해부 그림을 통해 필라테스 운동과 프로그램의 내부를 들여다보게 한다.

저자: 라엘 아이자코비츠 · 캐런 클리핑어
역자: 이지혜 오재근 최세환 한유창
가격: 25,000원

스트레칭 아나토미 3판 개정
해부학적으로 쉽게 배우는 스트레칭

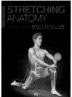

『스트레칭 아나토미』는 여러 분야의 전공에 도움이 되는 책이다. 의학, 간호학, 체육, 물리치료, 스포츠마사지, 에어로빅, 무용, 육상, 구기운동, 보디빌딩 등 자신의 전공에 맞게 이 책을 응용할 수 있다.

저자: 아놀드 G. 넬슨 · 주코 코코넨
역자: 오재근 이종하 한유창
가격: 23,000원

보디빌딩 아나토미 개정판
신체 기능학적으로 배우는 웨이트트레이닝

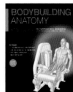

보디빌딩 아나토미는 스포츠 지도자는 물론이고 사회체육을 전공하는 대학생, 보디빌더, 보디피트니스 선수, 퍼스널 트레이너, 그리고 야구, 축구 등 각 종목 체력 담당 트레이너 및 1·2급 생활스포츠지도사 및 전문스포츠지도사 자격을 취득하기 위해 준비하는 수험생들의 필독서이다.

저자: 닉 에반스
역자: 창용찬
가격: 25,000원

골프 아나토미 개정판
신체 기능학적으로 배우는 골프

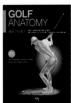

비거리 향상과 정확한 샷 게임 능력 향상, 그리고 부상 없이 골프를 즐기는 것 이는 모든 골퍼들의 바람일 것이다. 『골프 아나토미』는 이러한 골퍼들의 바람을 충족시켜 줄 수 있는 몸을 만드는 데 큰 도움이 되는 책이다.

저자: 크레이그 데이비스 · 빈스 디사이아
역자: 박영민 오재근 이종하 한유창
가격: 28,000원

보디웨이트 트레이닝 아나토미
신체 기능학적으로 배우는 보디웨이트 트레이닝

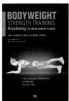

보디웨이트 트레이닝의 과학과 운동방법을 배울 수 있는 특별한 책으로, 언제 어디서나 할 수 있는 가장 효과적인 보디웨이트 운동 156가지가 컬러 해부 그림, 단계적인 운동 설명 및 상세한 운동 지침을 통해 소개되어 있다.

저자: 브레트 콘트레레즈
역자: 정태석 홍정기 오재근 권만근
가격: 22,000원

달리기 아나토미 개정판
신체 해부학적으로 배우는 달리기의 모든 것

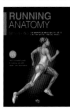

달리기에 적합한 근력, 스피드, 지구력을 향상시키는 비법과 동작의 효율성을 최적화하는 법, 부상을 최소화하는 법, 장비에 관한 것 등 달리기에 대한 모든 것을 알려준다.

저자: 조 풀리오 · 패트릭 밀로이
역자: 최세환 오재근 한유창
가격: 24,000원

수영 아나토미
신체 기능학적으로 쉽게 배우는 수영

수영에 적합한 근력, 스피드, 지구력을 길러주는 운동과 4가지 영법에서의 근골격계 역할을 그림으로 보여준다.

저자: 이안 맥클라우드
역자: 오재근 육현철 이종하 최세환 한규조
가격: 19,000원

▶ 최일욱, 지상준, 김진숙 감독 추천도서

무술 아나토미
신체 해부학적으로 배우는 무술

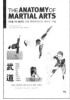

태권도 용무도 합기도 유도 검도 쿵푸 무에타이 등 무술 수련자를 위한 최고의 훈련 지침서로 차기 메치기 넘기기 등에 사용되는 근육에 대한 해부학적 운동 가이드이다.

저자: 노먼 링크 · 릴리 쵸우
역자: 오재근 조현철 김형돈 이재봉 최세환
가격: 19,000원

축구 아나토미 개정판
신체 기능학적으로 쉽게 배우는 축구

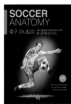

근력, 스피드, 민첩성과 순발력을 길러 축구 경기력을 향상시키는 비법을 알려준다. 선수, 코치 혹은 팬이든, 진정한 축구인이라면 반드시 읽어야 할 책이다.

저자: 도널드 T. 커켄달 · 애덤 L. 세이어즈
역자: 이용수 오재근 천성용 정태석 한유창
가격: 27,000원

댄스 아나토미
해부학적으로 쉽게 배우는 댄스

무용을 배우는 학생뿐만 아니라 무용교사, 안무가, 댄서를 치료하는 의료인에게 매우 유용한 책이다.

저자: 재키 그린 하스
역자: 제임스 전 오재근 김현남 이종하 장지훈 황향희
가격: 21,000원

▶ (사)서울발레시어터 단장 김인희 추천도서

사이클링 아나토미 개정판
신체 기능학적으로 배우는 자전거 라이딩

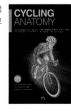

사이클링에서 파워를 최대화하고 부상을 최소화하며, 운동 수행능력을 최고로 향상시킬 수 있는 89가지의 가장 효과적인 운동법이 담겨 있다.

저자: 섀넌 소븐덜
역자: 이종하 오재근 한유창
가격: 28,000원

기구 필라테스 시리즈

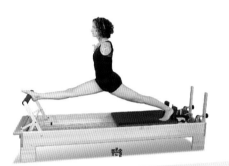

필라테스 지도자와 교습생을 위한 교과서

엘리 허먼의
필라테스 리포머
ELLIE HERMAN'S PILATES REFORMER

100개 이상의 리포머 동작 수록
- 단계적이고 체계적으로 구성된 동작 사진 수록
- 올바른 호흡법 및 구체적인 동작 요령 설명
- 운동 효과 및 재활 적용 사항 서술
- 특별 조언 및 이미지 형상화
- 레벨별 동작 별도

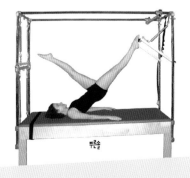

필라테스 지도자와 교습생을 위한 교과서

엘리 허먼의
필라테스 캐딜락
ELLIE HERMAN'S PILATES CADILLAC

35개 이상의 캐딜락 동작 수록
- 단계적이고 체계적으로 구성된 동작 사진 수록
- 올바른 호흡법 및 구체적인 동작 요령 설명
- 운동 효과 및 재활 적용 사항 서술
- 특별 조언 및 이미지 형상화

필라테스 지도자와 교습생을 위한 교과서

THE PILATES WUNDA CHAIR

필라테스
운다 체어

해부학적으로 배우는 기구 필라테스 체어

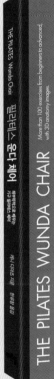
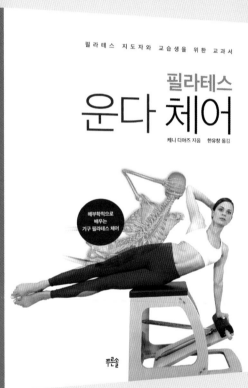

필 라 테 스 지 도 자 와 교 습 생 을 위 한 교 과 서

필라테스
운다 체어

케니 디아즈 지음 한유창 옮김

해부학적으로
배우는
기구 필라테스 체어

푸른솔

100개 이상의 필라테스 체어 동작 수록

• 체계적으로 구성된 동작 사진 및 3D 해부 그림 수록

• 운다 체어를 스트레칭 도구로 사용하는 방법 소개

• 운동 프로그램의 설계 원칙과 사례 제시